DAS
HOBBYTHEK-DIÄTBUCH

Jean Pütz · Sabine Fricke · Dr. Thomas Eberbach

Das Hobbythek-Diätbuch

SCHLANK UND GESUND
DURCH RICHTIGE ERNÄHRUNG

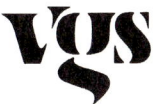

Die Deutsche Bibliothek – CIP-Einheitsaufnahme

Hobbythek. – Köln: vgs.
Früher u. d. T.: Das Hobbythek-Buch
Pütz, Jean: Das Hobbythek-Diätbuch. – 1991

Pütz, Jean:
Das Hobbythek-Diätbuch: schlank und gesund durch richtige
Ernährung / Jean Pütz; Sabine Fricke; Thomas Eberbach. –
Köln: vgs, 1991
(Hobbythek)
ISBN 3-8025-6171-6
NE: Fricke, Sabine:; Eberbach, Thomas:

Bildquellen:

Boehringer Ingelheim International: S. 30, Abb. 12
Carsten Eisfeld, Dortmund: S. 92, Abb. 5
Fischwirtschaftliches Marketing-Institut, Bremerhaven: S. 90, Abb. 2
Herbafood Nahrungsmittel GmbH, Ötigheim: S. 132, Abb. 6
Historia-Photo, Hamburg: S. 24, Abb. 8
Hoffmann-La Roche AG, Grenzach-Wyhlen: S. 55, Abb. 18; S. 56, Abb. 19 und Abb. 20; S. 58,
Abb. 22 und Abb. 23; S. 59, Abb. 25 und Abb. 26; S. 60, Abb. 27 und Abb. 28; S. 62, Abb. 31;
S. 63, Abb. 32
IDM/Informationszentrale Deutsches Mineralwasser, München: S. 71; Abb. 40
Komplett-Büro GmbH, München: S. 66, Abb. 35; S. 171, Abb. 17; S. 172, Abb. 18 und Abb. 19;
S. 173, Abb. 20; S. 174, Abb. 21; S. 176, Abb. 22; S. 177, Abb. 23
medical vision/Lemke, Peters & Partner, Ratingen-Lintorf: S. 29, Abb. 11; S. 31, Abb. 13
Naturhistorisches Museum Wien/Prähistorische Abteilung: S. 11, Abb. 1
Gerhard Praßer, Köln: S. 150, Abb. 2
Pro Idee Versand GmbH, Aachen: S. 34, Abb. 16
Josef Schulte-Ufer KG, Sundern/Sauerland: S.112, Abb. 21
Alle übrigen Fotos: Cornelis Gollhardt/Stephan Wieland, Köln

Titelbilder:
Cornelis Gollhardt/Stephan Wieland, Köln: Abb. rechts und links
Food Foto Köln, Jürgen Holz und Brigitte Krauth: Abb. Mitte

Grafiken:

Designbureau J. Kremer/G. Mahler, Köln

1. Auflage 1991
© vgs verlagsgesellschaft, Köln, 1991
Umschlaggestaltung: Fred Papen, Köln
Redaktion: Martina Weihe-Reckewitz
Produktion: Wolfgang Arntz
Gesamtherstellung: Universitätsdruckerei H. Stürtz AG, Würzburg
Printed in Germany
ISBN 3-8025-6171-6

Inhaltsverzeichnis

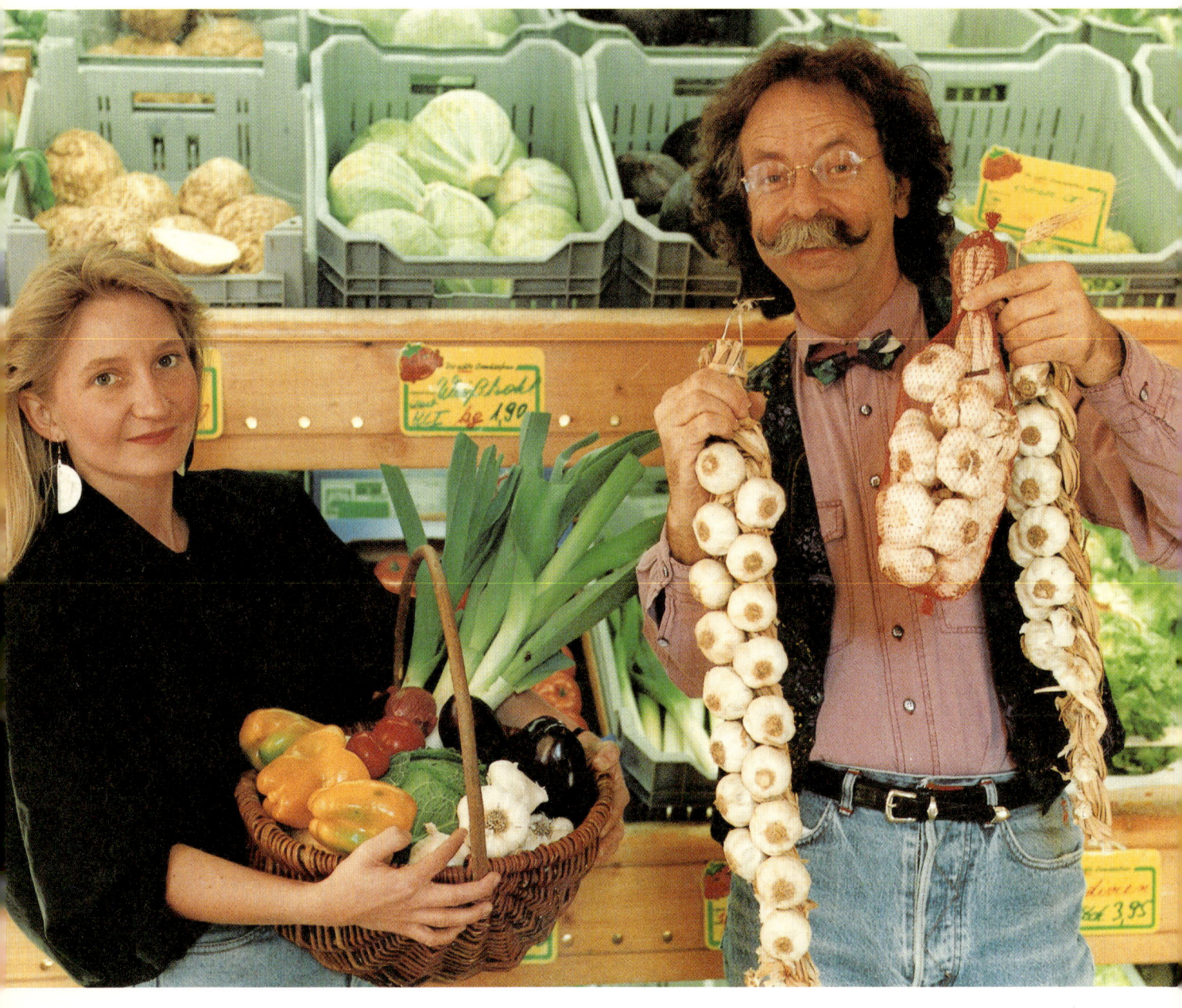

Liebe Leser,

die Hobbythek hat sich schon mehrmals mit Ernährungsthemen beschäftigt. Wir haben alte Methoden wieder ausgegraben, wenn sie uns bewahrenswert erschienen, z.B. das Garen in der mittlerweile wieder zu Ehren gekommenen Kochkiste, aber auch die Sauerteig- oder Käseherstellung. Alte Backmethoden haben wir wiederbelebt, ebenso Räuchern, Wurstherstellung, Essiggärung, das Einlegen von Gurken usw. Wir haben auch Verfahren jedermann zugänglich gemacht, die sonst nur Profis vorbehalten waren, wie z.B. die Wein- und Biergewinnung, die Herstellung von Speiseeis oder das Pilzezüchten. Sogar an exotische Speiserezepte aus Fernost haben wir uns herangewagt. Das Ergebnis: Eine Vollwertküche oder, ganz wie Sie wollen, eine „Nouvelle Cuisine", mit einem Alter von mindestens 3000 Jahren.
Gelegentlich erschlossen wir auch Bereiche, die eigentlich nur der Lebensmittelindustrie vorbehalten waren, weil die dazu benötigten Zutaten nicht im Handel angeboten wurden. Dazu gehören viele Getreideprodukte, z.B. die alten Getreidesorten Quinoa und Amaranth. Als Backhilfsmittel haben wir das Weizenklebereiweiß und das Lecithin entdeckt, ebenso wie Pektin, Alginate, Zuckerersatzstoffe und Süßstoffe, sowie natürliche Lebensmittelaromen zum Einsatz in der heimischen Küche, so daß die „Selfmadeprodukte" heute denen der „Professionals" in nichts mehr nachstehen müssen. Dies gilt auch für Gummibärchen, Kaugummis, Pralinen, zuckerfreie Bonbons, Konfitüren und Speiseeis.

Da wir voll hinter dieser Vergangenheit stehen, auch wegen der starken Resonanz aus Leser- und Zuschauerkreisen, die sich in vielen Dankesbriefen dokumentiert, werden wir in diesem neuen Buch schon aus Platzgründen immer wieder mit Hinweisen auf die Vorgänger zurückgreifen. Es handelt sich dabei um die Bücher: „Das Hobbythekbuch vom Essen 1" und „Das Hobbythekbuch vom Essen 2", „Allerlei Getreide" sowie „Süßigkeiten mit und ohne Zucker". Diese Bücher wurden im übrigen immer wieder durch moderne Erkenntnisse in etlichen Neuauflagen auf Vordermann gebracht.
Das vorliegende Buch unterscheidet sich trotzdem von den vorab genannten ganz erheblich. Zunächst führt es in die neuesten ernährungswissenschaftlichen Erkenntnisse ein, die mit sehr viel Sorgfalt zusammengetragen wurden. Dabei gingen sowohl ärztliche Ratschläge mit ein, wofür der Vollblutmediziner Dr. Thomas Eberbach sorgte, als auch agrarwissenschaftliche Forschungsdaten und -methoden, die Sabine Fricke als studierte Agrarwissenschaftlerin zusammentrug. In Verbindung mit historischen, biochemischen und statistischen Hintergründen gelang unseres Erachtens mit diesem Buch ein umfassender, jeder Zeit von jedermann umzusetzender Überblick über alles, was den Menschen gesund macht und gesund hält, und zwar bis ins hohe Alter hinein.
Der im Titel vorkommende Begriff Diät mag vielleicht etwas irreführen. Die praktischen Tips laufen weniger auf asketische Selbstquälerei hinaus, sondern eher auf Anregungen für eine sanfte Umstellung auf langfristig wirkende, gesunde Impulse. Es geht nicht

um ein Figurmodelling per Wunderdiät, sondern um eine dauerhafte Verhaltensänderung mit gut schmeckenden Mahlzeiten, die den Körper aufbauen. Sich permanent wiederholenden Hungerkuren auszusetzen, strapaziert die Gesundheit und bewirkt eher ein Abschlaffen der persönlichen Energie ebenso wie der Muskulatur.
Daß wir alle gut daran täten, unsere Ernährungsgewohnheiten zu verändern, können Sie auch in der neuesten „Nationalen Verzehrstudie" nachlesen, die 1991 von der Bundesregierung herausgegeben wurde. Der Zusammenhang von übermäßiger und falscher Ernährung und Krankheiten wie Herzbeschwerden, Schlaganfall, Krebs und Organerkrankungen wird dort eindeutig nachgewiesen.
Uns geht es jedenfalls nicht um kalorienbezogene Erbsenzählerei, sondern um die Vermittlung eines Gesamtkonzepts. Wer sich jetzt krank „ißt", der kann nachlesen, was dies für Folgen haben kann, aber auch wie man Krankheiten vorbeugen oder sie kurieren kann. Allerdings: Die beste Therapie ist, die Beschwerden erst gar nicht aufkommen zu lassen – durch vernünftige Ernährung.
Einen besonderen Dank möchte ich zum Abschluß noch den Mitarbeitern der vgs verlagsgesellschaft Martina Weihe-Reckewitz und Wolfgang Arntz aussprechen, die entscheidend zum Entstehen dieses Buches beigetragen haben.
Nun aber genug geredet. Bleibt mir noch, Ihnen einen guten Appetit zu wünschen!

Ihr

Jean Pütz

9

Ein Rückblick

Die Ansichten über Figur und Gewicht der Menschen waren sicherlich schon immer geteilt, zumindest, was die zivilisierte Welt angeht, und da diese in China schon vor 5000 Jahren ihren Einzug hielt, gilt dies also schon eine sehr lange Zeit. Allerdings wissen wir nichts über den damaligen Geschmack, was Umfang und Fülle der Formen angeht. In der Frühgeschichte ist eine gewisse Tendenz zur großen Leibesfülle nicht

Die Figur – eine Frage der Zeit?

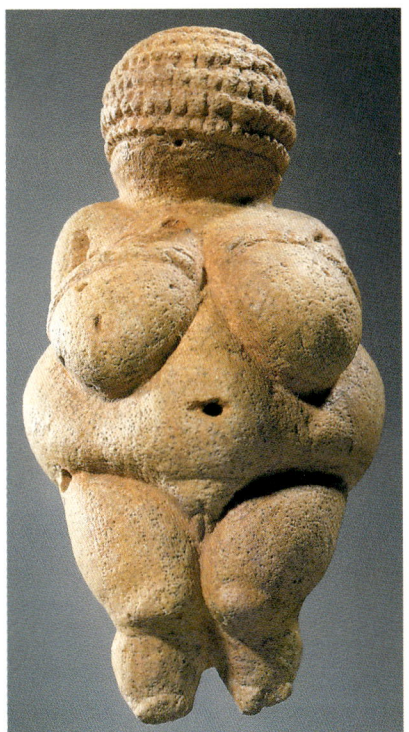

Abb. 1: Die *Venus von Willendorf,* eine weibliche Statuette aus Kalkstein. Sie soll 30 000 Jahre alt sein.

zu übersehen, ein deutliches Beispiel bietet die sogenannte *Venus von Willendorf,* die 30 000 Jahre alt sein soll. Aus heutiger Sicht stellt sie allerdings eher die Symbolfigur eines Fruchtbarkeitskultes dar.

Bei den Jägern und Sammlern der Steinzeit war sicherlich ein ausreichendes Fettdepot hoch angesehen. Der Wechsel des jahreszeitlichen Nahrungsangebotes war notwendigerweise mit einem Auf und Ab der Fettdepotgröße verbunden. Gegessen wurde das, was die Natur gerade anbot. Konservierung und spezielle Aufbewahrung von Lebensmitteln waren wenig bekannt. So standen in vegetationsarmen Jahreszeiten bestenfalls Getreide und einige haltbare Feld- und Baumfrüchte zur Verfügung. Besonders schwangere Frauen brauchten daher große Mengen an Reservefett, um das eigene und das Leben des Kindes nicht zu gefährden, und ein dicker Mann kam natürlich auch besser durch den Winter.

Caesar wollte dicke Männer um sich haben, allerdings aus eigennützigen Beweggründen. Er fürchtete den Ehrgeiz der Dünnen und hoffte auf das

Phlegma der Dicken. Die Idealathleten der Antike wurden in der Renaissance wiederentdeckt, bald aber wieder abgelöst. In der guten, alten Zeit um die Jahrhundertwende imponierten Bauch und dicke Uhrketten, und man machte damals bereits Geschäfte mit Kraftpillen gegen Magerkeit. In den zwanziger Jahren gab es dann den knabenhaften Frauentyp, der wiederum von Kraft-durch-Freude-Athleten abgelöst wurde.

Der Hunger während und nach dem Zweiten Weltkrieg bescherte der Menschheit unfreiwillig den „Otto Normalverbraucher", genial Gert Fröbe in der gleichnamigen Rolle des Films: „Berliner Ballade". Die Gegenbewegung ließ nicht lange auf sich warten, und die Deutschen zeigten stolz den Wirtschaftswunderbauch. Wieder konnte man Gert Fröbe mit vom Zeitgeist geprägtem Leibesumfang in vielen Filmen bewundern. Die erste Freßwelle wurde dann durch eine Mode abgelöst, die in dem hageren Kleiderständer Twiggy seine Personifizierung fand und etwas an die zwanziger Jahre erinnerte.

Bevor das Pendel erneut zur anderen Seite ausschlagen konnte, begann, von Amerika ausgehend und vor allem in Deutschland auf fruchtbaren Boden fallend, eine Einstellung um sich zu greifen, die Essen und Gesundheit zum ersten Mal in einen Zusammenhang brachte. Müsli, Nouvelle Cuisine, Jogging, Aerobic und vor allem Cholesterin und Herzinfarkt waren die Schlagworte der achtziger Jahre. Trotzdem: Das Wissen der Menschen über gesunde Ernährung steht in keinem Zusammenhang mit wissenschaftlichen Erkenntnissen, wie die neueste Nationale Verzehrstudie der GFK (Gesellschaft für Konsumforschung, Nürnberg) belegt.

Wo stehen wir heute?

Der Kampf tobt. Auf der einen Seite stehen die alerten, sportlichen Typen, die alterslos dynamisch, wie der amerikanische Präsident Bush, sich außer dem Blick in die Kontoauszüge nur noch Mineralwasser gönnen. Ein Fernsehkommentator gab einmal an, Bundeskanzler Kohl hätte in den USA als führender Politiker überhaupt keine Chance, da in Amerika Übergewicht als ein Zeichen der Schwäche und mangelnden Selbstkontrolle gilt. Wir möchten da allerdings differenzierter werten, und wir hoffen, daß das in diesem Buch auch unmittelbar zum Ausdruck kommt.

Auf der anderen Seite stehen diesen drahtigen Politikern neuerdings junge Models aus Paris gegenüber, die "typisch weibliche" Attribute wie viel Busen und runde Hüften vorweisen. Um die weit ausgeschnittenen Roben tragen zu können, muß manche Dame ihre Ernährung umstellen, und wenn dies nicht hilft, muß der Schönheitschirurg mit – nach neuesten Erkenntnissen krebsauslösendem – Silikon und ähnlichem eingreifen. Die neueste "Nouvelle Cuisine" Frankreichs liegt genau in diesem Trend, es sind wieder herrlich sämige Saucen gefragt. Kartoffeln, Nudeln, Hülsenfrüchte sind keine Dekoration, sondern Beilage zum zart mit Fett durchäderten Fleisch geworden. Für die Allgemeinheit gilt aber das, was sich in vielen Bereichen des Lebens bei uns Gott sei Dank durchgesetzt hat: Die Vielfalt hat zugenommen, Extreme werden schneller wieder abgelöst, als daß man sich an sie gewöhnen könnte. Auch die Ernährungswissenschaftler konnten da nicht zurückstehen, und die Empfehlungen der Professoren zu Ernährung und Gewicht haben eine größere Bandbreite erreicht.

Diese Beobachtungen gelten natürlich nur für unsere westliche Welt, im Nahen und Fernen Osten wurden und werden auch heute noch Herrscher wie der Aga Khan in Gold aufgewogen, und einige Frauen erinnern uns an unsere Vorfahrin aus Willendorf.

Signale der Urzeit

Der amerikanische Arzt und Psychologe David A. Jonas vertritt in einem Buch die These, daß in uns Menschen alle Eigenschaften noch vorhanden sind, die unsere – auch tierischen – Vorfahren in ihrer Erbmasse gespeichert hatten. Bekannt ist zum Beispiel, daß der menschliche Embryo im Mutterleib eine Zeitlang vollständig behaart ist, die Anlage zu Kiemen entwickelt und vieles andere mehr. David A. Jonas betont diese Verbindung mit unseren Vorfahren auch in bezug auf angeborene Verhaltensweisen, die von unserem Großhirn zum Teil nur mühsam unterdrückt werden können. Nach seiner Meinung entstehen viele Krankheiten aus diesem Konflikt.

Auch unser Eßverhalten kann von solchen Erbanlagen beeinflußt werden. Jonas unterscheidet zwei Typen von Essern, den Fleischesser und den Pflanzenesser. Während der Wolf tagelang durch die Wildnis streift, um sich dann ausgehungert für Tage den Bauch vollzuschlagen, muß der Pflanzenesser praktisch ständig Nahrung aufnehmen, um seinen Energiebedarf zu decken. Dieser Typ hat durch das ständig vorhandene hochkalorische Nahrungsangebot große Schwierigkeiten, sein Gewicht zu halten. Jonas rät diesen Menschen, sich nicht mit inhaltslosen Süßigkeiten den Bauch vollzuschlagen, sondern ständig eine Mohrrübe o. ä. in der Tasche zu haben, um den angeborenen Eßtrieb befriedigen zu können.

Bis vor 10 000 Jahren war der Mensch Jäger und Sammler, und aus dieser Zeit stammt noch unser genetisch festgelegtes Eßverhalten. Allerdings mußten damals zum täglichen Nahrungserwerb weite Wege zurückgelegt werden, Forscher wollen eine Distanz von 50 bis 60 km pro Tag errechnet haben. Zusätzlich bestand die Notwendigkeit, sich für Winter und Frühjahr Energiereserven in Form von Fett anzuessen. Es gab einen natürlichen Rhythmus von Gewichtszu- und -abnahme durch das wechselnde Nahrungsangebot. Erst vor ca.

10 000 Jahren begann der Mensch Akkerbau und Viehzucht zu betreiben und seine Nahrung selber zu erzeugen. Bei der damals üblichen Lagerhaltung wurden die Nahrungsmittel kaum verändert: Trocknen, Einsalzen und Räuchern waren die einzigen bekannten Methoden, um die Lebensmittel haltbar zu machen. Heute jedoch steht uns eine hochspezialisierte Nahrungsmittelindustrie zur Verfügung, die über ausgeklügelte Aufbereitungs- und Konservierungsmethoden verfügt und deren Transportlogistik uns in die Lage versetzt, zu jeder Jahres- und Tageszeit jedes gewünschte Lebensmittel zu konsumieren.

Dies hat natürlich seinen Preis und das nicht nur wörtlich, in Heller und Pfennig ausgedrückt. In rasend kurzer Zeit haben sich Nahrungsmenge, Nahrungsvielfalt und Nahrungszusammensetzung geändert. Ein Apfel, der vor 50 Jahren vom Baum gepflückt wurde, ist mit dem schon fast halbsynthetischen „Granny Smith" von heute nicht mehr zu vergleichen. Nutzpflanzen und auch unseren Nutztieren wurden mit der Zeit maßgeschneiderte genetische Anlagen angezüchtet, je nach Verwendungszweck. Fettgehalt der Milch, Körperbau, Bemuskelung, Fettverteilung und Anzahl der Koteletts sind nur einige Zuchtziele. Die Milchkuh von morgen wird fast nur aus Euter bestehen, wie das Schwein aus Kotelett und Schinken. Seit kurzem gibt es sogar die offizielle Bezeichnung für einen in Zukunft offenbar unentbehrlichen Beruf: *Lebensmitteldesigner.*

Durch den Konsum von industriell vorgefertigten und damit zum größten Teil in ihrer Struktur veränderten Lebensmitteln stellen wir unseren Stoffwechsel auf eine harte Probe. Der menschliche Stoffwechsel ist auch heute noch auf die karge, ballaststoffreiche Kost unserer Vorväter eingestellt. Auf das, was die Industrie uns anbietet, was uns in Kantinen, Schnellrestaurants, ja sogar in vielen Krankenhäusern zugemutet wird, ist unser Verdauungssystem entwicklungsgeschichtlich überhaupt nicht vorbereitet, und unser Organismus reagiert darauf mit einer Vielzahl sogenannter Zivilisationskrankheiten.

Gott sei Dank artikuliert sich mittlerweile in breiten Bevölkerungsschichten der Wunsch nach einer gesünderen Ernährung, der auch von der Industrie immer mehr beachtet wird. Das Schlagwort heißt *Vollwertkost,* und in den kommenden Jahren werden wir in Läden, Restaurants und Kantinen ein besseres, gesünderes Nahrungsangebot finden.

Idealgewicht – Übergewicht

Der Ärger mit dem Idealgewicht und damit mit dem Übergewicht, medizinisch *Adipositas* genannt, begann, als amerikanische Lebensversicherer feststellten, daß dünne Menschen länger leben. Ausführliche statistische Untersuchungen wurden daraufhin durchgeführt, die diese Beobachtungen untermauerten. Adipositas kann definiert werden als krankhafte Zunahme des Körpergewichtes, die zu einer deutlichen Verschlechterung der Gesundheit führt. Streit besteht noch heute darüber, wann dieser Zustand erreicht wird, d. h. bei welchem Körpergewicht.

Schwierigkeiten bereitete den Lebensversicherern die Festlegung des Durchschnittsgewichtes bei Kindern, Alten und unterschiedlichen Rassen. Auch individuelle Unterschiede wurden nicht berücksichtigt, und man einigte sich schließlich auf zwei Meßeinheiten, den *Broca-Index* und den *Body-Mass-Index.*

Der Broca-Index ist eine Art Faustregel für das Normalgewicht und lautet:

> Körpergröße in Zentimetern minus 100.

Bei 175 cm Körpergröße wäre das Normalgewicht also 75 kg. Den Lebensversicherern genügt natürlich das Normalgewicht nicht, sie erwarten von ihren Kunden ein Idealgewicht, das bei Frauen 15 % und bei Männern 10 % unter dem Normalgewicht liegt. In unserem Beispiel also dürfte die Frau 63 kg wiegen und der Mann 67,5 kg. Solche Idealwerte können die meisten Menschen allerdings nur bewundernd zur Kenntnis nehmen.

Wissenschaftlich genauer ist der Body-Mass-Index (BMI), der sich aus kg-Körpergewicht geteilt durch das Quadrat der Körpergröße in m ergibt:

$$BMI = \frac{kg}{m^2}$$

Gott sei Dank gibt es Tabellen, anhand derer man durch einfaches Anlegen eines Lineales zwischen der Längenskala und der Gewichtsskala seinen Index ablesen kann (vgl. *Abb. 2*).

Behandlungsbedürftig ist Übergewicht, wenn es über 20 % liegt, entsprechend einem BMI von 27,2 für Männer und 26,9 für Frauen. Der Grund

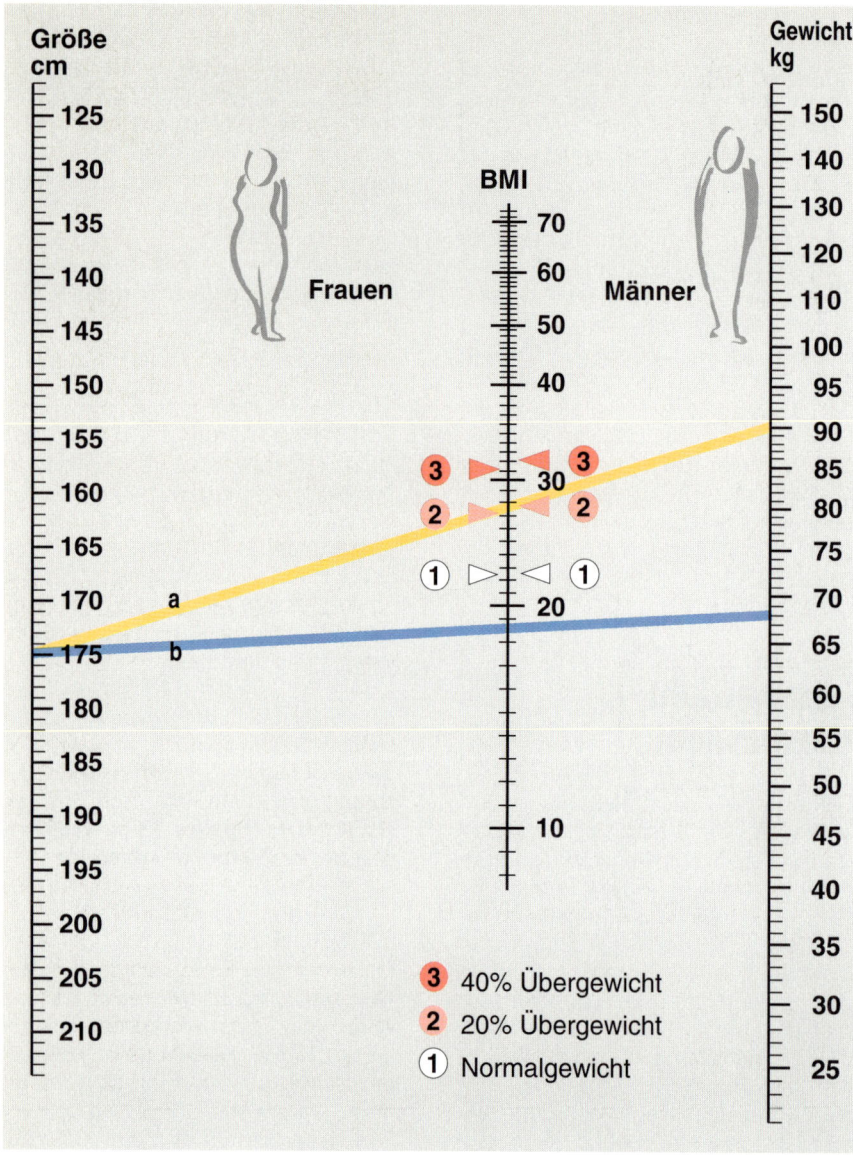

Größe
cm

125
130
135
140
145
150
155
160
165
170 — a
175 — b
180
185
190
195
200
205
210

Frauen

BMI

70
60
50
40

30

20

10

Männer

Gewicht
kg

150
140
130
120
110
100
95
90
85
80
75
70
65
60
55
50
45
40
35
30
25

3 40% Übergewicht
2 20% Übergewicht
1 Normalgewicht

Abb. 2: Durch Anlegen eines Lineals zwischen Größenskala und Gewichtsskala können Sie Ihren BMI feststellen. *Beispiel a):* Bei 1,75 m und 68 kg liegt der BMI deutlich unter dem Normalgewicht. *b):* Bei 1,75 m und 90 kg liegt der BMI für Männer und für Frauen bei ca. 20% Übergewicht.

dafür ist, daß mit dem Übergewicht die Häufigkeit von hohem Blutdruck, Zuckerkrankheit und Hypercholesterinämie zunehmen. Umgekehrt gehen diese Risiken durch Gewichtsabnahme wieder zurück. Übergewicht stellt außerdem einen erheblichen Risikofaktor für Herz-Kreislauf-Erkrankungen dar und führt statistisch bei Männern häufiger zu Krebserkrankungen von Dick- und Enddarm sowie der Vorsteherdrüse. Bei Frauen kommt es zu einer Häufung von Krebserkrankungen der Gebärmutter, des Gebärmutterhalses, der Brust, der Eierstöcke und der Gallenwege. Aber auch die rein mechanische Belastung von Herz und Lunge, Knochen und Bändern sowie der Muskulatur durch die ausgeprägten Fettmassen soll nicht unerwähnt bleiben. In gesonderten Kapiteln werden wir auf die genannten Risiken und Erkrankungen noch ausführlich eingehen.

Das Risiko, an einer der genannten Komplikationen zu erkranken, hängt nicht nur von der Menge des eingelagerten Fettes ab, vielmehr spielt eine sogenannte geschlechtsspezifische Fettverteilung eine bedeutende Rolle. Es gibt einen sogenannten männlichen und einen weiblichen Typ der Fettverteilung am Körper, die vor ca. 40 Jahren erstmals von dem Franzosen Vague beschrieben wurden. Er prägte die Begriffe *androide Adipositas* (männliches Übergewicht) und *gynoide Adipositas* (weibliches Übergewicht). Die *Abbildung 3* zeigt die typischen Fettverteilungen. Bei der androiden Adipositas spricht man von *Stammfettsucht*! Bauchfett bei gleichzeitig relativ kleinem Po und schlanken Beinen prägen das Bild, während bei der gynoiden Adipositas die Fettan-

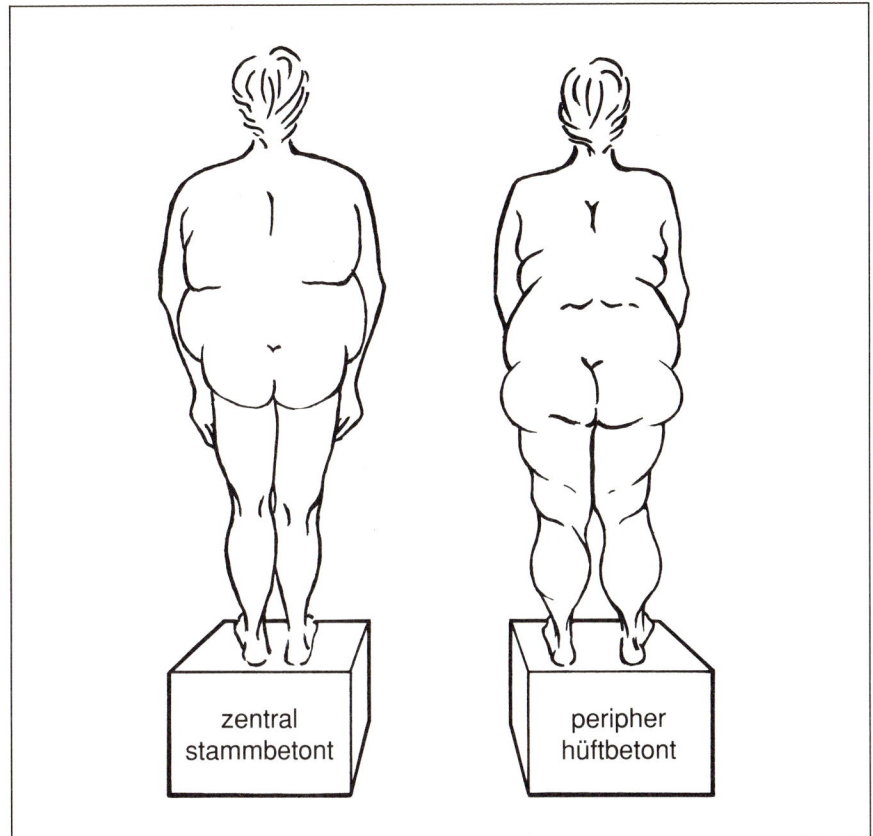

zentral stammbetont

peripher hüftbetont

Abb. 3: Die zwei typischen Formen der Fettverteilung bei übergewichtigen Menschen: Die *androide Adipositas,* auch Stammfettsucht genannt, zeichnet sich durch übermäßiges Bauchfett bei relativ kleinem Po und schlanken Beinen aus, während bei der *gynoiden Adipositas* die Fettansammlungen mehr die Hüft- und Oberschenkelregion betreffen.

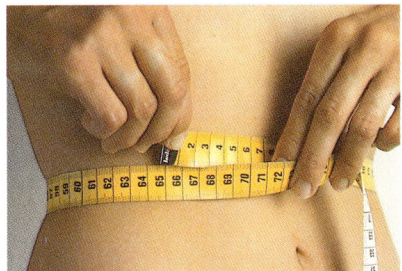

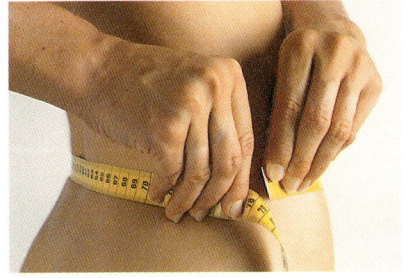

Abb. 4: Messen Sie Ihren Taillenumfang leicht oberhalb des Bauchnabels *(oben),* den Hüftumfang etwa in Höhe des Hüftknochens *(unten).*

sammlungen auch die Extremitäten, also Beine und Arme betreffen. Die Stammfettsucht, die bei Männern sehr viel häufiger vorkommt als bei Frauen, scheint ein größeres Herz-Kreislauf-Risiko zu beinhalten. Über die Geschlechtergrenzen hinweg gibt es unzählige Mischformen, vom fetten Eunuchen bis hin zum Mannweib. Diese Phänomene sind wohl hormonabhängig, und es scheint, daß eines der weiblichen Geschlechtshormone, das Östrogen, Frauen bis zu den Wechseljahren vor den Risiken einer Herz-Kreislauf-Erkrankung durch Übergewicht und Hypercholesterinämie schützt. Da Frauen aber, im Gegensatz zu den Männern, einen immer noch zunehmenden Nikotinkonsum haben, steigt das statistische Risiko der Frauen nach den Wechseljahren sprunghaft an, und sie schicken sich an, auch auf dem Felde der Gesundheitsrisiken die Gleichberechtigung zu erreichen. Ein besonderes Risiko besteht für Frauen, die eine stammbetonte Körperfettverteilung und einen erhöhten Spiegel männlicher Geschlechtshormone im Blut aufweisen, äußerlich sichtbar an einem männlichen Behaarungstyp.

Mit Hilfe eines Schneidermaßbandes kann jeder bei sich selbst einfach die Diagnose stellen: Gemessen werden der Taillen- und der Hüftumfang, etwa

15

in Höhe des Nabels und des Hüftgelenkes. Der Wert für den Taillenumfang wird anschließend durch den Wert des Hüftumfanges geteilt. Eine androide, eher männliche Fettverteilung liegt bei Frauen vor, wenn der Taillen-Hüftquotient größer als 0,85 ist, bei Männern, wenn er über 1,0 liegt.

Beispiel Frau:

$$\frac{\text{Taille:} \quad 80 \text{ cm}}{\text{Hüfte:} \quad 101 \text{ cm}} = 0,70$$

Fazit: gynoider Typ.
Bei älteren Menschen nimmt das Fett generell in der Bauchregion zu, und damit steigt das Risiko des Übergewichtes allgemein, d. h. unabhängig vom Geschlecht an.

Ist Übergewicht erblich?

Die Beantwortung dieser Frage ist von den Wissenschaftlern noch nicht ganz ausdiskutiert. Studien an Zwillingen und an Adoptivkindern lassen den Schluß zu, daß die menschliche Fettsucht durchaus genetisch beeinflußt ist. Insbesondere ergab eine dänische Studie, daß Kinder von übergewichtigen Eltern zu 80 % wieder übergewichtig wurden, wogegen dies nur für 14 % der Kinder normalgewichtiger Eltern zutraf. Diese Ergebnisse sind aber sehr umstritten, und die Gegner dieser Auffassung führen an, daß mit einem anderen Studienansatz andere Ergebnisse zu erwarten gewesen wären. Hier sei verwiesen auf die Volksweisheit:
Fresser werden nicht geboren, sondern erzogen.

Dabei spielen mehrere Faktoren eine Rolle. Vererbt wird nicht das Fett, sondern es werden unzeitgemäße Eß- und Kochgewohnheiten weitergegeben. Schuld sind also nicht die Gene, sondern Erziehungsmethoden, vor allem Gewohnheiten, die Essen nicht als Befriedigung des Bedürfnisses nach Nahrung erscheinen lassen, sondern als Trost, Belohnung und Ersatzbefriedigung.
Der dicke Mensch hat oft auch eine andere Betrachtungsweise, jedenfalls was die Einschätzung des eigenen Körpergewichtes und das der anderen angeht. Ihm erscheint ein normal entwickeltes Kind schnell als magerer Spätentwickler, den man schleunigst aufpäppeln sollte. Dabei ist erwiesen, daß dicke Kinder empfindlicher gegen Infektionskrankheiten sind und bei ihnen gehäuft Fehler im Halte- und Bewegungsapparat vorkommen.
Ein übriges steuern die Nahrungs- und Genußmittelindustrie sowie der Handel zum Übergewicht von Kindern bei. Welche Eltern kommen beim Einkaufen mit ihren Kindern streßfrei an der Kasse vorbei, wo in passender Höhe die vom Werbefernsehen so gepriesenen Süßigkeiten lauern? Welche Eltern können sich schon davon freisprechen, mangelnde Zeit oder Lust, sich mit den Kindern zu beschäftigen, ab und zu mit Süßigkeiten zu ersetzen? Statt Liebe, Zuwendung, Wärme oder Anerkennung gibt es etwas zu essen.
Ist das Kind erst einmal dick, steht es häufig im Zentrum des Spottes seiner Spiel- und Klassenkameraden. Viele derart gehänselten Kinder ziehen sich zurück, um ihren Frust herunterzuschlucken, sich die Traurigkeit mit etwas Süßem zu vertreiben. Diese Verhaltensweisen werden oft bis ins Er-

wachsenenalter beibehalten und sind die Ursache für viele Mißerfolge bei Diäten und Abmagerungskuren.

Hunger oder Appetit – wovon sprechen wir eigentlich?

Seien Sie einmal ganz ehrlich – wann haben Sie das letzte Mal richtig Hunger gehabt? Nicht dieses Verlangen nach einer Scheibe Wurst abends um halb zehn oder nach etwas Süßem, nein so richtig Hunger. Wir glauben, daß der Großteil der Menschen der heutigen Industrienationen noch niemals richtig Hunger gehabt hat. Lassen Sie uns einmal die Begriffe klären:
Als Hunger bezeichnet man den Zustand eines weitgehenden oder vollständigen Fehlens von Nahrung. Dadurch wird ein vom Hungerzentrum in der Hypothalamusdrüse unterhalb des Gehirns ausgehendes Verlangen nach Nahrung hervorgerufen. Gleichzeitig treten Organempfindungen wie zum Beispiel Magenknurren, Magenschmerzen, Schweißausbrüche oder Schwächegefühle auf. Diese sind unter anderem Zeichen einer Unterzuckerung im Blut. Nach ein bis zwei Tagen tritt bei den Hungernden eine pH-Wert-Senkung des Blutes auf, das Blut wird regelrecht sauer. Bis dahin sind auch die letzten eigenen Kohlenhydratvorräte verbraucht. Aus diesem Grunde werden Fette und Eiweiße zur Energiegewinnung herangezogen. Da ihr Abbau ohne Kohlenhydrate nur unvollständig abläuft, entstehen vermehrt saure Abbauprodukte, die sogenannten Ketonkörper, vor allem das Aceton. Aceton führt zu nach Apfel riechender

Atemluft und kann im Urin mit Teststäbchen nachgewiesen werden.

Dieses sogenannte „Hungeraceton" führt zu einer Abschwächung des Hungergefühls und zu einer leicht euphorischen Stimmung. Diese Eigenschaft haben neben Aceton auch andere Lösungsmittel. Die sogenannten „Schnüffler" benutzen die euphorisierende Wirkung derartiger Mittel.

Bei längerem Nahrungsmangel werden zuerst die Depotfette zur Energiegewinnung herangezogen, gefolgt vom Drüsengewebe, der Skelettmuskulatur und dem Knochengewebe, unter weitgehender Schonung des Herzens und des Zentralnervensystems. Dies führt dann in letzter Konsequenz zum Tode.

Die Entwicklungsgeschichte des Menschen ist begleitet von Zeiten geringen Nahrungsangebotes und damit auch von Hunger. Die Jäger und Sammler werden wohl nicht so sehr davon betroffen gewesen sein, unter anderem, weil zu ihren Zeiten die Besiedlung allgemein wesentlich schwächer war, erst mit dem Auftreten von Landwirtschaft wird es durch Mißernten zu größeren Hungersnöten gekommen sein. Der Hunger hat seitdem immer wieder aufs neue unsere Welt verändert. Denken wir nur an die Völkerwanderungen, die durch Überbevölkerung und Mißernten im Stammland der verschiedenen Völker ausgelöst wurden und am Ende das Römische Reich ausgelöscht haben.

Hunger in der Dritten Welt führt zu einer Entvölkerung der ländlichen Gebiete und zum immensen Anwachsen der Slums und Elendsgebiete der großen Städte. Das beste Beispiel hierfür bietet uns Brasilien mit seinen großen Armutsgebieten, den Favelas.

Diese Erscheinung gibt es in allen wirtschaftlich unterentwickelten Ländern. Fälschlicherweise glauben die meisten Menschen, in Städten mehr Chancen zum Überleben zu haben. Aber auch Kriege, Bürgerkriege, Willkür und Ausplünderung, für die es viele Beispiele gibt, führen bis in die heutige Zeit zu Hunger und Hungertod. Nach den Erlebnissen des Dritten Reiches glaubte man, daß dieses in Europa nie wieder vorkommen würde. Bilder aus den „Kinderkrankenhäusern" Rumäniens nach dem Sturz Ceauşescus haben uns eines anderen belehrt.

Hunger gibt es allerdings nicht nur nach Lebensmitteln, sondern dieses in unserer Gesellschaft meist subjektive Gefühl beherrscht den Menschen insgesamt (Lebenshunger, Hunger nach Anerkennung, Liebe etc.). Die Befriedigung von Hunger und Durst durch Essen und Trinken steht am Anfang der menschlichen Entwicklung. Mit der Zeit und entsprechender Auswahl entsteht etwas anderes, was wir Appetit nennen.

Appetit kommt beim Essen, heißt es im Volksmund, was den Charakter des Appetits umschreibt. Die Qual der Wahl oder das genüßliche Auswählen, das Suchen nach Verfeinerung, das starke Verlangen nach einem bestimmten Geschmack kennzeichnet den Appetit.

Hunger und Durst dagegen sind nicht zielgerichtet, d. h. es besteht kein Verlangen nach bestimmten Nährstoffen. Im Umgang mit der Nahrungsaufnahme, ob nun aus Hunger oder aus Appetit, gibt es zahlreiche, sehr ernst zu nehmende Verhaltensstörungen, sogenannte Eßstörungen.

Eßstörungen

Eßstörungen äußern sich in zwanghaftem Umgang mit der Nahrungsaufnahme. Essen oder nicht essen wird zum Mittelpunkt des Lebens. Wie schon im vorherigen Kapitel angesprochen wurde, kann Essen zum Ersatz für Zuwendung, Anerkennung, ja Liebe werden, aber auch Ausdruck von Liebe und Anerkennung sein. Mit der Muttermilch bekommt der kleine Mensch gleichzeitig Zuwendung und Streicheleinheiten, und die erste Einladung zum Abendessen beim Chef ist manchmal eine wichtige Stufe auf der Erfolgsleiter nach oben.

Eßstörungen kann man nicht unbedingt am Körpergewicht ablesen, dafür gibt es zu viele Schattierungen. Man unterscheidet drei große Gruppen von Eßstörungen.

Magersucht

Von der Magersucht oder *Anorexia nervosa* sind vor allem junge Mädchen und Frauen zwischen 15 und 35 Jahren betroffen. Für jeden Außenstehenden unverständlich, versuchen die Magersüchtigen einem ihnen eigenen Schlankheitsideal nahezukommen und auch noch abzunehmen, wenn sie schon spindeldürr sind. Natürlich erregen sie überall Aufsehen, und durch eine Körperwahrnehmungsverzerrung glauben sie unter Umständen auch noch, man mache sich über ihre „dikken" Beine lustig. Uneinsichtig trotzen sie jedem gutgemeinten Ratschlag, sogar spezielle Therapien durch Psychiater oder Psychologen können versagen, und wenn solch eine junge Frau unter ein kritisches Gewicht von ca. 35 bis 38 kg, je nach Größe, kommt, kann jede weitere Hilfe, selbst intensivmedizinische Betreuung, zu spät sein.

Die häufigste Ursache scheint nach heutigen Erkenntnissen die unbewußte Verweigerung der Frauenrolle zu sein. Durch die radikale Gewichtsabnahme schwinden alle weiblichen Formen und die Regelblutung bleibt aus, so daß alle weiblichen Attribute unterdrückt werden.

Häufig findet man verdrängte Konflikte in den Familien der Magersüchtigen, z. B. eine außerordentlich dominante Mutter, unter der die Tochter leidet. Dies alles geschieht unbewußt, die Symptomatik wird von den Betroffenen sogar häufig verleugnet, und eine Familien- und/oder Verhaltenstherapie ist der einzige Ausweg.

Bulimie

Normales Körpergewicht trotz unkontrollierter Freßorgien ist das Kennzeichen der sogenannten Freß- und Brech-Sucht oder Bulimie. Typisch sind Heißhungerattacken, bei denen riesige Mengen Nahrungsmittel verschlungen werden, die dann aber anschließend, aus Angst, dick zu werden, heimlich wieder erbrochen werden. Auch Abführmittel werden in großen Mengen eingesetzt. Häufig beginnt das bulimische Syndrom während einer Diät. In der Heimlichkeit, den Ängsten und Schuldgefühlen, von denen diese Menschen heimgesucht werden, liegt das eigentlich Krankhafte dieses Verhaltens. Meist kommt noch eine depressive Stimmungslage hinzu.

Auch diese Art der Eßstörung ist hauptsächlich bei Frauen anzutreffen.

Eßsucht

Ganz normal erscheint es dagegen zu sein, daß, wer viel ißt, auch sehr dick wird. Dennoch kann sich hier ein krankhaftes Verhalten zeigen: die Eßsucht. Sie ist genauso eine Sucht, wie die der Trinker, Raucher oder Tablettenabhängigen, leider ist aber eine Heilung durch vollständigen Entzug natürlich nicht möglich.

Im Gegensatz zu den ersten beiden Gruppen sind die Geschlechter in gleichem Maße betroffen, auch gibt es keine Alterspräferenzen. Die Psychostruktur beinhaltet in der Regel Gefühle der Unzulänglichkeit, Kontaktstörungen, eingeschränkte Selbstkontrolle, Versagensängste und vieles andere mehr. Der auftretende Heißhunger wird befriedigt, ohne die Nahrung, wie bei der Bulimie, heimlich zu erbrechen. Da der Übergewichtige stark abhängig von gesellschaftlichen Normen ist, die das Idealgewicht vorschreiben, wird das schlechte Gewissen übermächtig. Der Leidensdruck verstärkt sich mit zunehmendem Gewicht, und da Er oder Sie gelernt hat, diesen Streß oral zu kompensieren, wird mit einer Tafel Schokolade der Teufelskreis wieder neu belebt.

Da die Ursache der Gewichtszunahme deutlich bei der übertriebenen Kalorienaufnahme zu liegen scheint, ist dieser Personenkreis immer wieder auf der Suche nach neuen Wunderdiäten. Da aber das Krankhafte, die Sucht, keinerlei Berücksichtigung findet, kann keine noch so gute Diät einen längeren

Erfolg haben. Im Gegenteil, der immer wieder neu erlebte Frust durch abgebrochene, entbehrungsreiche Diätwochen führt reaktiv zu erneuten Heißhungerattacken, die am Schluß zu einem um so höheren Körpergewicht führen. Da aus Verzweiflung häufig Außenseiter-Diäten favorisiert werden, die extreme Gewichtsverluste in kurzer Zeit versprechen, ist die Gefahr gesundheitlicher Schäden groß.

Ob auch Sie eßsüchtig sind, können Sie recht einfach mit einem Test von Prof. Katahn, dem Erfinder und Verfechter der Intervalldiät (vgl. *Seite 23*), überprüfen und gegebenenfalls Ihren Arzt um Rat fragen, der Sie sicherlich an einen entsprechend ausgebildeten Psychotherapeuten überweisen wird.

Eine besondere Gruppe stellen die sogenannten „SAD PEOPLE" dar, Menschen, die unter einer Winterdepression leiden. SAD bedeutet *Seasonal-Affectiv-Disorder*, was man mit jahreszeitlicher Gemütsschwankung übersetzen kann. Vor allem in der dunklen Jahreszeit und gegen Abend treten Stimmungs- und Leistungstiefs verstärkt auf, zudem ist ein verändertes Eßverhalten zu beobachten. Zucker- und stärkehaltige Lebensmittel werden heißhungrig verschlungen und lindern tatsächlich etwas die Depression und Abgeschlagenheit. Diese „Selbsthilfe der Seele" führt leider zwangsläufig zu einem erhöhten Gewicht und damit letztendlich zu neuen Problemen.

Vor allen Dingen in den nordischen Ländern mit ihren langen Nächten kann man dieses Phänomen häufig beobachten. Die einfachste Therapie besteht in einer zusätzlichen künstlichen Beleuchtung über mehr als zwei Stunden täglich, die aber mehr als 1000 bis

Sind Sie eßsüchtig? (Test nach M. Katahn) (Auswertung siehe *Seite 20*)

Bitte kreuzen Sie die entsprechenden Stellen an:

	Manchmal	Ja	Nein
1. a. Haben Sie Heißhunger auf bestimmte Speisen?			
b. Haben Sie echten physischen Hunger?			
c. Falls ja, essen Sie auch, wenn Sie nicht hungrig sind?			
d. Sind Sie sich deutlich bewußt, was Sie essen?			
2. Sehen Sie mit Vergnügen und Erwartung dem Augenblick entgegen, da Sie alleine essen?			
3. Essen Sie mit anderen vernünftig und entschädigen sich, wenn Sie allein sind?			
4. Haben Sie Gefühle von Schuld und Reue, wenn Sie essen?			
5. Haben Sie Gefühle von Schuld und Reue, wenn Sie sich überessen?			
6. Planen Sie Ihre geheimen Diätsünden im vorhinein?			
7. Bringen Sie es fertig, von einem Kuchen oder von Süßigkeiten nur die Hälfte zu essen und den Rest stehenzulassen?			
8. Kochen Sie gern für andere, obwohl Sie nicht gern essen, was Sie gekocht haben?			

	Manchmal	Ja	Nein
9. Meiden Sie Gesellschaft, weil Sie mit Nahrung nicht umgehen können?			
10. Fällt es Ihnen schwer, Nahrung abzulehnen, wenn Sie gedrängt werden?			
11. Essen Sie in Gesellschaft dasselbe wie alle anderen, weil es Ihnen peinlich ist, um Dinge zu bitten, die Ihnen besser bekommen?			
12. Fühlen Sie sich unbehaglich, wenn Sie mit anderen zusammen essen?			
13. Sind Ihre Tischmanieren dieselben, wenn Sie allein essen, wie wenn Sie in der Öffentlichkeit essen?			
14. Sind Sie imstande, Essen auf Ihrem Teller stehenzulassen?			
15. Kosten Ihre Eßgewohnheiten Sie extrem viel Geld?			
16. Fürchten Sie sich davor, auf die Waage zu steigen?			
17. Denken Sie ständig an Essen und an Ihr Gewicht?			
18. Hängt Ihr Wohlbefinden davon ab, ob Sie einen „guten" oder einen „schlechten" Eßtag hatten?			

	Manchmal	Ja	Nein
1. a.	1	2	0
b.	1	0	2
c.	1	2	0
d.	1	0	2
2.	2	4	0
3.	2	4	0
4.	2	4	0
5.	2	4	0
6.	2	4	0
7.	2	0	4
8.	2	4	2
9.	2	4	0
10.	2	4	0
11.	2	4	0
12.	2	4	0
13.		0	4
14.		0	4
15.		4	0
16.		2	0
17.		2	0
18.		2	0

Addieren Sie Ihre Punkte folgendermaßen:

Beantworten Sie jetzt diese Fragen und addieren Sie die Zahlen zu Ihrem Gesamtergebnis:

1. Wie viele Schlankheitsmagazine haben Sie in den letzten Monaten gelesen? _____

2. Wie viele Diäten haben Sie in den letzten zwölf Monaten ausprobiert? _____

3. Um wieviel Pfund hat Ihr Gewicht in den letzten zwölf Monaten – abgesehen von den prämenstruellen Tagen – über zwei Kilo hinaus geschwankt? _____

Was Ihre Punktzahl bedeutet:

0–10 Punkte:
Sie haben offensichtlich keine Eßstörungen.

10–50 Punkte:
Sie leiden höchstwahrscheinlich bis zu einem gewissen Grad an einer Eßstörung, ob Sie sich diese Tatsache eingestehen oder nicht.

Mehr als 50 Punkte:
Sie werden sich früher oder später der Tatsache stellen müssen, wenn Sie es nicht bereits getan haben, daß Sie ein Eßproblem haben. Jetzt ist es Zeit, etwas dagegen zu tun.

2000 Lux betragen sollte. Lux ist das Maß für die Beleuchtungsstärke. So hat eine gewöhnliche Innenraumbeleuchtung 250–500 Lux. In der Sonne hingegen können bis zu 80 000 Lux herrschen. Schon deshalb brauchen Sie in Zukunft kein schlechtes Gewissen mehr zu haben, wenn Sie im Winter in die Sonne fahren – jetzt haben Sie sogar eine wissenschaftliche Begründung für Ihre Reiselust.

Auch bei anderen Stimmungsveränderungen, z. B. beim prämenstruellen Syndrom, kann zusätzliches Licht stimmungsaufhellend wirken und den Appetit zügeln.

Mein Gott – was es nicht alles gibt!

Die Behandlung übergewichtiger Menschen hat von der Vergangenheit bis heute die abenteuerlichsten Blüten getrieben. Um mit dem Schlimmsten gleich anzufangen: Es gibt Chirurgen, die große Eingriffe an Magen und Darm vornehmen, um entweder den Magen zu verkleinern oder damit die Nahrung schneller durch das Verdauungssystem geschleust werden kann. Bei der letzteren Methode werden Teile des Dünndarms entfernt, um die Strecke des Verdauungsweges, wo Nahrungsstoffe in den Kreislauf eingeschleust werden, zu verkürzen. Mit einer anderen Methode werden ganze Dünndarmschlingen stillgelegt. Dadurch kommt es häufig zu Durchfall, und es besteht die Gefahr, daß wichtige Spurenelemente und Vitamine nicht in ausreichender Menge aufgenommen werden können.

Die Chirurgen Mason und Ito führten eine Methode ein, die in Einzelfällen auch heute noch angewandt wird. Dabei wird das Magenvolumen durch eine spezielle Nahttechnik auf wenige Deziliter (etwa 0,05 Liter) reduziert. Wenn man sich vorstellt, daß ein extrem übergewichtiger Mensch ein Magenvolumen von bis zu 1,8 Litern haben kann, kann man sich denken, daß der operierte Patient seine Nahrungsmenge stark reduzieren muß, um sie nicht sofort wieder zu erbrechen.

Für den behandelnden Arzt ist der morgendliche Hunger und der Wunsch nach einem Frühstück ein erstes Zeichen, daß eine Umstellung stattgefunden hat, denn extrem Übergewichtige frühstücken selten, oft beginnen sie ihre „Freßarbeit" erst am späten Vormittag, die dann aber bis in die späte Nacht andauern kann.

Wie jeder größere Eingriff sind die genannten Operationen mit großen Risiken verbunden, wie z. B. Darmlähmungen, Wundinfektionen, Thrombosen und Embolien. Jede dieser Komplikationen kann zum Tode führen. Ungefährlicher, aber nicht so effektiv wie die Methode nach Mason und Ito, ist das Einführen luft- oder flüssigkeitsgefüllter Ballons in den Magen. Hierbei besteht so gut wie kein Risiko für den Patienten, und die Ergebnisse der Gewichtsreduktionen können sich sehen lassen. Langfristige Erfolge sind aber auch hier nur zu erwarten, wenn eine begleitende Psychotherapie zu einer Änderung der Ernährungsweise führt. Ansonsten hält der Erfolg nur so lange an, wie der Ballon sich im Magen befindet und somit über die Dehnung der Magenwände ein Sättigungsgefühl hervorruft. Dies geschieht über einen komplizierten Mechanismus, in dem bestimmte Hormone freigesetzt werden, die im Großhirn ein Gefühl hervorrufen, welches wir mit dem Attribut „satt" umschreiben. Diesem Mechanismus begegnen wir später bei den Ballaststoffen, z. B. den Pektinen, wieder. Bei den vorher genannten maximalen Magenvolumina von rund 1,8 Litern müssen diese Ballons aber recht kräftig gefüllt werden, um einen Dehnungseffekt zu erzielen, der ja letztendlich die weitere Nahrungsaufnahme aufgrund des hervorgerufenen Sättigungsgefühles stoppt.

Eine weitere Variante der chirurgischen Kunst wird vor allen Dingen in der Schönheitschirurgie angewandt: Viele Frauen leiden unter einer speziellen Fettverteilung an ihrem Körper, der sogenannten *Reithosenadipositas*. Diese Frauen können hungern, soviel sie wollen, erst zuallerletzt schwindet das Fett an Gesäß und Oberschenkeln. Der Chirurg bringt in einem solchen Fall durch mehrere kleine Schnitte in den entsprechenden Regionen ein Instrument in die Unterhautfettschicht ein und saugt damit das Fett gezielt ab. Diese Methode nennt man Liposuktion. Jedoch nicht alle Patienten sind für diesen Eingriff geeignet, unelastische Haut, generelle Fettsucht, Gerinnungsstörungen des Blutes sowie Störungen der Hormonproduktion stehen diesem Eingriff entgegen. Zudem ist nicht jedes Operationsergebnis so, wie die betroffenen Frauen es sich vorgestellt haben.

Ein Problem für Frauen oder Männer, die im großen Stile abgenommen haben, stellt die quasi zu weit gewordene Haut dar. Vor allen Dingen am Bauch bilden sich sogenannte Fettschürzen, die bis auf die Oberschenkel herabreichen können. Auch hier kann der Chirurg helfen, indem er einen großen Teil der Bauchhaut und des darunter liegenden Unterhautfettgewebes entfernt.

Ausgesprochen sanft geht man momentan in Österreich mit übergewichtigen Menschen um. „Schlank ohne Diät" ist das Motto einer großangelegten Kampagne, die in Verbindung mit der österreichischen Ärzteschaft entwickelt wurde. Problematische Eß- und Ernährungsverhaltensweisen werden individuell erforscht und dem Patienten bewußtgemacht. Einmal erkannt, besteht die Möglichkeit, den Problemen zu Leibe zu rücken und falsche Verhaltensweisen zu ändern. Dies geschieht unter Anleitung speziell ausgebildeter Ärzte in Gruppensitzungen sowie durch Lehrfilme und Broschüren. Der Fachausdruck dafür lautet „Gewichtsreduktion durch Verhaltensmodifikation", und die Ergebnisse sind auch nach längerer Beobachtungszeit ausgezeichnet.

Aber auch bei diesem Vorgehen muß die Energiebilanz stimmen, d. h. es dürfen nur weniger Kalorien zugeführt als verbraucht werden. In der Werbung für Schlankheitsmittel wird oft das Gegenteil versprochen, ob es um Biogelee, Schlankheitstropfen, Son-tsian-Tee oder biologische Kalorienblocker geht, sie sind teuer und versprechen den Himmel auf Erden, nach dem Motto: Schlemmen ohne Reue. Doch auch diese Mittelchen können die Naturgesetze nicht außer Kraft setzen, wie wir Ihnen in unserem Kapitel „Die Energiebilanz" noch genauer erläutern werden.

Ein andere Gruppe von Schlankheitsmitteln sind die Appetitzügler auf der Basis von Amphetaminen oder Ephedrinen. Das sind chemische Substanzen, die direkt im Zwischenhirn ansetzen und eine Dämpfung des Hungergefühls bewirken. Nachdem es sehr häufig zu schweren Nebenwirkungen wie Herzrhythmusstörungen, Erschöpfungszuständen und Lungenhochdruck gekommen war, stellte das Bundesgesundheitsamt 1986 die meisten Appetitzügler unter Rezeptzwang, damit verschwanden sie weitgehend vom Markt. Die Pharmaindustrie reagierte schnell und brachte Präparate mit dem leicht veränderten Wirkstoff DL-Norephedrin auf den Markt (Fugoa-N, Recatol N, Boxogetten S). Allein diese drei Präparate konnten 1986 einen Umsatz von 40 Millionen DM aufweisen. Aber auch diese Mittel sind mit Nebenwirkungen im Bereich des Herz-Kreislauf-Systems belastet, auch wird von zentralnervösen Störungen wie Desorientiertheit, Aggressivität bis hin zur Psychose berichtet. Deshalb sind in vielen Ländern der Europäischen Gemeinschaft diese Präparate rezeptpflichtig.

Eine weitere unrühmliche Rolle haben solche Mittel im Leistungssport gespielt: Sie wurden als Aufputsch- und Dopingmittel eingesetzt. Erst ein tragischer Todesfall, der auf die Einnahme dieser Substanzen zurückzuführen war, rief deren Ächtung hervor. Seitdem werden Kontrollen durchgeführt und die entlarvten Sportler disqualifiziert. Da Abkömmlinge des Ephedrins in Grippemitteln und Nasentropfen eingesetzt werden, versuchen einige erwischte Sportler sich mit dem Gebrauch dieser Medikamente herauszureden.

Ein ebenso expandierender Markt für die pharmazeutische Industrie sind die Abführmittel, die in der Bundesrepublik Deutschland einen Umsatz von über 100 Millionen DM im Jahr erreichen. Viele Frauen nehmen Abführmittel aus dem Gefühl heraus, zu dick zu sein oder verstopft zu sein, und sie versuchen durch eine beschleunigte Darmpassage an Gewicht zu verlieren. Der ständige Gebrauch von Abführmitteln führt über die erhöhte Wasserausscheidung zu einem Verlust an Mineralstoffen, vor allen Dingen von Kalium. Dieser Kaliummangel führt seinerseits wiederum zu Darmträgheit, so daß sich der Teufelskreis schließt und viele Frauen nicht mehr ohne die tägliche Einnahme derartiger Mittel auskommen können.

Auch pflanzliche Abführmittel, die meist den Wirkstoff Antrachinon und ähnliche Verbindungen enthalten, sollte man nur zeitlich begrenzt einnehmen. Auf jeden Fall sind Abführmittel zur Gewichtsreduktion strengstens abzulehnen.

Manche Ärzte haben in der Vergangenheit ihren übergewichtigen Patienten das Schwangerschaftshormon HCG gespritzt, das in der Boulevardpresse unter dem Namen „Cura Romana" bekannt wurde. Zusätzlich zu diesen Spritzen dürfen die Frauen nur 500 Kalorien pro Tag zu sich nehmen, was natürlich zu einer schnellen Gewichtsreduktion führt. Die Gabe von HCG kann zu starken Nebenwirkungen, vor allen Dingen zu Eierstockvergrößerungen und -zysten führen, deshalb ist von dieser Methode dringend abzuraten. Tabletten mit Enzymen oder Meeresalgen, Algencremes, Reizstromgeräte und Tiefenwärmer, die häufig in Bräunungsinstituten für hohen Umsatz sorgen, lassen anstelle des Fettes eher das Bankkonto schmelzen.

Ein anderes Thema sind die sogenannten Wunderdiäten, die Frauenzeitungen und ähnliche Publikationen in jedem Frühjahr von neuem anpreisen. Durch Verdammung oder Empfehlung bestimmter Lebensmittel sollen dort angeblich mühelos in kürzester Zeit 6 bis 10 Pfund dauerhaft verloren werden. Von Apfelessig über Ahornsirup, Eier, Kartoffeln, Papayas, Seetang bis hin zur Zitrone reicht das Spektrum. Mal ist die Diät kohlenhydratarm, mal kohlenhydratreich, mal proteinstrotzend, dann wieder fettig. Sogar Alkohol wird als Schlankmacher angepriesen. Diese Crash- oder Ekeldiäten führen tatsächlich in den ersten Tagen zu starken

Gewichtsverlusten, allerdings vor allem in Form von Wasser. Nach vier bis fünf Tagen wird der Ekel größer als der Gewichtsverlust. Frustriert wird die Kur abgebrochen und dann erst einmal richtig gut gegessen. Da der Körper seinen Grundumsatz in der Zwischenzeit drastisch herabgesetzt hat, reichen ein bis zwei Tage aus, um das alte Gewicht oder sogar mehr zu erreichen. Über Jahre führt dieses Diätverhalten zu einer konstanten Gewichtszunahme und zu neuen immer verzweifelteren Versuchen, eine neue Wunderdiät zu finden.

Umfragen ergaben, daß jede zweite Frau schon mindestens eine Diät gemacht hat. Ob diese Frauen alle ihr kosmetisch-ästhetisches Ziel erreicht haben? Dennoch haben es viele Menschen geschafft, ihr Gewicht dauerhaft zu reduzieren. Einige der sinnvollen Diätformen möchten wir an dieser Stelle kurz erwähnen:

Brigitte-Diät

Sie besteht aus einer kalorienarmen, ausgewogenen Mischkost. Zucker, Alkohol und fettreiches Fleisch sind verboten.

Weight-Watchers-Diät

Sehr professionell organisiert mit Gruppenarbeit und eigenen Lebensmittelprodukten. Eiweißreich und fettarm, nicht ganz billig.

Reis-Diät

Vollwertreis deckt weitgehend den täglichen Bedarf an Eiweiß und Fett. Dazu gibt es Fisch und Fleisch, sowie viel

Gemüse und Rohkost. Diese Diät ist für eine langfristige Gewichtsabnahme ohne Gesundheitsrisiken geeignet.

Kohlenhydrat-Diät

Kartoffeln, Vollkornprodukte, Hülsenfrüchte und Gemüse lassen mit ihrem Ballaststoffreichtum erst gar keinen Hunger aufkommen und sind zur kurzfristigen wie auch langfristigen Gewichtsabnahme geeignet.

Intervalldiät nach Prof. Katahn

Kalorien- und fettarme Diät, die durch wechselndes Kalorienangebot den Gewöhnungsmechanismus des Stoffwechsels zu überlisten versucht. Sie führt zu guten Langzeitergebnissen. Da unsere Hobbythek-Diät eine Ballaststoff-Intervall-Diät darstellt, werden wir später noch einmal genauer hierauf eingehen.

Schlank durch Akupunktur

Immer wieder geistert durch die Regenbogenpresse die Aussage, daß man mühelos durch Akupunktur abnehmen könne. Wir haben versucht, auch hier den Dingen auf den Grund zu gehen.
Die Akupunktur stammt aus China und ist bereits 5 000 Jahre alt. Mit der Zeit bildeten sich verschiedene Formen aus. Die beiden wichtigsten sind die Körperakupunktur und die Ohrakupunktur. Bei der Körperakupunktur werden Nadeln, heute meist Stahlnadeln, in Hautpunkte eingestochen, die auf sogenannten Meridianen liegen. Es gibt derer 12, die miteinander verbunden sind und als Energiefluß-

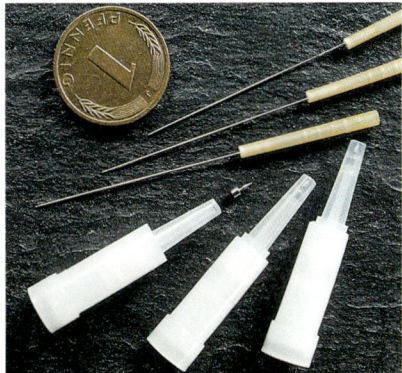

Abb. 5: Vor allem bei der Ohrakupunktur werden neben den klassischen Akupunkturnadeln häufig die kleinen Dauernadeln verwendet. Sie können bis zu einer Woche im Ohr bleiben.

bahnen angesehen werden. Durch das Einstechen der Nadeln wird entweder Energie hinzugeführt, abgezogen oder in andere Meridiane umgeleitet. Damit will man auf die Steuerung und das Gleichgewicht der natürlichen, in uns wohnenden Heilkräfte einwirken. Bei der Ohrakupunktur hat man sich den gesamten Organismus auf der Ohrmuschel abgebildet vorzustellen. Durch die Nadelstiche wird direkt auf die entsprechenden Organe oder Körperregionen eingewirkt. Dabei werden neben klassischen Nadeln auch kleine Dauernadeln benutzt, die bis zu einer Woche im Ohr bleiben.
Beide Methoden fanden in den 60er Jahren in Europa starke Beachtung, und es bildeten sich Zentren in Österreich und Frankreich. In Österreich gibt es mittlerweile einen Lehrstuhl für Akupunktur an der Universität Wien, und die Behandlungskosten werden von den Krankenkassen übernommen.

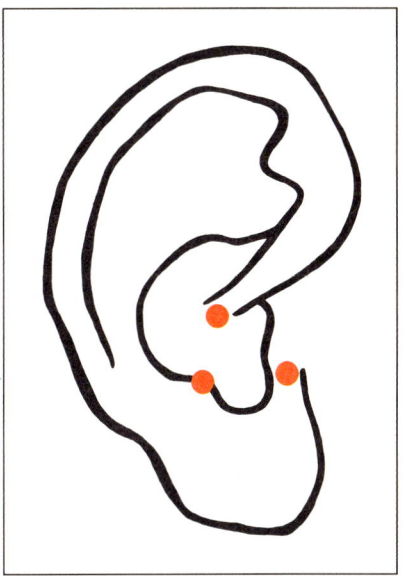

Abb. 6: Diese drei Punkte sind bei der Ohrakupunktur ausschlaggebend für die Adipositastherapie. Zusätzlich kann der Arzt unterhalb des Knies den „Punkt der göttlichen Gelassenheit" stechen.

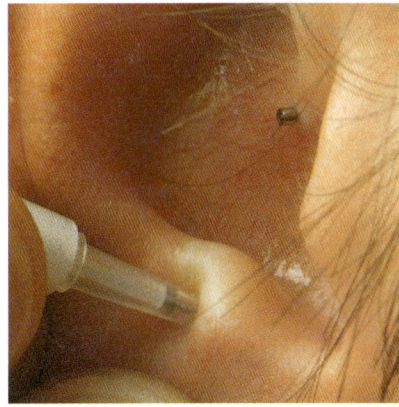

Abb. 7: Der oberste Punkt ist schon gestochen, der zweite wird gerade angesetzt. Die kleinen Dauernadeln sind wirklich so winzig, daß man sie kaum sehen kann.

Dies ist bei uns in Deutschland leider nicht der Fall, nur in Ausnahmefällen bewilligen die Ersatzkassen einen Zuschuß zu den Kosten von durchschnittlich DM 70,– pro Sitzung.

Zur Bekämpfung von Übergewicht hat sich eine Kombination aus Ohr- und Körperakupunktur bewährt. Es gibt mittlerweile mehrere seriöse wissenschaftliche Arbeiten über Erfolge dieser Behandlungsart. Dabei wird das Appetitzentrum beeinflußt und ein Gewichtsverlust von 1–2 kg pro Woche erzielt. Natürlich muß auch hierbei weniger und anders gegessen werden, aber es scheint so, als ob dies leichter fällt. Warnen müssen wir aber vor vielen Scharlatanen, die in Wochenendkursen ein Diplom erwerben, um dann kräftig abzukassieren. Akupunktur kann man nicht so einfach erlernen, es gehört auch Fingerspitzengefühl und Begabung dazu, die richtigen Punkte auszusuchen. Standardpunktkombinationen, die man kochbuchartig bei den verschiedenen Erkrankungen anwendet, führen in den wenigsten Fällen zum Erfolg.

Stationäre Reduktions- und Regenerationskuren

Die Notwendigkeit von Gewichtsreduktion und die individuellen Schwierigkeiten ihrer Durchführung haben zu einer Vielzahl von standardisierten Kuren und Methoden geführt, die in Sanatorien und Kurheimen angeboten werden. Das gemeinsame „Leiden" wird oft sogar von den Krankenkassen bezahlt, zumindest aber bezuschußt. Stellvertretend für alle anderen Methoden möchten wir Ihnen die sogenannte **Schrothkur** vorstellen, die unser Koautor Dr. Thomas Eberbach selber ausprobiert hat.

Die Kur hat nur indirekt etwas mit „Schroth und Korn" zu tun, denn ihren Namen hat sie von Johann Schroth bekommen, einem medizinischen Laien, der Anfang des letzten Jahrhunderts in Niederlindewiese (heute Tschechoslowakei) lebte. Die Beobachtung, daß kranke Tiere Futter, ja sogar Wasser meiden, brachte ihn über Selbstversuche auf die Idee einer besonderen Kur verschiedener Leiden. Wegen der guten Kurergebnisse seiner Behandlungsmethoden wurde Niederlindewiese später ein bekannter Kurort. Durch die politischen Veränderungen nach dem Zweiten Weltkrieg wurde dann Oberstaufen im Allgäu zum blühenden Zentrum dieser Methode.

Die Schrothkur hat drei Hauptbestandteile:

1. Eine so gut wie fett- und kochsalzfreie sowie eiweißarme Heildiät mit ca. 400 kcal (ohne Getränke) täglich.
2. Den Wechsel von sogenannten Durst- und Trinktagen.
3. Die sogenannte Kurpackung.

Der Tag beginnt schon sehr früh – etwa um 5.00 Uhr morgens – mit einem Glas heißem Tee, anschließend wird man bis zur Unkenntlichkeit in eine feuchtwarme Packung eingewickelt und schwitzt, bis man es nicht mehr aushält. Eine kurze Dusche und schnell wieder ins Bett, wo man in einen herrlichen Schlaf fällt. Das Frühstück besteht außer sonntags nur aus Tee. Der Vormittag vergeht mit Arztbesuch, Gymnastik und eventuell Massagen wie im Fluge, und man freut sich richtig auf das Mittagessen. Leider besteht es

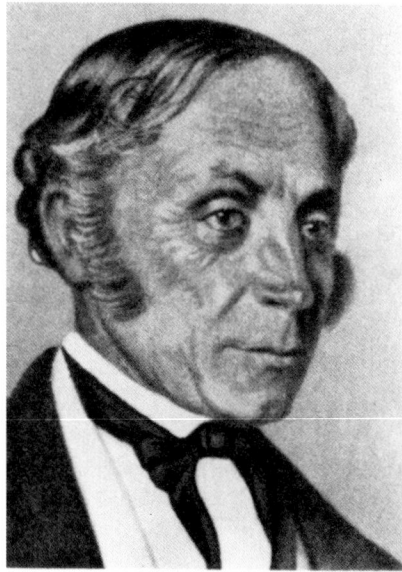

Abb. 8: Johann Schroth (1800–1856), der Begründer der bekannten Schrothkur.

im Wechsel nur aus einer Hefebrühe mit Gemüseeinlage oder aus eingeweichten Trockenpflaumen, die unter Umständen auch als Suppe gereicht werden. Satt wird man davon nicht so recht.

Nach dem Essen sollst du ruhen: Also ist Mittagsruhe Pflicht. Der Nachmittag vergeht mit Spaziergängen und Wanderungen, die regelrecht als Bewegungstherapie verordnet werden. So richtig Freude kommt an den Trinktagen auf, an denen man ab 15.00 Uhr bis zu 1 Liter leichten Landwein trinken darf, allerdings nicht muß. Wein als Heilmittel war ja schon im Altertum bekannt, hier wirkt er aber auch auf die Psyche, denn die Tristesse anderer Abspeckkliniken findet sich nicht in Oberstaufen, im Gegenteil.

Das Abendbrot besteht dann aus zwei Vollkornkräckern, belegt mit allerlei Kräutern, wie Schnittlauch oder Petersilie oder auch Tomaten.

Die strengen Regeln des Johann Schroth hat man aufgrund neuester Erkenntnisse modernisiert. So bekommt man heute täglich Multivitaminpräparate verordnet, und der Mineralstoffhaushalt wird durch das Trinken von 1 bis 2 Litern Mineralwasser auch an den Dursttagen im Gleichgewicht gehalten. Die wechselnde Menge Wein, die man trinken darf, bedeutet auch ein wechselndes Kalorienangebot. Dies entspricht der Zielsetzung der Intervalldiät, und es kommt nicht zu einer Anpassung des Grundumsatzes an die reduzierte Kalorienzahl.

Die Ergebnisse der Gewichtsabnahme können sich sehen lassen, stellen aber nicht den Hauptaspekt des Kurerfolges dar. Dr. med. Eberhard Hesseln, ein sehr erfahrener „Schrotharzt" aus Oberstaufen, stellt die Stoffwechselentschlackung in den Vordergrund. Erhöhte Cholesterin-, Leber- und Harnsäurewerte normalisieren sich schnell, und Beschwerden des rheumatischen Formkreises sowie degenerativer Gelenks- und Wirbelsäulenveränderungen lassen nach. Aus eigener Erfahrung können wir sagen, daß die Spann- und Leistungskraft unglaublich erhöht wird, wobei dieses Phänomen über ein Jahr anhält.

Fasten

Der Begriff des Fastens ist gotischen Ursprungs und bedeutet so etwas wie halten, beobachten (das Gesetz), auch sich festigen – in der Vorbereitung auf Gott. Schon immer scheint Fasten ein religiöser Akt gewesen zu sein. Wir finden diese Art der Zuwendung zu einem Gott in allen Kulturkreisen. Fasten wurde aber auch medizinisch begründet. Von Chinesen und Sumerern (ca. 2000 vor Chr.) ist uns diese Art der Krankheitsprophylaxe und Krankheitsbehandlung schriftlich überliefert. Auch Römer, Perser und jüdische Ärzte sahen in der Nahrungskarenz, manchmal sogar auch Flüssigkeitskarenz, ein Mittel, um Krankheiten vorzubeugen oder sie zu heilen. Im christlichen Abendland gab es zu jeder Zeit religiös oder medizinisch begründetes Fasten, viele Sprichwörter erinnern uns daran und das englische *Breakfast* beeinhaltet das morgendliche Fastenbrechen.

Wie schon in dem Kapitel „Signale der Urzeit" angesprochen, ist unser Organismus auf längere Essenspausen eingerichtet. Der im Sommer und Herbst angefutterte Speck wurde von unseren Vorfahren im Winter und Frühjahr mangels ausreichenden Nahrungsangebotes abgebaut. Übriggeblieben ist davon die Fastenzeit der Christen sowie der Ramadan des Islam, beides findet im Frühjahr statt, einer Zeit, in der es früher sowieso wenig zu essen gab.

Früher war die Fastenzeit der katholischen Kirche lang und entbehrungsreich, jedoch wurde zu allen Zeiten versucht, diese strengen Gebote zu umgehen. Da Fisch erlaubt war, erklärte man kurzerhand alle Tiere, die nahe an Gewässern lebten, zu Fischen, die dann zu delikaten Speisen zubereitet wurden. Vor ca. 350 Jahren waren die Verstöße vor allem im Bereich der Klöster und der anderen Geistlichkeit so offensichtlich, daß die offizielle Kirchenpolitik in dieser Sache liberalisiert wurde. Dies führte zur weiteren Aushöhlung der Fastenidee, bis hin zur Einführung der Starkbierzeit zwischen Aschermittwoch und Ostern in Bayern, um ja die nötigen Promille bei verringerter Flüssigkeitszufuhr zu erlangen.

Heilfasten

Wiederentdeckt wurde das Fasten nach dem Ersten Weltkrieg von dem deutschen Arzt Dr. Otto Buchinger. Modernes Fasten hat allerdings kaum noch Bezug zu religiösen Ursprüngen, heute fastet man zur Vorbeugung und Therapie von Krankheiten (Gicht, Zuckerkrankheit, Bluthochdruck) und bei Übergewicht. Fasten als Weg zur inneren Freiheit, als Zeit der Besinnung wird nur noch von wenigen erfahren, dennoch ist Fasten etwas anderes als Hungern. Fasten ist ein richtiges Ritual und läuft bei Buchinger wie folgt ab:

Nach ein oder zwei Obsttagen wird durch Glaubersalz oder Einläufe der Darm gereinigt. Danach gibt es nur noch Kräutertees und mittags eine wäßrige Gemüsesuppe mit Vitaminzulage. Die Dauer der Fastenzeit beträgt bis zu drei Wochen und geschieht in eigens dafür spezialisierten Sanatorien. Das Fastenbrechen wird zu einer feierlichen Handlung bei Kerzenschein. Man beginnt mit einem Apfel und darauffolgend, am Abend, einer ungesalzenen Kartoffelsuppe. Während der nächsten Tage wird die Kost wieder aufgebaut, meist in Richtung auf eine abwechslungsreiche Vollwertkost.

Wer je gefastet hat, wird sich an diese ersten Mahlzeiten erinnern, an die Geschmacksexplosionen, die durch den Genuß einer einfachen ungesalzenen

Pellkartoffel ausgelöst werden können. Erhöhte Blutfettwerte haben sich ebenso wie der Blutzuckerspiegel normalisiert oder verbessert, die Waage zeigt allerdings zum Erstaunen der meisten, die zum ersten Mal gefastet haben, nur einen geringen Gewichtsverlust an.

Während der Fastenzeit, das berichten fast alle, die sich diesem Ritual unterzogen haben, erlebt der Fastende ein Wohl- und Hochgefühl, einen bisher nicht gekannten Tätigkeitsdrang, der mancherorts im Fastenwandern eine Befriedigung findet. Ausgelöst wird dieses Hochgefühl nach den ersten zwei bis drei Tagen voller Magenknurren und übelriechender Schweißausbrüche dadurch, daß aus dem Stoffwechsel das Abbauprodukt Beta-Hydroxybutter ausgeschieden wird. Auch das sogenannte „Hunger-Aceton" scheint hier eine euphorisierende Wirkung auszulösen. Neurophysiologisch beruht dies auf einer gesteigerten Produktion von körpereigenen, morphiumähnlichen Substanzen, den sogenannten Endorphinen.

Wichtig während des Fastens ist vor allem eine ausreichende Flüssigkeitszufuhr, am besten durch elektrolythaltige Getränke.

Eine gute Hilfe, wenn Sie zu Hause fasten wollen, ist das Buch von Dr. Lützner: „Wie neugeboren durch Fasten".

Modifiziertes Fasten

An der Universität Ulm beschäftigen sich der Leiter der gastroenterologischen Abteilung, Prof. Ditschuneit, und sein Team schon seit den siebziger Jahren mit den Möglichkeiten und Grenzen der Adipositastherapie (Behandlung von Übergewicht) im allgemeinen und mit dem Fasten insbesondere.

Prof. Ditschuneit entwickelte eine Methode, die den Hauptnachteil des Fastens vermeidet, ohne die ausgezeichneten Ergebnisse bei der Gewichtsabnahme zu beeinträchtigen: Bei einer unterkalorischen Ernährung oder bei totaler Nahrungskarenz werden, wie bereits erwähnt, nicht nur unsere Depotfette zur Energieversorgung herangezogen, sondern auch Funktionseiweiße und Muskulaturgewebe. Durch die Gabe von täglich 33 g hochwertigem Eiweiß in Form von Eiklarpulver werden die Verluste an körpereigenem Eiweiß stark verringert und ab der dritten Woche ganz vermieden. Dieses modifizierte Fasten wird heute mit dem sogenannten „Ulmer Trunk" stationär und ambulant in großem Umfang zur Gewichtsreduktion angewandt. Ärztliche Leitung ist allerdings unbedingt notwendig, denn vor allem bei längeren Kuren können Kreislaufschwäche, Übersäuerung des Blutes sowie Nierenschäden durch erhöhten Serumharnsäurespiegel eintreten. Durch eine ausreichende Flüssigkeitszufuhr von mindestens drei Litern kalorienfreier Getränke sowie der Zufuhr von Elektrolyten und Spurenelementen zusätzlich zum Eiweiß-Kohlenhydratgemisch („Ulmer Trunk II"), werden diese Komplikationen vermieden. Eine fertige Mischung des „Ulmer Trunkes" mit verschiedenen Geschmacksrichtungen gibt es im Handel.

Wir haben dieser ballaststofffreien Rezeptur versuchsweise $1/2$ Teelöffel Bipektal pro Portion hinzugefügt und fanden die Konsistenz und den Sättigungseffekt für „Mittag- und Abendessen" gelungen. Wie immer soll man auf gute Durchmischung von Bipektal und der Pulverportion achten, bevor die fertige Mischung in Wasser eingerührt wird.

Grundlage des „Ulmer Trunkes" ist Hühnereiklar, dessen Geschmack nach einigen Tagen so stark durchkommt, daß nicht wenige Fastende die Kur aus Ekel abbrechen. Wir haben deshalb ein Instantpulver, bestehend aus löslicher Haferkleie, Milcheiweiß, Lecithin, Vitamin- und Mineralstoffen und natürlichen Aromastoffen, entwickelt, das diese Nachteile nicht hat. Sie können sie in allen Läden, die die Hobbythekprodukte führen, kaufen. Die Kombination von Milch und Hafer hat dazu noch eine der höchsten Eiweißwertigkeiten. Man sagt, daß die Engländer ohne ihr Nationalfrühstück Porridge – Hafergrütze mit Milch – nie ihr riesiges Weltreich hätten erobern können. Unsere Mischung ist aber nicht nur zum modifizierten Fasten geeignet, sondern kann auch von genesenden, alten Menschen oder Sportlern als Eiweißkraftnahrung eingenommen werden.

Getreidefasten

Ausgehend von der Erkenntnis, daß im Getreidekorn alle für das menschliche Leben notwendigen Stoffe vorhanden sind, hat man eine neue Art des Fastens entwickelt, die die Nachteile des totalen Fastens zu vermeiden sucht: Das Getreide wird eingeweicht, ca. 20 Minuten gekocht und dann mit Kräutern und anderen Gewürzen, die die Verdauungstätigkeit unterstützen sollen, verzehrt. Bei längerem Fasten wird Buttermilch zur Aufwertung des Getreideeiweißes verabreicht. Für jeden Tag der Woche gibt es ein spezielles Getreide, welches ein jeweils unterschiedliches Eiweiß- und Elektrolytprofil hat.

Wie immer beginnt die Kur mit ein oder zwei Rohobst- oder Safttagen, um dann am Sonntag mit dem leicht verdaulichen und bekömmlichen Weizen zu beginnen. Montag gibt es Reis, der ebenfalls leicht verdaulich, entwässernd (kaliumreich) sowie schleimbildend ist, letztes mit positiver Wirkung auf den Magen-Darm-Trakt. Dienstag gibt es Gerste, calcium- und phosphorreich, ebenfalls schleimbildend, und am Mittwoch Hirse, deren hoher Gehalt an Eisen, Calcium und besonders Kieselsäure wichtig für Haut, Haare, Blut und Bindegewebe ist. Donnerstag ißt man Roggen, der durch hochwertiges Eiweiß sowie viel Eisen auffällt. Freitag Hafer, sehr leicht verdaulich, magenfreundlich, mit großem Anteil hochungesättigter Fettsäuren, hochwertigem Eiweiß und viel Vitamin B$_1$. Hafer wirkt cholesterinsenkend und durch hormonähnliche Wirkstoffe antriebssteigernd und belebend. Samstag wird die Kur mit Dinkel beendet, der wegen seines hohen Magnesiumgehaltes auch Magnesiumweizen genannt wird. Dinkel ist eine alte Form des Weizens und benötigt zum Anbau besondere Bodenverhältnisse. Die Rezepte für diese Kur finden Sie auf *Seite 154 ff.*

Eine komplette Kur wird in Zukunft von der Industrie unter dem Namen BIO-7 angeboten werden. Preiswerter wird es aber auf jeden Fall sein, sich die entsprechenden Zutaten in einem der Läden zu besorgen, die die Hobbythek-Produkte anbieten.

Das Lexikon der bösen Folgen

Im folgenden möchten wir Ihnen einen Überblick über die wichtigsten Krankheiten geben, die durch falsche Ernährung, insbesondere durch Übergewicht entstehen können. Da bei vielen dieser Krankheitsgeschehen das Cholesterin eine zentrale Rolle einnimmt, beginnen wir zunächst mit einigen genaueren Informationen zum Thema Cholesterin.

Cholesterin – Segen oder Fluch?

Wie fast alles im Leben hat auch das Cholesterin seine zwei Seiten, und wie immer kommt es letztendlich auf das richtige Maß an. Cholesterin gehört zur Gruppe der *Sterine*, die in pflanzlichen und tierischen Zellen vorkommen. Es wurde schon im 18. Jahrhundert als Hauptbestandteil der Gallensteine entdeckt und erhielt daraufhin seinen Namen (Galle heißt im Griechischen *Cholé*). Zunächst einmal sei gesagt, daß das Cholesterin ein wichtiger stabilisierender Bestandteil aller Körperzellen, vor allem aber der Gehirn- und Nervenzellen ist. Es befindet sich als solcher hauptsächlich in den Zellmembranen und anderen Grenzflächen. Auch bei der Synthese von wichtigen Wirk- und Betriebsstoffen des Körpers wie Hormonen, körpereigenen Farbstoffen und der Gallensäure spielen Cholesterine eine große Rolle. 1883 entdeckte der Göttinger Pathologe J. Vogel als erster unter dem Mikroskop Cholesterinkristalle in menschli-

chen Arterien, und bereits 1856 hatte der berühmte Professor Rudolf Virchow die Arterienverkalkung als Folge einer akuten oder chronischen Schädigung der Gefäßwand beschrieben. In der Folgezeit kümmerte sich lange niemand um dieses Phänomen, vielleicht weil in den darauffolgenden Jahren in der westlichen Welt Krieg und Hunger herrschten. Erst nach dem Zweiten Weltkrieg begann vor allem in Amerika eine intensive Forschung über die Zusammenhänge zwischen Cholesterin und Arterienverkalkung sowie den daraus resultierenden Erkrankungen. 1985 erhielten die Amerikaner Goldstein und Brown den Nobelpreis für Medizin für ihre Arbeiten über die Regulierung des Cholesterinstoffwechsels auf zellulärer Ebene.

Der Mensch nimmt einen Teil des Cholesterins mit der Nahrung auf, der größere Teil wird jedoch vor allem in der Leber selbst hergestellt. Damit wichtige Fettbausteine im Körper an die benötigten Stellen transportiert werden können, hat sich die Natur eine raffinierte Methode ausgedacht: Normalerweise wird Fett von Wasser, d. h. auch vom Blut, das ja eine wäßrige Flüssigkeit ist, abgestoßen. Um diese Stoffe dennoch über den Blutkreislauf transportieren zu können, werden den Fettmolekülen in der Leber wasserliebende Eiweißkörper, sogenannte Apoproteine, angehängt. Dabei spielen auch Phospholipide eine Rolle. Diese Verbindungen werden dann *Lipoproteine genannt* (Lip = Fett/Protein = Eiweiß). Sie tauchen in unterschiedlicher Dichte auf. Die Lipoproteine mit sehr niedriger Dichte (*VLDL = very low density lipoprotein*) gelangen auf dem Blutwege in ihre Zielgewebe, insbesondere in

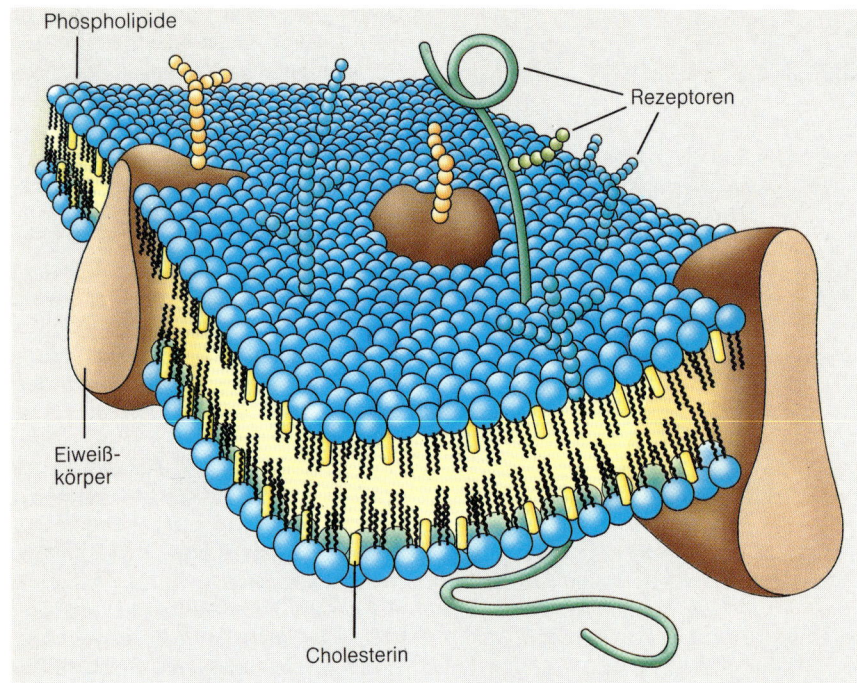

Phospholipide

Rezeptoren

Eiweiß-
körper

Cholesterin

Muskel- und Fettgewebe, und werden dort wieder zerlegt. Man spricht hier von hydrolisieren, weil dabei ein Was-sermolekül frei wird. Die dabei frei-werdenden Fettsäuren können dann von den Zellen aufgenommen und zur Energiegewinnung verwandt werden. Nicht benötigte Fettsäuren werden von den Fettzellen gespeichert. Die nach Abspaltung der Fettsäuren verbleiben-den Bestandteile des VLDL werden zur Hälfte von der Leber wieder aufgenom-men, die andere Hälfte wird im Blut zu Lipoproteinen niedriger Dichte (*LDL = low density lipoprotein*) umgewandelt. Die LDLs sind stark mit Cholesterin angereichert und versorgen diejenigen

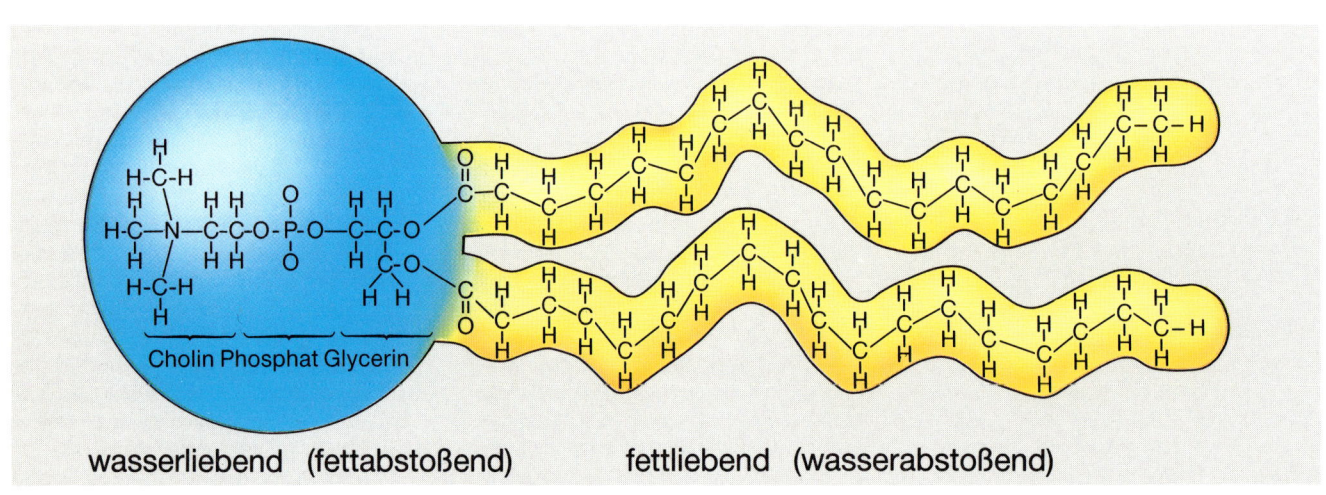

Cholin Phosphat Glycerin

wasserliebend (fettabstoßend)   **fettliebend (wasserabstoßend)**

Abb. 10: Der Aufbau eines Phospholipids (Cholinphospholipid).

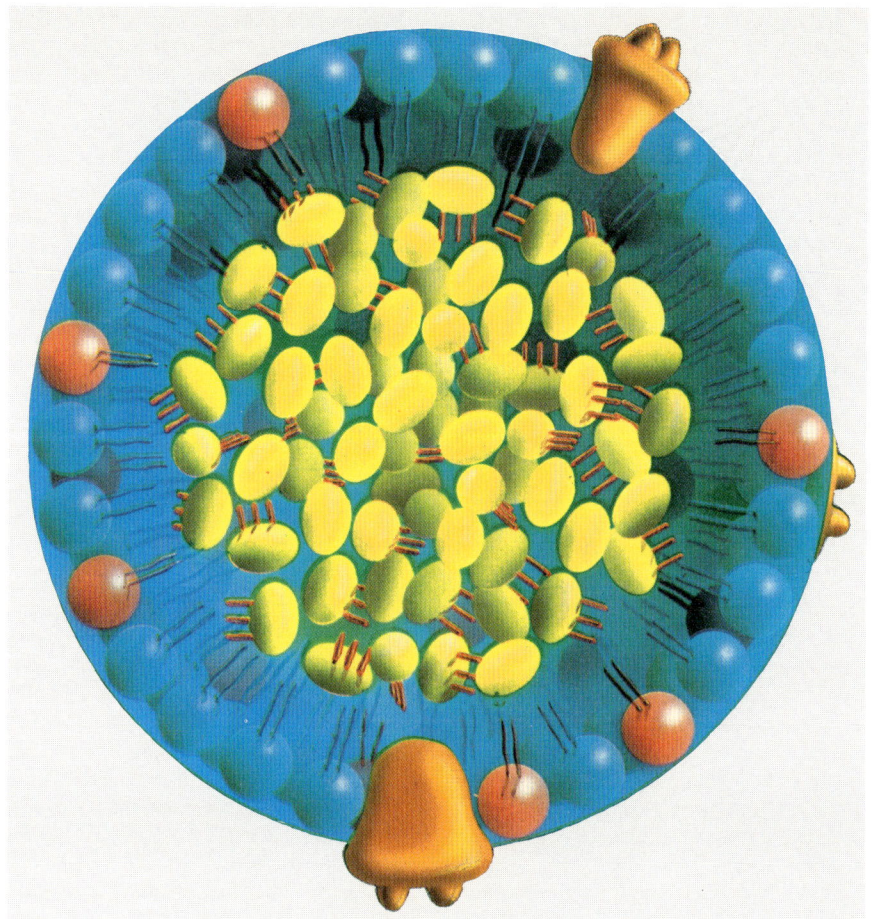

Abb. 11: Grundstruktur eines Cholesterin transportierenden Lipoproteins: Die wasserlösliche Oberfläche besteht aus Apoproteinen und den wasserliebenden „Köpfen" von Phospholipiden, die Zwischenzone aus Fettsäureketten.

Zellen des Organismus, die Bedarf an diesem Grundbaustein haben. Einen besonderen Bedarf an Cholesterin haben die hormonproduzierenden Zellen der Nebennieren, der Hoden bzw. der Eierstöcke.

Außer diesen Lipoproteinen gibt es noch Lipoproteine mit hoher Dichte (*HDL = high density lipoprotein*), deren Aufgabe darin besteht, die nicht verwerteten Fettsubstanzen einschließlich des Cholesterins zu binden und zur weiteren Verstoffwechselung zur Leber zurückzutransportieren.

Durch die Arbeit von Goldstein und Brown wurde es möglich, gezielt mit Medikamenten in den Stoffwechsel des Cholesterins einzugreifen und die körpereigene Produktion zu hemmen. Es hatte sich nämlich aufgrund statistischer Untersuchungen der Verdacht erhärtet, daß ein zu hoher Cholesteringehalt im Blut zur Arteriosklerose führt, die wiederum verantwortlich gemacht wird für Herzinfarkt, Schlaganfall und periphere Durchblutungsstörungen.

Arteriosklerose

Die Arteriosklerose, im Volksmund Arterienverkalkung genannt, führt durch Einlagerung von Cholesterin, Neutralfetten und Calcium in die verdickte Muskulatur der Arterien zu einem Elastizitätsverlust und durch Auflagerung sogenannter *atheromatöser Plaques* zu einer Verengung oder einem Verschluß der Arterien. Je nach dem Ort, an dem die Gefäßverengungen am stärksten auftreten, werden unterschiedliche Krankheiten hervorgerufen. Die wichtigsten dabei sind der Schlaganfall im Gehirn und Nervensystem und der Herzinfarkt.
Wie es zur Einlagerung von Cholesterin, Neutralfetten und anderen Substanzen in die Arterienwand kommt, war bisher nur in Ansätzen erklärbar. Auffällig war das häufige Zusammentreffen zwischen einem niedrigen HDL-Cholesterinwert, einem hohen LDL-Cholesterinwert und der Arteriosklerose, d. h., generell von zu hohem Cholesterinspiegel zu sprechen, ist unangebracht. Wenn der Arzt sich so ausdrückt, dann meint er stets den zu

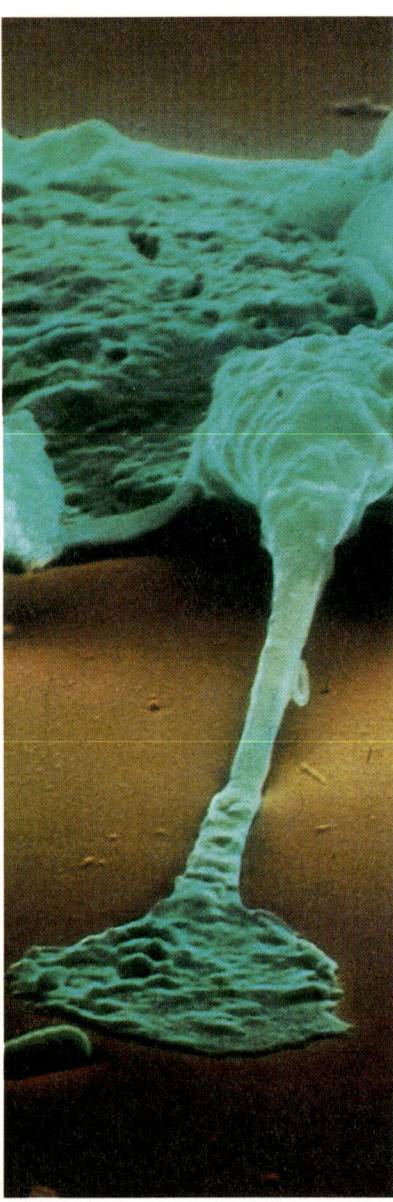

Abb. 12: Ein Makrophage streckt sich nach einem Bakterium aus, um es zu „fressen".

hohen LDL-Cholesterinwert. Aufgrund statistischer Untersuchungen und den Schlüssen, die man daraus zog, war die Senkung des Cholesterinspiegels ein möglicher Ansatz, die Menschheit vor Herzinfarkt und Schlaganfall zu schützen. Dies führte zur Gründung diverser nationaler Cholesterininitiativen, zuletzt in Deutschland 1990. Just in diesem Moment aber tauchten in der internationalen Literatur Forschungsergebnisse auf, die den Entstehungsmechanismus der Arteriosklerose etwas genauer darstellten.

In einer Untersuchung der Weltgesundheitsorganisation über die Häufigkeit von Herzerkrankungen durch Durchblutungsstörungen wurde festgestellt, daß sich nur ca. 20 % der Erkrankungen direkt durch das Vorhandensein der Risikofaktoren Bluthochdruck und Hypercholesterinämie (hoher LDL-Cholesterinspiegel) erklären lassen. Nach Prof. Dr. Fred Gey aus Bern, der an dieser Studie mitarbeitet, ist das Vitamin E der wichtigste Faktor, um die regionalen Unterschiede zwischen den einzelnen Bevölkerungsgruppen zu erklären. Für ihn stellt sich das Entstehungsprinzip der Arteriosklerose wie folgt dar: Durch den Kontakt mit dem Endothel, das sind die Zellen, die die Gefäße auskleiden, oder mit glatten Muskelzellen sowie mit Makrophagen werden die LDL-Cholesterinpartikel oxidiert, d. h. ihre chemische Struktur wird verändert. Makrophagen sind eine Unterart der weißen Blutkörperchen. Sie sorgen normalerweise für die Beseitigung von ins Blut oder in andere Gewebe eingedrungenen Fremdkörpern wie Mikroben, Viren oder Fremdeiweiß und viele andere körperfremde Stoffe. Sie fressen diese

sozusagen und verdauen sie, daher werden sie auch Freßzellen genannt. Da das LDL durch die Gefäßwand filtriert wird, ist das Risiko einer Oxidation, also einer Verbindung mit Sauerstoff, um so größer, je länger diese Passage dauert. Damit läßt sich erklären, weshalb Gefäßverzweigungen und Wandverdickungen bevorzugte Orte der Arteriosklerose-Entstehung sind. Das oxidierte LDL wird in der Gefäßwand von Makrophagen aufgenommen, die das Fett anfangs noch verdauen, wenn sie aber von zuviel Fetten überflutet werden, sich in sogenannte Schaumzellen umwandeln, die das Fett speichern. Oxidiertes LDL lockt immer mehr Freßzellen des Blutes an, die sich in Schaumzellen umwandeln und in der Gefäßwand ablagern. Die Aufgabe des Vitamin E besteht nun im Abfangen der sogenannten Radikale (vgl. *Seite 74*) und in der Verhinderung der Oxidation der LDL-Partikel. Unterstützt wird das Vitamin E dabei von anderen *Antioxidantien* – das sind Substanzen, die die Verbindung mit Sauerstoff erschweren oder verhindern – und von Vitamin C, welches das Vitamin E wieder regeneriert. Vitamin E fördert zusätzlich die Verdauung des LDL in den Makrophagen. Hohe Vitamin E-Dosen können somit die Verklebung der Blutplättchen auf den atheromatösen Plaques verhindern.

Dr. B. Kuklinski, Chefarzt der Klinik für Innere Medizin in Rostock, formulierte sogar provokant: „Erhöhtes Arteriosklerose-Risiko durch cholesterinarme Kost?" Aufgrund von Ergebnissen der Medizinischen Universität Leipzig und des Bezirkskrankenhauses Rostock geht Dr. Kuklinski davon aus, daß bei

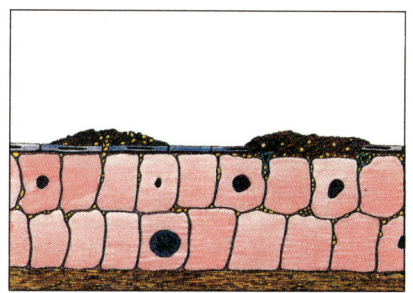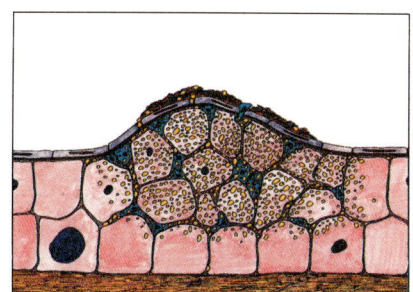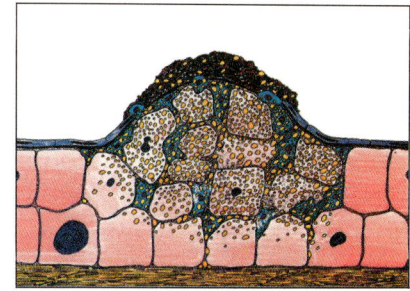

Abb. 13: Die Entstehung atheromatöser Plaques: Makrophagen dringen durch das zerstörte Endothel in die Gefäßinnenwand ein. Werden sie von zu vielen Fetten überspült, wandeln sie sich in Schaumzellen um, die das Fett speichern. Auf den Plaques lagern sich verklebte Blutplättchen an.

arterioskleroseartigen Erkrankungen mit und ohne hohen Cholesterinspiegel eine Ergänzung der Behandlung mit Vitamin E und Selen erfolgen muß. Eine einjährige cholesterinarme Kost führte zu äußerst niedrigen, bereits im Krankheitsbereich liegenden Blutserum-, Selen- und Vitamin E-Konzentrationen. Dadurch nimmt die Aktivität des Enzyms Gluthadionperoxidase, einem selenabhängigen Radikalfänger, dramatisch ab. Da trotz ausreichender Bodenkonzentrationen von Selen dieses essentielle Spurenelement infolge Übersäuerung des Bodens im Boden unlöslich fixiert ist und damit für die Nahrungspflanzen nicht mehr erreichbar, sind wir auf den Verzehr anderer selenreicher Lebensmittel angewiesen. Unglücklicherweise befindet sich Selen ausgerechnet in den cholesterinreichen Lebensmitteln wie Eiern, Fleisch und Innereien. Geschlechts- und altersabhängige Untersuchungen der Selenkonzentration im Blut bei Menschen aus dem Gebiet der ehemaligen DDR ergaben regionale Unterschiede mit dem niedrigsten Wert für Selen im Blut im Bezirk Rostock. Im Landesvergleich findet sich

hier statistisch gesehen die größte Häufung der *koronaren Herzkrankheit*, also Erkrankung der Herzkranzgefäße.

Daß die Antioxidantien tatsächlich eine Schlüsselrolle bei der Entstehung und Behandlung der Arteriosklerose spielen, hat soeben eine Studie in Amerika gezeigt. Patienten der höchsten Risikostufe, d. h. Patienten mit bereits erfolgtem Herzinfarkt oder Patienten nach Herzbypassoperationen, erhielten jeden zweiten Tag 50 mg Beta-Carotin (vgl. *Seite 57*). Die Ergebnisse waren faszinierend, die Sterblichkeit sank gegenüber einer Kontrollgruppe um 50 %. Auf einen weiteren neuen Aspekt der Arteriosklerose-Forschung werden wir bei der Besprechung der Hypertonie, d. h. dem Bluthochdruck, noch eingehen.

Apoplexie

Hierbei handelt es sich um eine plötzliche erhebliche Blutung in einem Organ oder einer Körperhöhle, hervorgerufen z. B. durch das Platzen eines arteriosklerotisch veränderten Gefäßes.

Apoplektischer Insult

Der apoplektische Insult – Schlaganfall oder Gehirnschlag – ist eine Einblutung ins Gehirn mit nachfolgenden Funktionsausfällen wie z. B. Lähmungen, Sprachstörungen oder ähnliches. Er tritt vor allem bei älteren Menschen mit hohem Blutdruck auf. Davon unterscheiden muß man die Durchblutungsstörung durch Blutdruckabfall oder Embolie.

Embolie

Eine Embolie ist der Verschluß eines Gefäßes durch ein Blutgerinsel.

Herzinfarkt

Hierbei handelt es sich um den Verschluß eines oder mehrerer Herzkranzgefäße durch arteriosklerotische Ablagerungen. Ein Krampf der Gefäße wird dabei ebenfalls diskutiert. Beides hat zur Folge, daß die Herzmuskulatur nicht mehr mit Blut und dadurch mit Sauerstoff und Nährstoffen versorgt wird und abstirbt. Je nach Ausmaß der Zerstörung von Herzmuskelgewebe (Nekrose) sinkt die Herzleistung, und

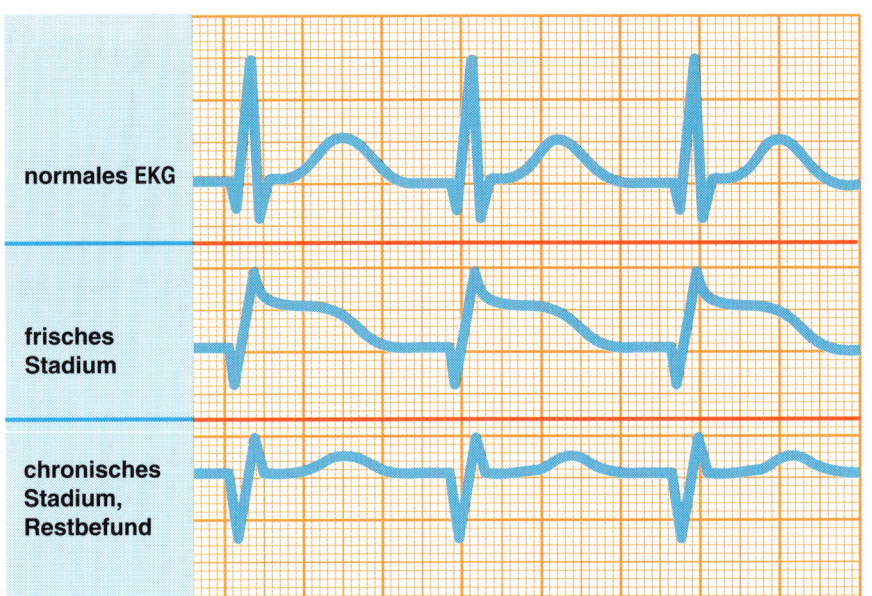

normales EKG

frisches
Stadium

chronisches
Stadium,
Restbefund

Abb. 14: Ein EKG gibt Auskunft über einen akuten oder einen bereits erfolgten Infarkt.

bei ausgedehnten Nekrosen kommt es über einen Kreislaufstillstand zum Tod. Häufigste Todesursache im Zusammenhang mit einem Herzinfarkt sind die sogenannten Rhythmusstörungen. Durch Veränderung der elektrischen Erregungsleitung im Herzen kommt es zu ungeordneten Kontraktionen des Herzmuskels mit entsprechendem Leistungsabfall, zu Extrasystolen, d. h. Extraschlägen des Herzens, oder es tritt das gefürchtete Kammerflimmern ein, und es kommt zum „Sekundenherztod". Allerdings: Gelegentliche, leichte Rhythmusstörungen sind kein Anlaß zur Beunruhigung. Bei den meisten Menschen treten sie sporadisch auf. Wenn sie allerdings häufiger auftreten, sollte umgehend ein Arzt aufgesucht werden.

Symptome des Herzinfarktes sind ein brennender Schmerz hinter dem Brustbein, der bis in den Hals und/oder in den linken Arm ziehen kann, der sogenannte Vernichtungsschmerz. Der Betroffene ist blaß und kaltschweißig. Eine Krankenhauseinweisung mit dem Notarztwagen muß umgehend veranlaßt werden, um das eventuelle Auftreten der lebensbedrohenden Rhythmusstörungen sofort behandeln zu können. Vor allem bei zuckerkranken Menschen kann ein Infarkt auch stumm verlaufen, d. h. der Patient selber merkt nichts von dem Ereignis, nur eine Blutuntersuchung der entsprechenden Herzenzyme oder ein Elektrokardiogramm (EKG) bringen einen Hinweis auf den abgelaufenen Infarkt.
Eine ähnliche Symptomatik, ohne daß

es dabei zu Kreislaufveränderungen kommt, weist die *Angina pectoris* (Enge der Brust) auf. Die Schmerzen sind nicht so stark, und es kommt bei der zeitweisen Durchblutungsstörung des Herzens nicht zu einer Gewebezerstörung. Häufig tritt dieses Phänomen während psychischer und körperlicher Belastung oder bei Kälte auf und ist mit charakteristischen EKG-Veränderungen verbunden. Sichere Hilfe bringen Nitroglycerinpräparate als Kapseln oder Spray, die die Gefäße wieder erweitern. Nebenwirkungen können, durch die Gefäßerweiterung im Kopfbereich, Kopfschmerzen sowie eine ausgeprägte Gesichtsrötung sein. Eine Sonderform ist die sogenannte instabile Angina pectoris, die Betroffenen sind in hohem Maße von einem Herzinfarkt bedroht. Aber auch hier gibt es mittlerweile eine erstaunlich einfache Methode, um die Gefahren einzugrenzen. Die alleinige Gabe von 75 mg Acetylsalicylsäure ($\frac{1}{6}$ Tablette des Schmerzmittels Aspirin bzw. ASS) pro Tag genügt, um das Infarktrisiko in den folgenden drei Monaten um 50 % zu senken. Dies ergab eine großangelegte Studie in Schweden. Eine größere Dosis sollten Sie vorbeugend nicht einnehmen, weil eine regelmäßige Einnahme von großen Dosen ASS die Magen- und Darmschleimhäute angreift. Durch eine zusätzliche, ausreichende Aufnahme von Antioxidantien (vgl. *Seite 74 ff.*) könnte die Prognose weiter verbessert werden.

Hypertonie

Der geläufige Ausdruck hierfür lautet *Bluthochdruck*. Die Höhe des Blut-

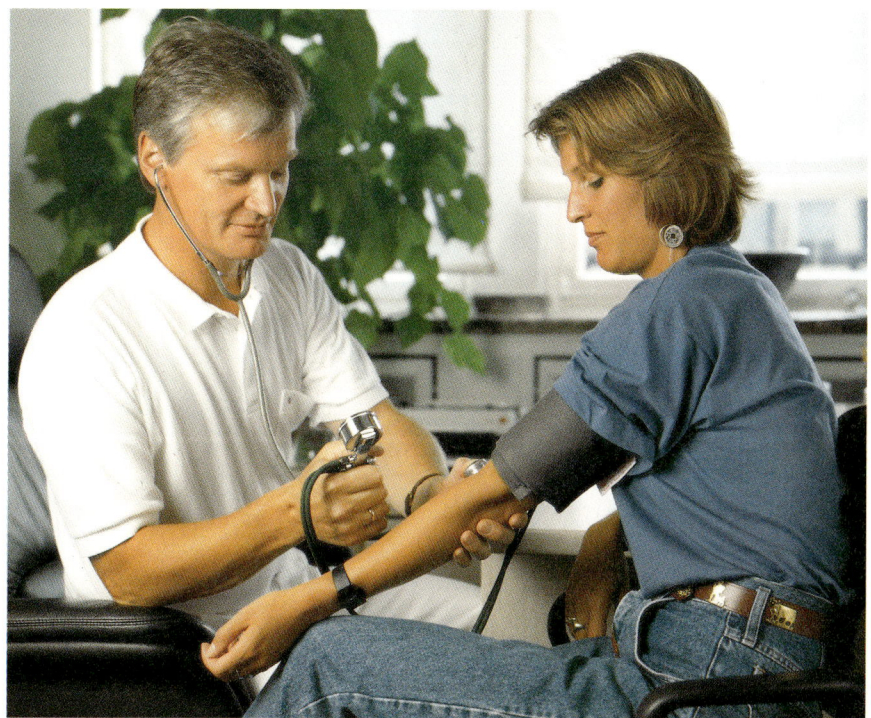

Abb. 15: Die gängigste Methode der Blutdruckkontrolle ist die Riva-Rocci-Methode mit Hilfe eines Quecksilbermanometers.

drucks ist abhängig von der Leistungsfähigkeit des Herzens, von Weite und Elastizität der Blutgefäße und von der Zähflüssigkeit des Blutes. Die gängigste Methode, den Blutdruck zu messen, ist die mit Hilfe eines Quecksilbermanometers, das mit einer um den Oberarm gelegten Manschette verbunden ist. Nach ihrem Erfinder wird diese Methode Riva-Rocci genannt. Der Druck in der Manschette wird so lange erhöht, bis der Arzt mit einem Stethoskop keine Geräusche mehr über der Arterie hört. Der Blutfluß wird durch den Druck kurzfristig unter-

brochen. Dann wird der Druck langsam abgelassen, bis der erste Herzschlag zu hören ist. An der Unterbrechungsstelle beginnt das Blut wieder zu fließen, erzeugt aber durch die Adereinschnürung ein Klopfgeräusch beim rhythmischen Blutfluß. Der abgelesene Wert ist der *systolische Blutdruck* (Systolie = Phase der Kontraktion des Herzmuskels). Wenn der Druck weiter abgelassen wird, verschwindet das Klopfgeräusch irgendwann. Das Blut strömt nun ungehindert an der Einschnürungsstelle vorbei. Dieser Wert wird als *diastolischer Blutdruck* be-

zeichnet. Es ist sozusagen der Druck, der bei einem entspannten Herzen vorherrscht.

Der untere Wert sagt also etwas über den Durchgangswiderstand aus, den das Blut in den Adern findet. Ein niedriger Wert bedeutet einen geringen Widerstand, ein hoher bedeutet größerer Widerstand, d. h. die Adern sind nicht mehr so elastisch oder z. B. durch Streß unter permanenter Anspannung. Man spricht von Bluthochdruck, der arteriellen Hypertonie, wenn der systolische Wert größer als 160 mm Hg und der diastolische Wert mehr als 95 mm Hg beträgt. Bei dem diastolischen Wert besteht momentan die Tendenz, den Grenzwert von 95 mm Hg nach oben anzuheben.

Während mit dem Quecksilbergerät nur ein Arzt den Blutdruck messen kann, gibt es heute elektronische Geräte, die das Messen zu Hause ermöglichen. Wir empfehlen keine Geräte mit Mikrofon, die oftmals am Arm schwierig anzubringen sind und deren Werte häufig von Laien falsch interpretiert werden. Besser sind unserer Meinung nach sogenannte Blutdruck-Computer, die nach der sogenannten oszillometrischen Meßmethode arbeiten. Dabei werden die Druckschwankungen (Oszillationen) in der Manschette, die durch die Pulswellen verursacht werden, von einem empfindlichen Druckwandler im Gerät registriert und von einem Mikroprozessor ausgeortet. Ein Mikrofon oder Stethoskop ist dabei nicht erforderlich, denn der gesamte aufpumpbare Teil der Manschette wirkt als Drucksensor. Außerdem zeigt das Gerät die Anzahl der Pulswellen an. Die Messungen sind erstaunlich exakt und auch vom Laien leicht ablesbar. Verläß-

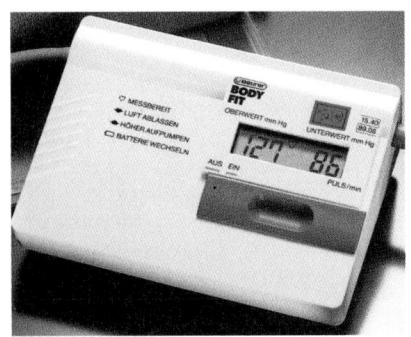

Abb. 16: Mit einem solchen Sensor-Blutdruckmesser mit Digitalanzeige können Sie auch zu Hause spielend Ihren Blutdruck kontrollieren. Sie können dieses Gerät über den Pro-Idee-Versand in Aachen beziehen.

liche Werte erhält man allerdings nur, wenn man den Blutdruck liegend oder sitzend mißt, wobei man darauf achten muß, daß die Meßstelle des Arms in Herzhöhe liegt. Schon 10 cm Höhenabweichung können bis zu 8 mm HG Meßwertunterschiede erzeugen, eine physikalische Tatsache, die nicht einmal Ärzte immer berücksichtigen.

Man unterscheidet grundsätzlich eine primäre oder *essentielle Hypertonie* und eine sekundäre oder *symptomatische Hypertonie.* Letztere wird durch Erkrankung eines anderen Organs ausgelöst. Dabei handelt es sich in der Regel vor allem um Erkrankungen der Niere und des Herzens. Die Ursache der essentiellen Hypertonie lag für Ärzte und Forscher lange im dunkeln. Erst Ende der achtziger Jahre gab es die ersten Hinweise auf die Schlüsselrolle des Insulins bei der Entstehung des Bluthochdrucks und der Arteriosklerose. Insulin ist ein Hormon, welches in der Bauchspeicheldrüse produziert wird und des-

sen primäre Aufgabe in der Einschleusung der Glucose in die Zellen liegt.

Auf einem Symposion „Insulin, Arteriosklerose und koronare Herzkrankheit" wurde folgendes theoretische Modell vorgestellt: Durch eine mangelnde Empfindlichkeit der Körperzellen gegenüber Insulin versucht der Körper mit hohen Insulinspiegeln die Versorgung der Zellen mit der lebensnotwendigen Glucose zu sichern. Damit kommt ein Teufelskreis in Gang: Hohe zirkulierende Insulinspiegel führen zu einer vermehrten Natrium- und Wassereinlagerung in der Niere. Außerdem kommt es über eine Stimulation des sympathischen – also unbewußten, nicht durch direkten Willen beeinflußbaren – Nervensystems zu einer Erhöhung des Herztaktes und der Herzleistung. Das Wachstum glatter Muskelzellen in Herz und Gefäßen wird angeregt, und es kommt zu einem vermehrten Einbau von Fetten in die Arterienwand (vgl. *Arteriosklerose*). Die zirkulierenden Fette werden direkt beeinflußt, das schädliche LDL wird erhöht, das schützende HDL wird erniedrigt.

Der hohe Blutdruck wird in Zukunft nicht mehr als einzelnes Symptom zu behandeln sein, sondern als Teil einer Störung unseres gesamten Stoffwechselsystems, bei der die Grundstörung die Widerstandsfähigkeit der Körperzellen gegen das Insulin ist. Bei wem kann man nun eine solche Insulinresistenz vermuten? Die Kombination der Risikofaktoren hoher Blutdruck und niedriger HDL-Cholesterinwert bei hohen Fettwerten bei übergewichtigen Patienten ermöglicht eine ziemlich sichere Diagnose. Es kann allerdings auch eine Hyperinsulinämie bei

schlanken Personen mit normalem Blutdruck vorliegen, die sich allein durch erhöhte Fettwerte bei erniedrigtem HDL-Cholesterinwert zeigt.

Für die Therapie des Bluthochdrucks bringen diese Erkenntnisse einschneidende Veränderungen mit sich. Bisher wurde von der Schulmedizin gefordert, bei Bluthochdruck höchstens bis zu 5 g Kochsalz pro Tag zu sich zu nehmen. Bei Nichtansprechen dieser Maßnahme wurden natriumausschwemmende Medikamente verordnet. Sicherlich kam es dabei bei einem Teil der Patienten zu einer Blutdrucksenkung, die aber nur kosmetischer Natur war. Neuere Untersuchungen haben den Verdacht aufgebracht, daß diese Medikamente die bestehenden Widerstandskräfte gegen das Insulin noch verstärken können. Von allen anderen Medikamenten, die bislang zur Blutdrucksenkung verschrieben wurden, scheinen nur die sogenannten ACE-Hemmer einen Einfluß auf den Insulinspiegel auszuüben. Ziel jeder Therapie muß es aber sein, die Insulinresistenz zu vermindern, d. h. die Aufnahmefähigkeit der Zellen zu erhöhen. Vom Typ II Diabetes wissen wir, daß durch Gewichtsreduktion und körperliche Aktivität die Empfindlichkeit der Insulinrezeptoren erhöht und eine bestehende Insulinresistenz beseitigt werden kann. Durch diese Allgemeinmaßnahmen werden gleichzeitig Blutdruck und das Blutfettprofil verbessert. Die Rolle der Saccharose (Haushaltszucker, Fruchtzucker und Glucose bzw. Traubenzucker) wurde bisher seltsamerweise von den Wissenschaftlern nicht näher beleuchtet. Wir werden in unserem Kapitel über die Zuckerkrankheit (vgl. *Seite 35 f.*) dennoch näher darauf eingehen.

Bei der diätetischen Beeinflussung des Blutdrucks scheinen nach neueren amerikanischen Untersuchungen die essentiellen Fettsäuren (vgl. *Seite 48 ff.*) eine bedeutende Rolle zu spielen. Es gibt Hinweise dafür, daß die Linolsäure das eigentliche blutdrucksenkende Nährsubstrat darstellt. Eine isolierte Kochsalz-Verminderung hatte in dieser Studie keinen Effekt.

Aber auch sonst können Sie versuchen, über die Ernährung etwas gegen Ihren Bluthochdruck zu tun. Kaliumreiche Kost, zum Beispiel, kann den Blutdruck senken. Achten Sie also darauf, daß Sie viel linolsäure- und kaliumreiche Nahrungsmittel zu sich nehmen.

Unsere Tips für Hochdruckkranke lauten also:

1. Keine Aufnahme von Einfachzuckern (Haushaltszucker, Fruchtzucker, Traubenzucker), sondern statt dessen Vollkornprodukte essen und Süßstoffe verwenden.
2. Bei Übergewicht abnehmen.
3. Ausreichendes Bewegungsprogramm.
4. Kaliumreiche Kost.
5. Viel Fisch und ungesättigte Fettsäuren.
6. Alkohol in Maßen.

Diabetes mellitus: Die Zuckerkrankheit

Die genaue Übersetzung des Namens *Diabetes mellitus* bedeutet: „Der süße Fluß". Dieser Ausdruck ist wohl zustande gekommen, da ab einem bestimmten Blutzuckerspiegel die Glucose mit dem Urin ausgeschieden wird.

Die Glucose ist sozusagen die Substanz, die die Körperzellen mit Energie versorgt. Sie ist der wichtigste Energieträger und wird bei der Verdauung durch Umformung von Zucker oder anderen Kohlenhydraten, insbesondere Stärke, die nichts anderes ist als eine lange Kette von Glucosebausteinen (vgl. *Seite 38 ff.*), gewonnen und über die Dünndarmmembran in den Blutkreislauf gebracht.

Die Zeiten, wo man die Zuckerkrankheit mit seinen Geschmacksnerven feststellte (süßer Urin), sind Gott sei Dank lange vorbei. Heute gibt es einfache Teststreifen, mit deren Hilfe man den Urinzuckergehalt feststellen kann. Man unterscheidet zwei Typen bei der Zuckerkrankheit: *Typ I* tritt meistens im jugendlichen Alter auf, bevorzugt bei hageren Personen, und hat einen allgemeinen Insulinmangel als Ursache. Diese Menschen bedürfen einer ständigen Zufuhr von Insulin durch Injektionen, meistens in die Bauchhaut. Insulin wird heute aus dem Bauchspeicheldrüsengewebe von Rindern oder Schweinen und in zunehmendem Maße gentechnologisch gewonnen.

Typ II ist erblich bedingt, tritt aber meist erst im höheren Lebensalter auf und betrifft vor allem übergewichtige Menschen. Dabei handelt es sich nicht um einen Insulinmangel, sondern um eine mangelnde Empfindlichkeit der Insulinrezeptoren der Zellen, vor allem der Muskulatur. Man spricht von einer Insulinresistenz. Lange bevor ein erhöhter Blutzuckerspiegel und eine Ausscheidung von Zucker im Urin festgestellt werden können, muß die Bauchspeicheldrüse ständig hohe Insulindosen ausschütten, um die Glucoseaufnahme in die Muskulatur und den Blutzucker-

spiegel zu normalisieren. Diese hohen Insulinspiegel führen, wie wir im Absatz über die Hypertonie bereits darstellten, zu ausgeprägten Veränderungen im Fettstoffwechsel und in den Gefäßen mit den Folgen: hoher Blutdruck und Arteriosklerose.

Nach einigen Jahren kann die Fähigkeit der Bauchspeicheldrüse zur erhöhten Insulinproduktion erschöpft sein, und der Blutzuckerspiegel steigt an. Anfangs läßt sich dieses Phänomen nur mit einem Glucosebelastungstest nachweisen. Dem nüchternen Patienten wird eine genau definierte Menge Glucose zu trinken gegeben und der Blutzuckerspiegel in kurzen Abständen gemessen. Das erste Zeichen der Erkrankung ist der verzögerte Abfall des Blutzuckerspiegels bei hohem Insulinspiegel.

Während man früher medikamentös die Produktion von Insulin zu steigern versuchte oder die Aufnahme von Zucker in die Zellen fördern wollte, hat man heute ein neues Prinzip in die Behandlung des Diabetes Typ II eingeführt: Durch einen Enzymhemmer mit Namen Arcabose wird durch lokale Enzymblockaden im Dünndarm der Abbau von Kohlendydraten zu Glucose und damit die Aufnahme von Glucose in das Blut verzögert. Dadurch fallen die großen Tagesschwankungen des Blutzuckertagesprofils weg, die beim Typ II mit exzessiver Insulinausschüttung beantwortet werden. Auch beim Diabetes Typ I hilft die Glättung des Blutzuckertagesprofils und es muß weniger Insulin gespritzt werden.

Dieses Prinzip der verzögerten Aufnahme von Kohlenhydraten kann sehr gut durch eine Vollwerternährung ersetzt oder ergänzt werden. Ein hoher

Anteil von komplexen Kohlenhydraten und Ballaststoffen in der Nahrung führen zu einer gleichmäßigen Aufnahme der Zellen von Glucose und damit zu einem ausgeglichenen Blutzuckertagesprofil. Eine derartig ausgerichtete Ernährung hat bereits allgemein Einzug in die Behandlungsstrategien bei der Zuckerkrankheit gehalten. Vor allem die Stoffe Pektin und Guar sind in dieser Beziehung genau untersucht worden, und die Ergebnisse sind allesamt positiv ausgefallen. Unsere Produkte Bipektal, Apfel-Pektal und Apfel-Bipektal eignen sich hier besonders als Nahrungsergänzung.

Leider wird der Diabetes Typ II meist erst von den Ärzten entdeckt, wenn es bereits zu einer Stoffwechselentgleisung, also einer Blutzuckererhöhung gekommen ist. Da ein erhöhter Insulinspiegel im Blut schon lange vorher vorhanden war, können sich die negativen Folgen bereits manifestiert haben: Bluthochdruck und Fettstoffwechselstörungen.

Die Rolle der Einfachzucker ist unserer Meinung nach bei der Behandlung dieser Erkrankungen bisher nicht ausreichend berücksichtigt worden. Wenn dieses neue, komplexe Modell der Entstehung von Diabetes, Bluthochdruck und Arteriosklerose stimmt, muß der erhöhte Verbrauch von Mono- und Disacchariden (Haushaltszucker, Trauben- und Fruchtzucker inklusive Honig) mit ihrer entsprechend schnellen Aufnahme vom Körper und damit verbundenen hohen Blutzuckerspiegeln die Entstehung dieser Krankheit massiv fördern. Da es bisher keine einfache Methode gibt, eine eventuelle Insulinresistenz in allen Arztpraxen austesten zu lassen, muß jeder davon ausgehen,

daß auch bei ihm die Möglichkeit einer solchen Erkrankung besteht.

Unsere Tips zur Vorbeugung:
1. Größtmögliche Vermeidung von Mono- und Disacchariden, die in den Glucosestoffwechsel eingehen, vor allem von Sacchariden, dem Zucker mit dem höchsten Pro-Kopf-Verbrauch.
2. Vollwerternährung.
3. Da körperliche Bewegung die Insulinresistenz der Zellen vermindert, sollte ein tägliches Bewegungsprogramm Pflicht sein. Außerdem sollte man vor allem nach dem Essen z. B. einen Spaziergang machen, um die Glucoseaufnahme in die Muskeln zu erhöhen. Überschüssige Glucose wird sonst nämlich in Depotfett umgewandelt.
4. Zuckeraustauschstoffe oder Süßstoffe, die in diesem Fall ganz sicher das kleinere Übel sind, bevorzugen. Unser Lightsüß HT zum Beispiel ist im Geschmack von Zucker nicht mehr zu unterscheiden (vgl. *Seite 140*). Selbst auf Bonbons brauchen Sie nicht zu verzichten, dafür empfehlen wir den Zuckeraustauschstoff Isomalt, mit dem Sie selbst im Nu vielfältige Süßigkeiten herstellen können (vgl. Hobbythekbuch „Süßigkeiten mit und ohne Zucker"). Außerdem gibt es ja inzwischen eine Menge fertiger Produkte zu kaufen.

Insulin und Krebs

Insulin wirkt aber nicht nur auf die Muskelzellen der Gefäße wachstumsfördernd und fördert somit die Arteriosklerose, auch verschiedene

Krebsformen wachsen bei einem hohen Insulinspiegel schneller und bilden eher Tochtergeschwülste. Es liegen mehrere Studien vor, die zeigen, daß bei Typ II-Diabetikerinnen mit einem grundsätzlich erhöhten Insulinspiegel die Zeit zwischen einer Brustkrebsoperation und dem ersten Auftreten von Tochtergeschwülsten sehr stark verkürzt gegenüber anderen Patientinnen war. Zur Zeit werden Therapien erprobt, bei denen man entweder medikamentös den Insulinspiegel senkt oder durch die gleichzeitige Gabe von Insulin und einem bestimmten Zellgift versucht, dieses besser in die kranken Zellen einzuschleusen. Es gibt schon ermutigende Resultate, aber noch ist offen, ob diese Therapien zu Routinebehandlungen von Brust- und Darmkrebs werden können. Es ist jedenfalls inzwischen deutlich geworden, daß Insulin in seiner Wirkungsvielfalt bisher unterschätzt wurde.

Gicht

Gicht war früher eine Krankheit der Reichen und der Könige, heute betrifft sie vor allem Männer mittleren Lebensalters. Sie kann lange ohne klinische Krankheitszeichen, den sogenannten Gichtanfällen, verlaufen. Einzig ein erhöhter Harnsäurespiegel im Blut weist auf eine Veranlagung hin.

Der erste Anfall erfolgt meistens nach besonderen Anstrengungen, übermäßigem Essen und Alkoholgenuß und/oder lokaler Kälteeinwirkung. Als erstes ist in der Regel das Großzehengrundgelenk betroffen, es kommt hier zu einer örtlichen Entzündung mit starken stechenden Schmerzen und Rötung und Schwellung der Gelenkregion, ausgelöst durch die Ablagerung von Harnsäurekristallen in der Gelenkkapsel. Ein Präparat der Herbstzeitlose kann die Schmerzen schlagartig lindern, die Wirksubstanz ist dabei das Kolchicin. Medikamente, die diese Substanz enthalten, sind allerdings verschreibungspflichtig.

Die Gicht ist eine Stoffwechselerkrankung, zum Teil erblich bedingt, bei der es zu einem gestörten Purinstoffwechsel kommt. Purine ist eine Sammelbezeichnung für Nukleinsäuren und Harnsäure. Beide Substanzen finden wir vor allem im Zellkern. Sie sind der Stoff, aus dem die Erbinformationen, die Chromosomen, bestehen. Weil tierische Zellen wegen ihrer hohen Entwicklungsstufe relativ viel Erbinformationen beinhalten, haben Fleisch und Innereien einen sehr hohen Anteil an diesen Stoffen. Menschen mit einem erhöhten Harnsäurespiegel sollten außer Fleisch und Innereien Hülsenfrüchte, Spinat und Pilze meiden. Das von ihnen benötigte Eiweiß liefern Getreide, Kartoffeln, Milch und Milchprodukte. Die Kombination zum Beispiel von Hafer und Milch ergibt eine biologische Eiweißwertigkeit, die über der von Vollei liegt (vgl. *Seite 43 ff.*). Gleiches gilt auch für die Getreidesorten Amaranth und Quinoa.

Weitere Ernährungshinweise finden Sie selbstverständlich in unserem Kapitel über Vollwerternährung.

Die wichtigsten Inhaltsstoffe in unserer Nahrung

Volle Sonnenkraft voraus: Kohlenhydrate

Was, werden Sie sich jetzt vielleicht fragen, hat die Sonne mit Kohlenhydraten zu tun? Ganz einfach: Ohne Sonne gäbe es keine Kohlenhydrate, denn der Grundbaustein aller Kohlenhydrate ist der Traubenzucker, die Glucose, und die wird von den Pflanzen durch die Photosynthese gewonnen. Das ist auch der Grund, weshalb pflanzliche Produkte in der Regel wesentlich mehr Kohlenhydrate beinhalten als tierische Produkte. Tiere, wie auch der Mensch, können die aufgenommenen Kohlenhydrate nur noch umbauen, sie können sie aber nicht vermehren. Zudem sind Kohlenhydrate für Mensch und Tier die wichtigsten Energielieferanten, und deshalb werden sie natürlich verbraucht.

Rein chemisch handelt es sich bei Kohlenhydraten um organische Verbindungen aus Kohlenstoff, Wasserstoff und Sauerstoff. Das „Ur-Kohlenhydrat" ist, wie schon erwähnt, die Glucose. Sie ist ein sogenannter Einfachzucker. Durch leichte Änderungen des Moleküls können auch andere Einfachzucker wie zum Beispiel der Fruchtzucker (Fructose) entstehen (vgl. *Abb. 1*). Werden zwei Zuckermoleküle aneinandergehängt, entstehen die sogenannten Zweifachzucker, auch Disaccharide genannt. Dazu gehören zum Beispiel der Rübenzucker (Saccharose), der Malzzucker (Maltose), aber auch der Milchzucker (Lactose).

Werden nun unzählige Einfachzucker miteinander verknüpft, so entstehen lange Molekülketten aus Zuckern, die Vielfachzucker bzw. Polysaccharide. Hierzu zählen etwa die Stärke, aber auch die Zellulose und das Pektin. Zellulose und Pektin gehören zu den unverdaulichen Kohlenhydraten, den Ballaststoffen, weil unser Verdauungssystem diese Ketten nicht in Einzelbausteine zerlegen kann. Lesen Sie dazu mehr in dem Kapitel über Ballaststoffe (vgl. *Seite 51 ff.*). Wir möchten nun zunächst genauer auf die verdaulichen Kohlenhydrate eingehen.

Verdauliche Kohlenhydrate

Die besten Nahrungsquellen für verdauliche Kohlenhydrate sind Getreideprodukte, Obst und Gemüse.

Im Naturreis finden wir zum Beispiel 78 % Kohlenhydrate, getrocknete Linsen bringen es auf 51 %, Weintrauben inklusive der Einfachzucker auf 66 %, Bananen auf 19 % und Zucker selbst, wen wundert's, schlägt mit 99,8 % zu Buche.

Obwohl die Stärke, unser wichtigstes Kohlenhydrat, als Dickmacher verschrien ist, ist ihr Kaloriengehalt im Vergleich zum Fett relativ gering. 1 g Kohlenhydrat enthält 4,1 kcal. Die gleiche Menge Fett würde uns schon mit mehr als dem Doppelten versorgen, 1 g Fett enthält nämlich 9,3 kcal.

Die Verdauung der Stärke beginnt mit Hilfe eines Enzyms, der Speichelamylase, bereits im Mund. Die endgültige Spaltung in die einzelnen Glucoseeinheiten und die letztendliche Aufnahme in die Körpersäfte (Blut, Lymphe etc.) finden im Dünndarm statt.

Nach der Verdauung und der Aufnahme vom Körper findet die Glucose verschiedene Verwendungsformen: Sie kann direkt der Energieversorgung zugeführt, in Form des Speicherstoffes Glycogen in Leber- oder Muskelzellen zwischengelagert oder aber zur Fettproduktion eingesetzt werden.

Der Transport der Glucose erfolgt über den Blutkreislauf. Für den ordnungsgemäßen Ablauf sind eine ganze Reihe von Hormonen verantwortlich. Dazu zählen unter anderem das Insulin, das Adrenalin und das Cortison.

Übrigens, immer wieder werden Diätformen angepriesen, bei denen man so richtig „ins Volle" greifen kann. Kalorien

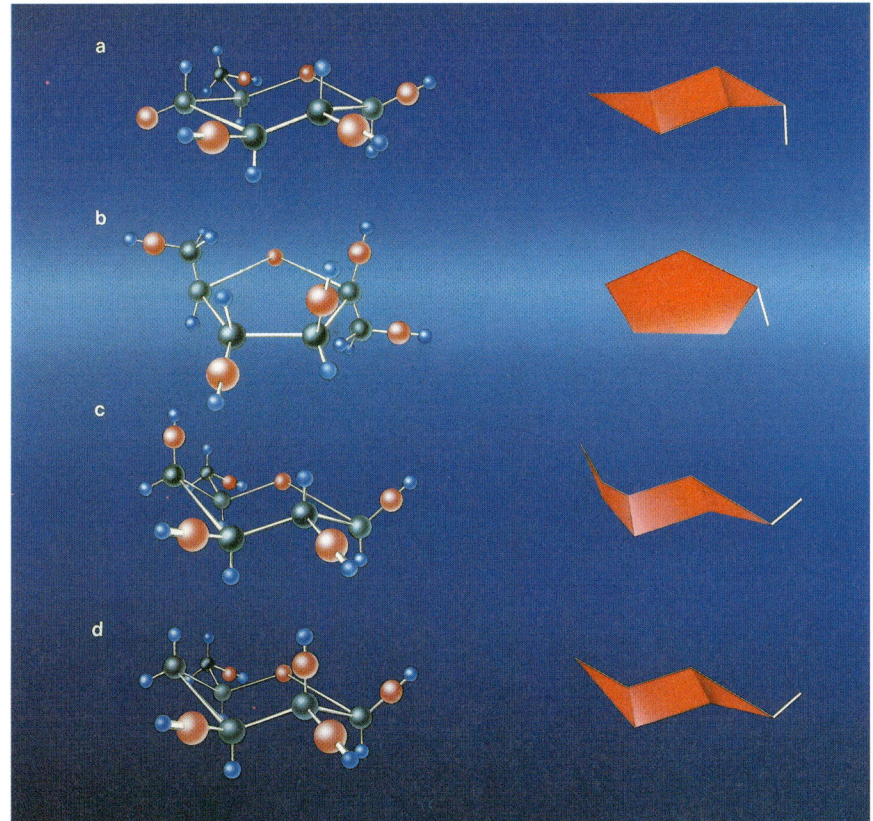

spielen überhaupt keine Rolle mehr. Einzige Voraussetzung bei diesen Diätformen ist, daß die Kost kohlenhydratarm sein muß. Das Prinzip ist im Grunde sehr einfach. Die übliche Energiequelle, bestehend aus den Kohlenhydraten, ist für den Körper nicht zugänglich. Deshalb muß Energie aus Fetten und aus Eiweiß gewonnen werden. Diese „Notbeschaffung" läuft jedoch sehr viel schwieriger ab, so daß zahllose Kalorien quasi vergeudet werden – man nimmt ab. So gut sich das alles anhört, so schlecht können leider die Nebenwirkungen sein: Der Gehalt an Cholesterin und freien Fettsäuren im Blut kann bedenklich ansteigen, wodurch eine Entstehung der Arteriosklerose begünstigt wird; der Blutdruck wird durch den Verlust von Wasser und Salzen gesenkt; vermehrte Harnsäure kann Gicht auslösen; und die Niere wird durch Stoffwechselprodukte der Eiweiße stark überstrapaziert.

Abb. 1: Vier sehr unterschiedliche Stoffe mit exakt der gleichen chemischen Formel: (a) Glucosemolekül, (b) Fructosemolekül, (c) Galactosemolekül, (d) Mannosemolekül. Daneben jeweils die vereinfachte Darstellung.

Baustoff des Lebens: Eiweiß

Das Eiweiß kann mit Recht einen Anspruch auf den Begriff „Baustoff des

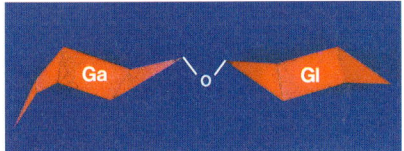

Abb. 2: Galactose und Glucose ergeben Lactose (Milchzucker).

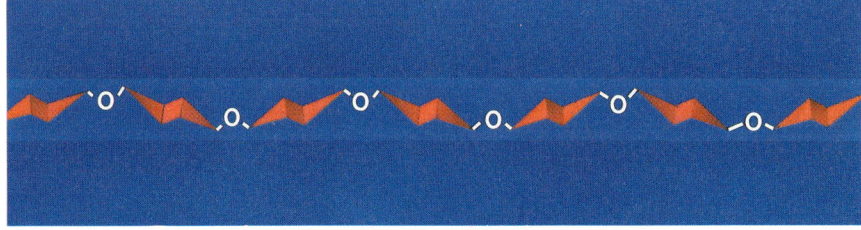

Abb. 3: Zellulose besteht aus Ketten von 300 bis 3000 Glucosebausteinen.

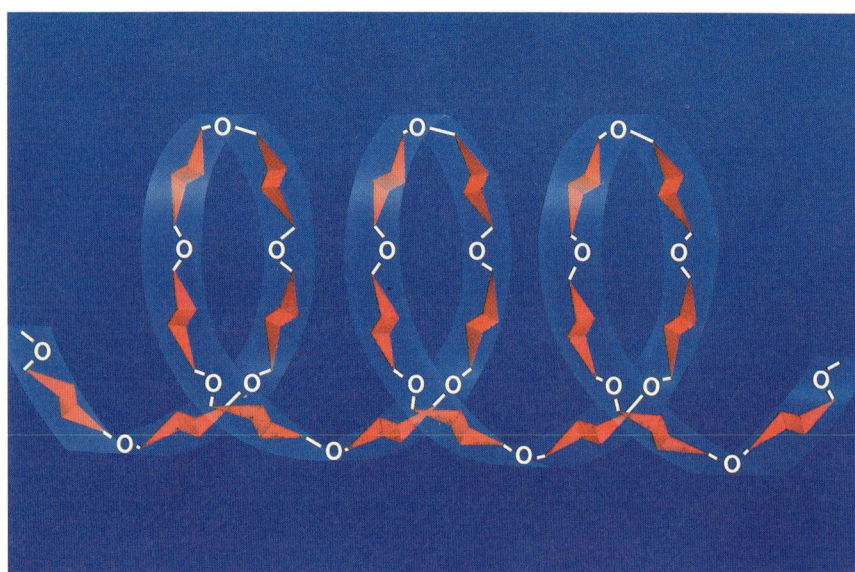

Abb. 4: Auch Stärke besteht aus langen Glucoseketten.

dungen, die wie Fette und Kohlenhydrate aus Kohlenstoff, Wasserstoff und Sauerstoff bestehen. Zudem enthalten sie noch Stickstoff. Diese 20 Aminosäuren werden dann in einem höchst komplexen Prozeß im Körper in einer ganz bestimmten Reihenfolge aneinandergehängt. Dabei ist letztendlich die Erbmasse, die DNA, für den eigentlichen Code verantwortlich. Durch diese individuelle Aminosäurensequenz erhält das fertige Produkt seine spezifische Eigenschaft. Obgleich theoretisch unendlich viele Proteine denkbar wären, sind bis heute „nur" etwa 1000 unterschiedliche natürliche bekannt. Das „natürlich" muß man heute bereits betonen, denn längst sind die Wissenschaftler angetreten, um die Natur zu imitieren. Der Schlüssel zum Verständnis dieser Bio-Synthese ist längst gefunden – es gibt bereits künstlich erzeugte Proteine mit Eigenschaften, wie sie in der Natur gar nicht existieren.

Für die Beurteilung einer Eiweißquelle, wie z. B. Sojabohnen, Milch oder ein Rindersteak, wird die *biologische Wertigkeit* eines Produktes herangezogen. Dabei gilt, daß die biologische Wertigkeit eines Proteins um so besser ist, desto ähnlicher es dem des menschlichen Körpers ist. Die biologische Wertigkeit wird in Prozenten ausgedrückt. Nach der klassischen Definition bedeutet z. B. eine biologische Wertigkeit von 94 bei einem Ei, daß mit 100 g Eiprotein 94 g Körperprotein gebildet werden können. Der Einfachheit halber berechnet man die biologische Wertigkeit in der Regel jedoch etwas anders: Dabei wird die biologische Wertigkeit von einem Ei willkürlich auf 100 festgesetzt. Alle anderen Werte hat man ent-

Lebens" erheben, denn die verschiedenen Eiweiße übernehmen im menschlichen Körper nahezu unendlich viele Funktionen. Sie sind für den Aufbau und die Erhaltung von Muskeln und Organen verantwortlich, sie machen sich als Enzyme, Hormone und Strukturelemente nützlich, sie sind für die Aufrechthaltung des osmotischen Drucks im Körper wichtig, der dafür sorgt, daß Vitamine, Mineralstoffe und andere Nahrungsbausteine gezielt durch die Zellmembranen geschleust werden können. Im Blut dienen sie regelrecht als Transportfahrzeuge: So bringen sie etwa Fettsäuren, Lecithin, Cholesterin, fettlösliche Vitamine, Eisen oder Calcium an den jeweiligen Ort des Bedarfs. Sie sorgen für die Blutgerinnung und kümmern sich als Antikörper um die Immunabwehr. Außerdem

ist es ebenfalls das Eiweiß, das den Muskeln ihre unnachahmliche Befähigung zur Anspannung verleiht. Die Liste ließe sich fast unendlich fortsetzen. Nicht zuletzt dient Eiweiß übrigens auch der Energiezufuhr, wenn auch seine Bedeutung hierfür wesentlich geringer ist als die der Kohlenhydrate und Fette. Kein Wunder also, daß Eiweiß als Protein bezeichnet wird, denn Protein kommt von dem griechischen *Proteuo* und bedeutet soviel wie: „Das Wichtigste" oder „Ich nehme den ersten Rang ein".

Daß die Proteine so viele unterschiedliche Funktionen übernehmen können, liegt an ihrer chemischen Struktur: Alle Proteine sind zunächst aus etwa 20 verschiedenen Untereinheiten, den Aminosäuren, zusammengesetzt. Aminosäuren sind organische Verbin-

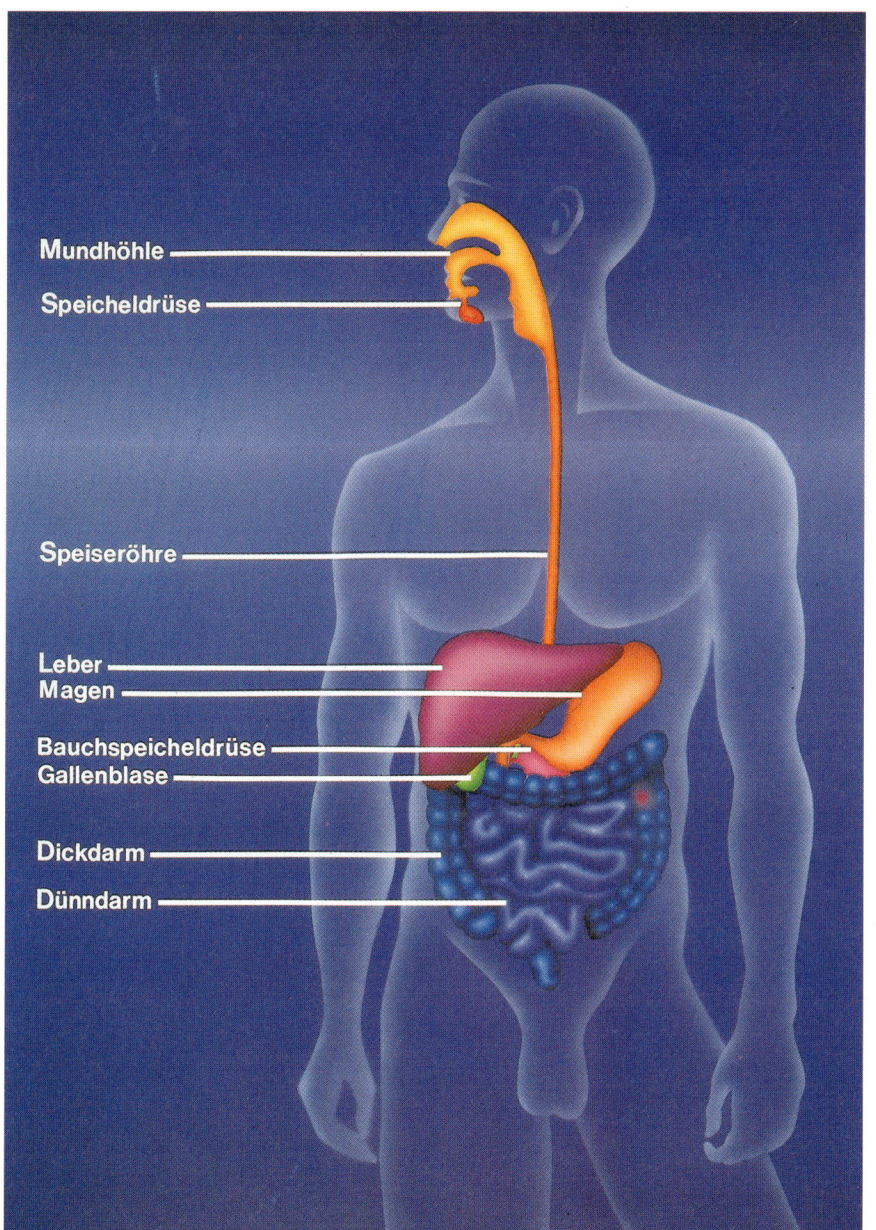

Mundhöhle

Speicheldrüse

Speiseröhre

Leber
Magen

Bauchspeicheldrüse
Gallenblase

Dickdarm

Dünndarm

Tierisches Eiweiß:	biologische Wertigkeit:
Vollei	100
Rindfleisch	92 bis 96
Fisch	94
Milch	88
Edamer Käse	85
Schweizer Käse	84

Pflanzliches Eiweiß:	biologische Wertigkeit:
Soja	84
Grünalgen	81
Roggen	76
Bohnen	72
Reis	70
Kartoffel	70
Brot	70
Linsen	60
Weizen	56
Erbsen	56
Mais	54

Tabelle 1: Die biologische Wertigkeit verschiedener Nahrungsmittel.

sprechend umgerechnet. So haben Bohnen eine Wertigkeit von 72, Weizen von 56, Kuhmilch von 88, Fisch von 94 und Rindfleisch von 92 bis 96.

Auf den ersten Blick könnte man nun meinen, daß es günstiger sei, möglichst viel tierisches Eiweiß zu essen, da seine biologische Wertigkeit in der Regel höher liegt. Dies ist jedoch ein Trugschluß, denn die richtige Kombination von tierischen und pflanzlichen Lebensmitteln ist häufig noch günstiger. Durch das pflanzliche Produkt kann nämlich zum Beispiel der Mangel an einer oder mehreren Aminosäuren aus-

Abb. 5: Das Verdauungssystem des menschlichen Körpers.

Struktur		Name, Abkürzung
Haupt-gruppe	Seiten-gruppe (R)	

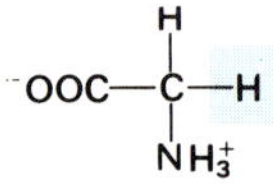

Glycin
Gly

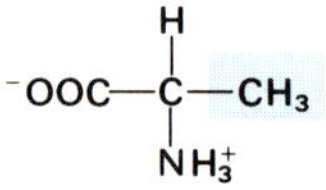

Alanin
Ala

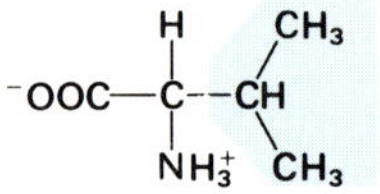

Valin
Val

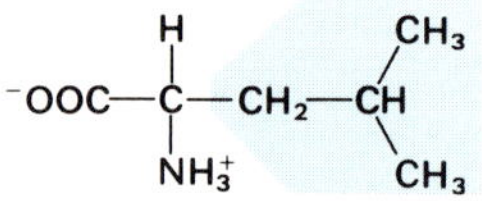

Leucin
Leu

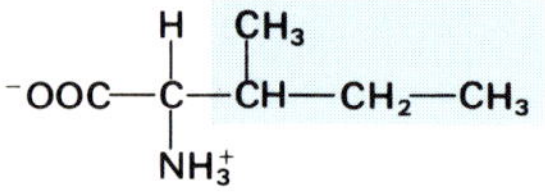

Isoleucin
Ilu

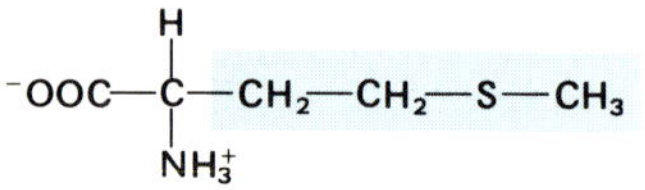

Methionin
Met

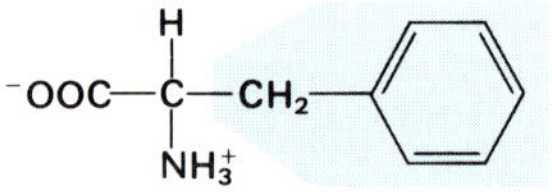

Phenyl-alanin Phe

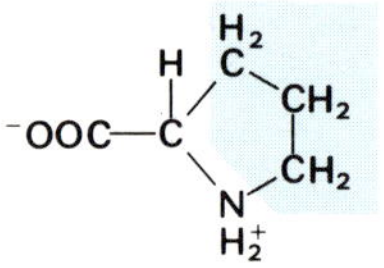

Prolin
Pro

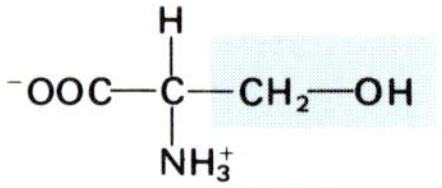

Serin
Ser

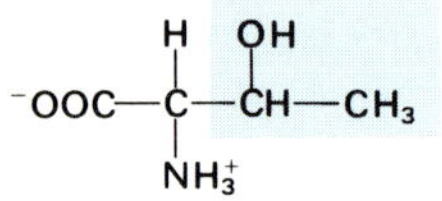

Threonin
Thr

Abb. 6: Aminosäuren als Bausteine der Proteine.

Struktur		Name, Abkürzung
Haupt-gruppe	Seiten-gruppe (R)	

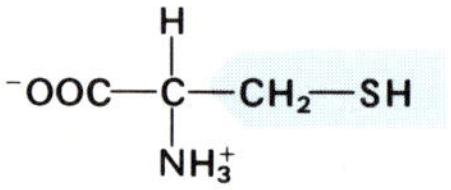

Cystein
Cys

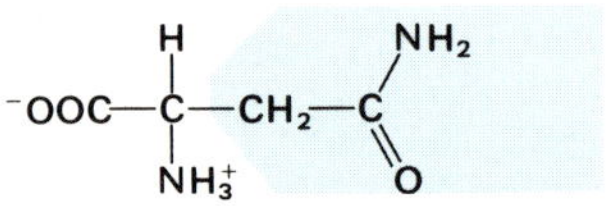

Asparagin
Asn

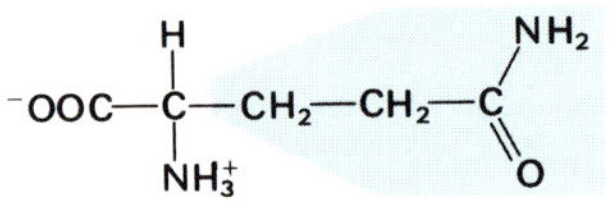

Glutamin
Gln

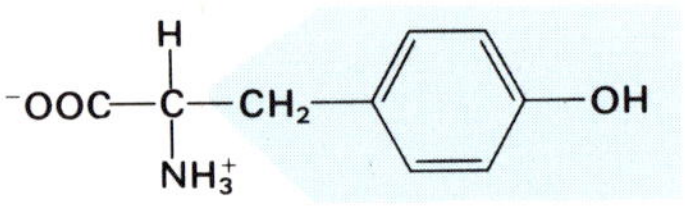

Tyrosin
Tyr

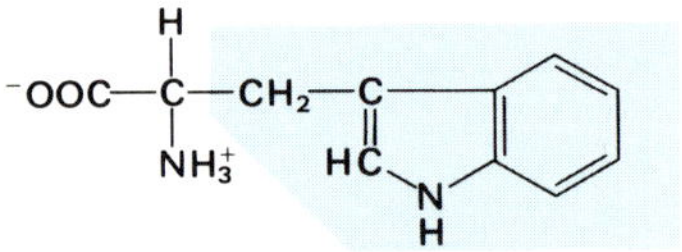

Tryptophan
Trp

geladene polare Seitenketten

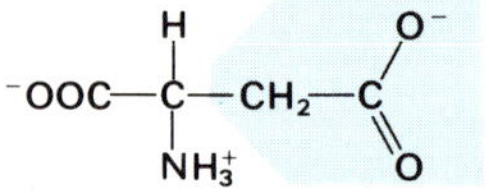

Aspartat
Asp

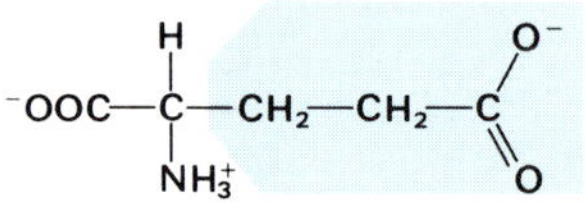

Glutamat
Glu

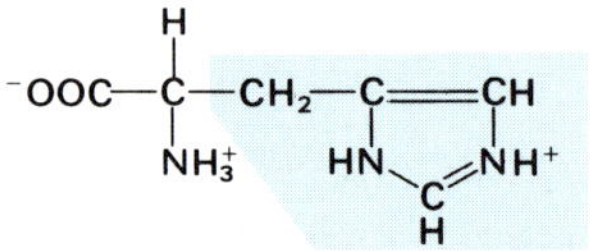

Histidin
His

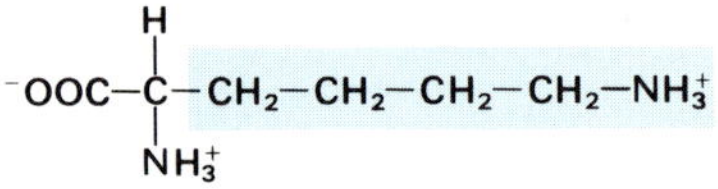

Lysin
Lys

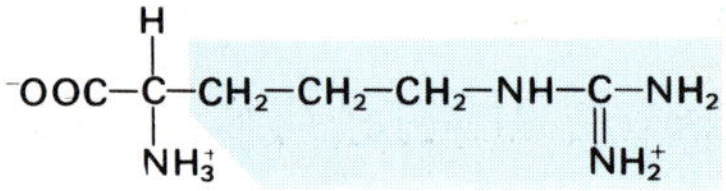

Arginin
Arg

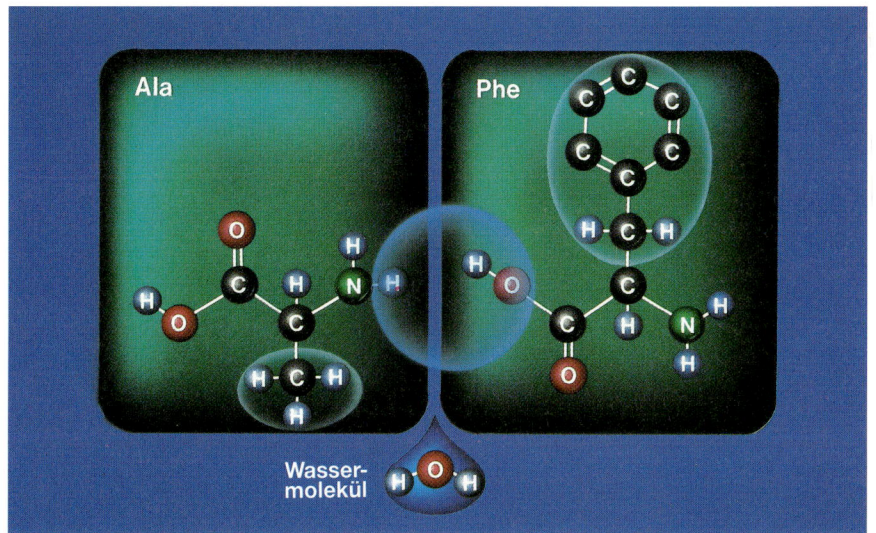

geglichen werden. Als besonders günstig gelten die Zusammenstellungen: Weizen oder Hafer mit Milch, Getreide mit Hülsenfrüchten, Weizen mit Hefe. Zudem kann die richtige Kombination von zwei oder mehreren relativ minderwertigen Produkten zu einer sehr hochwertigen Speise führen. Ein Beispiel hierfür ist die Mischung aus Bohnen und Mais. Die biologische Wertigkeit des Bohnenproteins liegt bei 72, die des Mais bei 54. In der Ergänzung erreichen sie den Wert von Hühnereiprotein, ihre biologische Wertigkeit beträgt dann immerhin 101. Als Paradebeispiel schließlich gilt die Mischung von Kartoffeln mit Ei. Der sogenannte Ergänzungswert von Kartoffel- mit Hühnereiprotein liegt bei 137. Das bedeutet aber nicht, daß mit 100 g dieses Proteins 137 g Körpereiweiß gebildet werden kann. Bei Werten über 100 versagt nämlich die Definition der biologischen Wertigkeit. Dennoch sind Wertigkeiten, die über 100 liegen, nach der Definition besser als Vollei und damit in jedem Fall äußerst wertvoll.

Übrigens, die positive Wirkung dieser Nahrungsergänzung reicht über einen

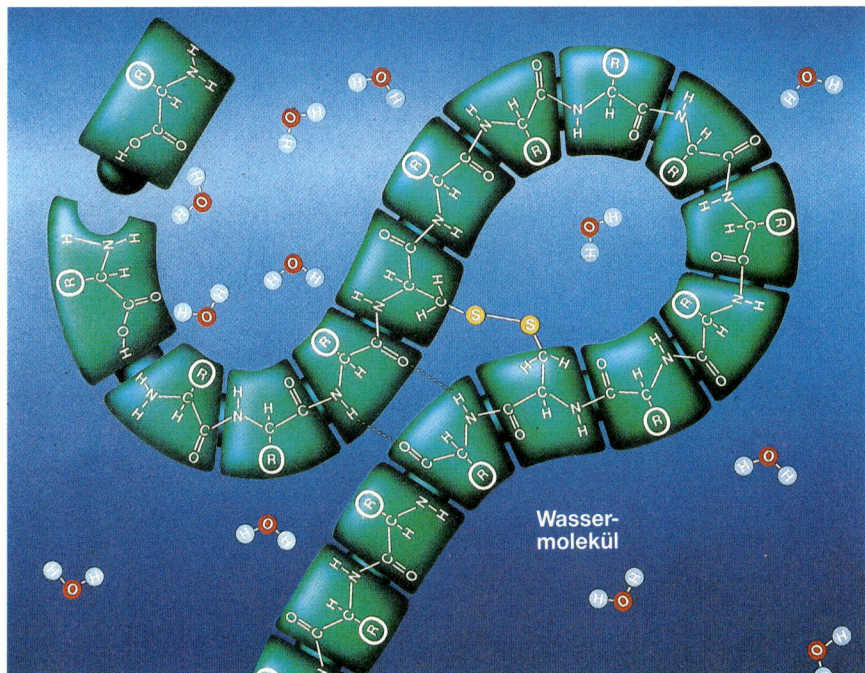

Proteingemisch	Anteile	biologische Wertigkeit
Bohnen und Mais	(52 %/48 %)	101
Milch und Weizen	(75 %/25 %)	105
Vollei und Weizen	(68 %/32 %)	118
Vollei und Milch	(71 %/29 %)	122
Vollei und Kartoffel	(35 %/65 %)	137

Tabelle 2: Die Kombination bestimmter Nahrungsmittel kann zu einem hohen Ergänzungswert einer Mahlzeit führen.

Zeitraum von vier bis sechs Stunden. Sie können die einzelnen Bestandteile also auch in gewissem Abstand voneinander essen.

Eiweiß ist also in seiner Summe nicht immer gleich gut oder gleich schlecht.

Vielmehr kommt es vor allem auf die Verdaulichkeit des Proteins und auf den Gehalt an essentiellen Aminosäuren an. Essentiell bedeutet, daß sie mit der Nahrung unbedingt zugeführt werden müssen, da der Körper sie nicht

selbst synthetisieren, d. h. herstellen kann. Insgesamt gibt es acht essentielle Aminosäuren, nämlich Valin, Leucin, Isoleucin, Threonin, Methionin, Phenylanalin, Tryptophan und Lysin. Verständlicherweise ist das tierische Protein dem menschlichen schon weitaus ähnlicher als das pflanzliche. Mit dem Werbeslogan „Fleisch – ein Stück Lebenskraft" soll dieses Argument unterstrichen werden. Viele Vegetarier haben jedoch eine andere Lösung gefunden: Sie ernähren sich neben dem Gemüse auch von einigen eiweißreichen tierischen Produkten, von Eiern und Milcherzeugnissen. Die reinen Vegetarier, die auch diese Nahrungsmittel ablehnen, müssen ihren Ernäh-

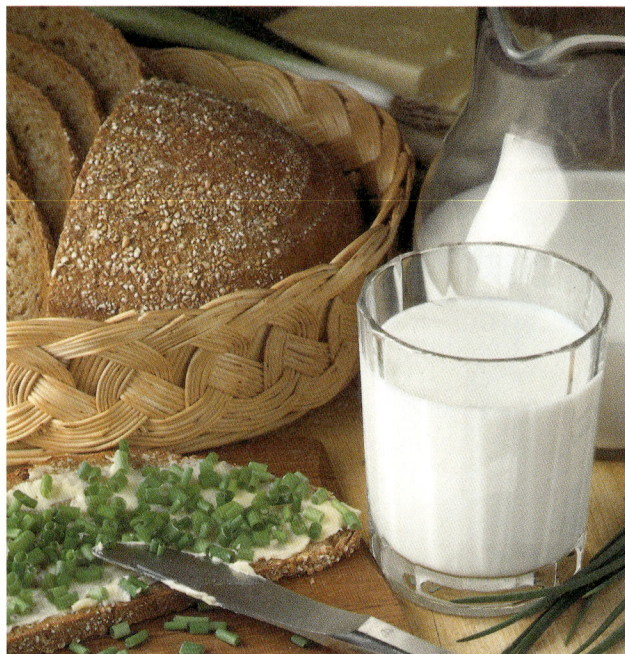

Abb. 9: Weizenvollkornbrot und Milch ergänzen sich besonders gut und ergeben eine ausgesprochen gesunde Mahlzeit.

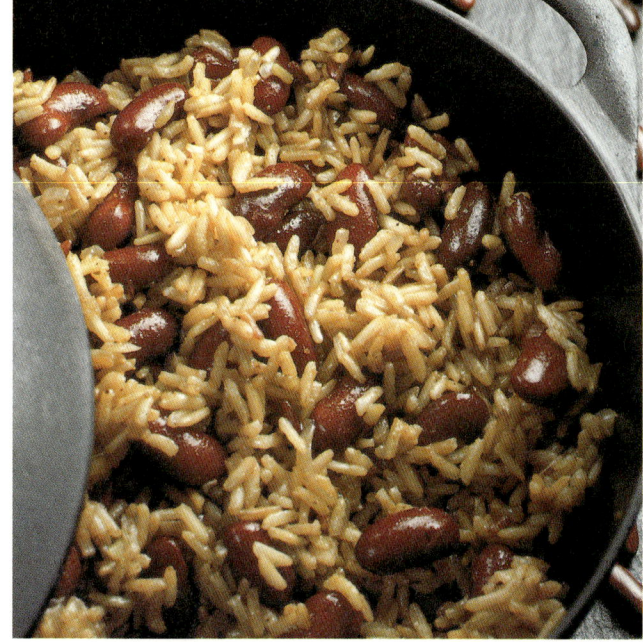

Abb. 10: Auch mit der Zusammenstellung von Getreide und Hülsenfrüchten können Sie eine hohe biologische Wertigkeit erzielen.

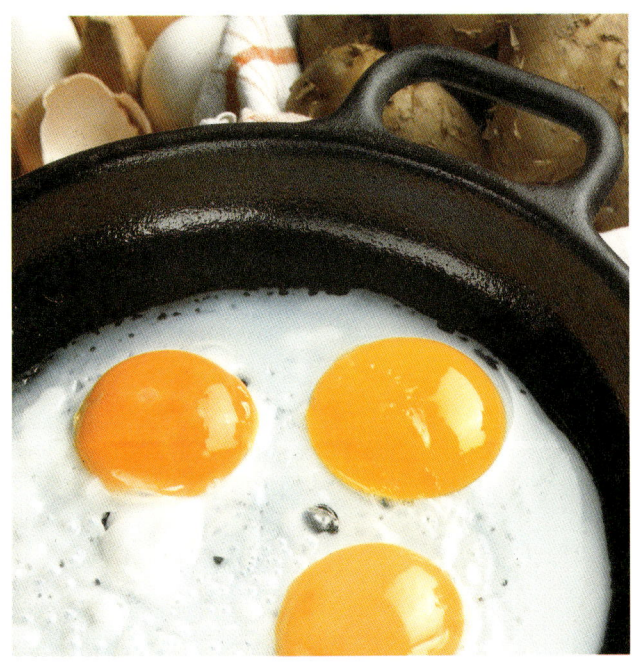

rungsplan sehr gezielt zusammenstellen, um einem Mangel an essentiellen Aminosäuren vorzubeugen.

Ein Proteinmangel wirkt sich besonders nachteilig im Wachstumsalter aus. Körperliche und im schlimmsten Fall sogar geistige Unterentwicklung können die Folge sein. Die *Deutsche Gesellschaft für Ernährung (DGE)* empfiehlt für Frauen eine tägliche Aufnahme von 45 g und für Männer von 55 g. Diese Empfehlung wird von den Deutschen in der Regel jedoch weit übertroffen. Viel zu eiweißreich ist demnach unsere Ernährung. Eine Folge davon kann die – allerdings äußerst selten auftretende – Eiweißspeicherkrankheit sein. Dabei wird überschüssiges Eiweiß in den Blutgefäßen abgelagert. Diabetes, Bluthochdruck, ein zu hoher Cholesterinspiegel oder Arteriosklerose können die Folgen sein. Weitaus problematischer sind aber wohl die

Abb. 11: Die beliebte Kombination von Pellkartoffeln und Spiegeleiern ergibt nicht nur ein schmackhaftes Gericht, sondern auch eine hohe biologische Wertigkeit.

Getreide mit Milch			
Reis, Weizen, Buchweizen, Hafer, Gerste, Roggen, Hirse	mit:	Milch, Käse, Quark, Joghurt, Dickmilch	zum Beispiel: Vollkorn- oder Buchweizenpfannkuchen mit Trinkmilch, Müsli mit Milch oder Joghurt, Vollkornnudeln mit Käse, Vollkornbrot mit Käse, Joghurt und Weizenkeime und anderes
Getreide mit Hülsenfrüchten			
Reis, Weizen, Buchweizen, Hafer, Gerste, Roggen, Hirse	mit:	Bohnen, Sojabohnen, Kichererbsen, Erbsen, Linsen	zum Beispiel: Bohnensuppe mit Reis, Hirse mit Kichererbsen, Erbsensuppe mit Vollkornbrötchen und anderes
Getreide mit Eiern			
Reis, Weizen, Buchweizen, Hafer, Gerste, Roggen, Hirse	mit:	Ei	zum Beispiel: Buchweizenpfannkuchen mit Ei, Rührei mit Getreide und anderes
Kartoffeln mit Ei und Milch			
Kartoffeln	mit:	Ei, Milch, Quark, Joghurt, Dickmilch, Käse	zum Beispiel: Pellkartoffeln mit Quark, Bratkartoffeln mit Spiegelei, Kartoffeln mit Käse überbacken und anderes

Tabelle 3: Nahrungsmittelkombinationen, durch die Sie die biologische Wertigkeit einzelner Produkte erhöhen können.

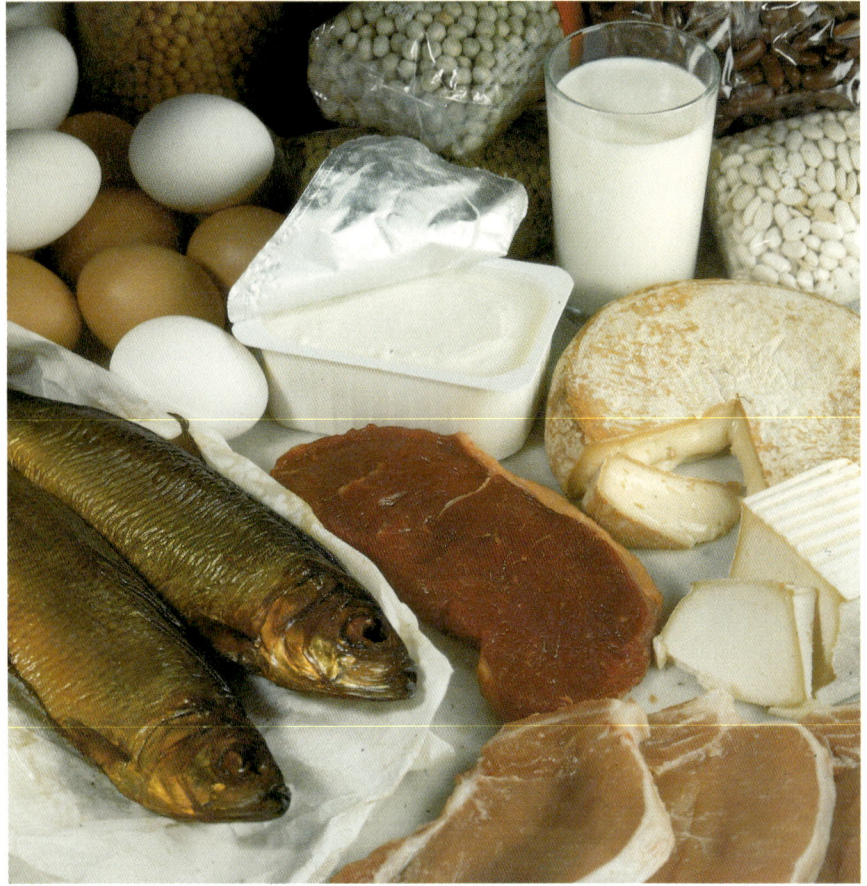

Abb. 12: Diese Nahrungsmittel enthalten relativ viel Eiweiß.

Aminosäuren und kurze Aminosäure-ketten in den Körper aufgenommen.

Beim Verdauen von Fleischeiweiß entstehen übrigens häufig Gifte, die normalerweise krebserregend sein können. Ein unbeschädigter Darm wird aber in der Regel damit fertig. Neueste Untersuchungen haben erwiesen, daß ihm dies wesentlich leichter gemacht wird, wenn mit der Mahlzeit reichlich Ballaststoffe aufgenommen werden.

Schlafen wie ein Murmeltier: Tryptophan

Vielleicht haben auch Sie in den Medien den Skandal um das Schlafmittel „L-Tryptophan" mitverfolgt. Seit 1989 erkrankten in den USA über 1500 Personen an dem *Eosinophilen-Myalgie-Syndrom (EMS)*, das 27 Menschen das Leben kostete. Die Symptome sind vor allem Gelenk- und Muskelschmerzen und eine Vermehrung bestimmter Blutkörperchen. Auch in Deutschland sind rund 100 dieser Fälle bekannt geworden. Sehr schnell vermutete man einen Zusammenhang zwischen dieser Erkrankung und einem tryptophanhaltigen Arzneimittel. Die essentielle Aminosäure war von einer japanischen Herstellerfirma gentechnisch erzeugt worden. Offensichtlich war das Endprodukt trotz aller Vorsichtsmaßnahmen verunreinigt.

Falls auch Sie Probleme mit dem Einschlafen haben, oder wenn Ihr Schlaf nicht so tief ist, wie Sie es gerne hätten, dann versuchen Sie es doch einfach mal mit einer garantiert gefahrlosen „Tryptophan-Therapie". Der Mediziner

Begleitstoffe, wie sie vor allem beim tierischen Eiweiß vorkommen. Mehr dazu können Sie in unserem Kapitel „Fleisch" und im „Lexikon der bösen Folgen" unter „Gicht" nachlesen.

Relativ viel Eiweiß ist in Eiern, Fleisch, Fisch, Milch und fettarmen Milcherzeugnissen, in Käse und in Hülsenfrüchten enthalten.

Die Verdauung des Proteins beginnt im Magen. Hier wird zunächst von den sogenannten Belegdrüsen Salzsäure produziert. Diese aktiviert das Enzym Pepsin, welches die langen Molekülketten des Proteins in kleinere Stücke zerlegt. Im Darm schließlich sorgen das Trypsin und eine Reihe zusätzlicher Enzyme für eine weitere Zersetzung der Eiweißfragmente. Vom Darm aus werden anschließend einzelne

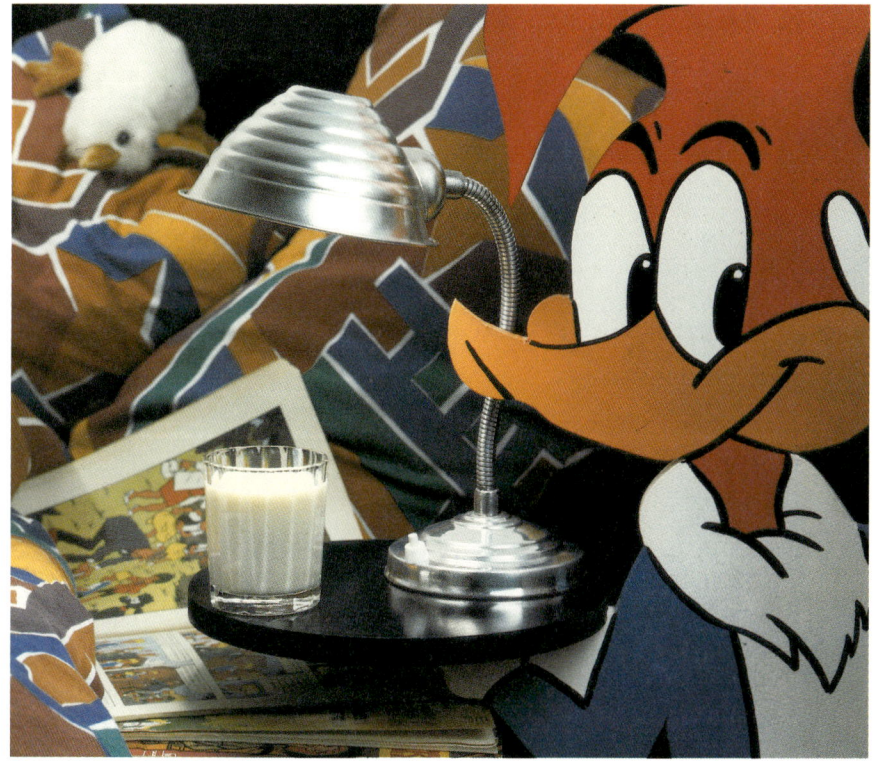

Abb. 13: Der Schlaftrunk der Hobbythek – ein Betthupferl für groß und klein.

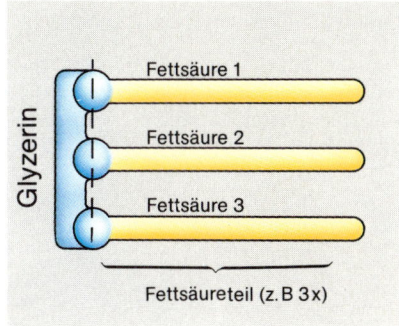

Abb. 14: Struktur von Ölen und Fetten.

Pürieren Sie eine Banane mit einem halben Teelöffel Honig und rühren Sie diese Mischung in ein Glas Milch ein. Gute Nacht! Allerdings Vorsicht: Nach dem Trinken Zähne putzen, sonst besteht Kariesgefahr.

Fette

Rein chemisch betrachtet sind die natürlich vorkommenden Speisefette, wie zum Beispiel Sonnenblumenöl, Butter oder Rindertalg, sehr ähnlich aufgebaut. Sie bestehen in der Regel zu 98 bis 99 % aus Triglyceriden, das sind Verbindungen aus Glycerin und drei Fettsäuren. Fettsäuren sind zunächst lange Ketten aus Kohlenstoffatomen. Am Ende jeder Kette sitzt das wesentliche Merkmal aller Fettsäuren: der „Säurerest". Er besteht aus Sauerstoff und Wasserstoff. Unterschiede zwischen den Fettsäuren ergeben sich vor allem durch unterschiedliche Längen des Kohlenstoffgerüsts. In unseren Speisefetten sind beispielsweise die Buttersäure mit 4, die Myristinsäure mit 14 und die Ölsäure mit 18 Kohlenstoffatomen enthalten (vgl. *Abbildung 15*).

Dr. med. Karl Pflugbeil gibt hierzu interessante Tips:
Als Abendmahlzeit soll zunächst sehr wenig eines eiweißhaltigen Nahrungsmittels, zum Beispiel etwas mageres Fleisch, gegessen werden. Danach sollte eine süße Nachspeise folgen. Die Kohlenhydrate der Nachspeise lösen eine erhöhte Insulinabsonderung in der Bauchspeicheldrüse aus. Das Insulin wiederum bewirkt, daß die meisten Aminosäuren in die Muskelzellen wandern. Das Tryptophan bleibt übrig und kann so im Gehirn sein Werk vollbringen: Es bildet Serotonin, ein Neurotransmitter, der für einen gesunden Schlaf äußerst hilfreich ist.
Auch das legendäre Betthupferl „Heiße Milch mit Honig" mag auf diese Wirkung zurückzuführen sein.
Eine andere gute Quelle für Tryptophan sind Bananen. Da Tryptophan bzw. Serotonin nicht nur für den Einschlafprozeß, sondern auch für das Wohlbefinden förderlich ist, sagt man der Banane nach, daß sie glücklich mache. Unser Hobbythek-Geheimtip sieht deshalb wie folgt aus:

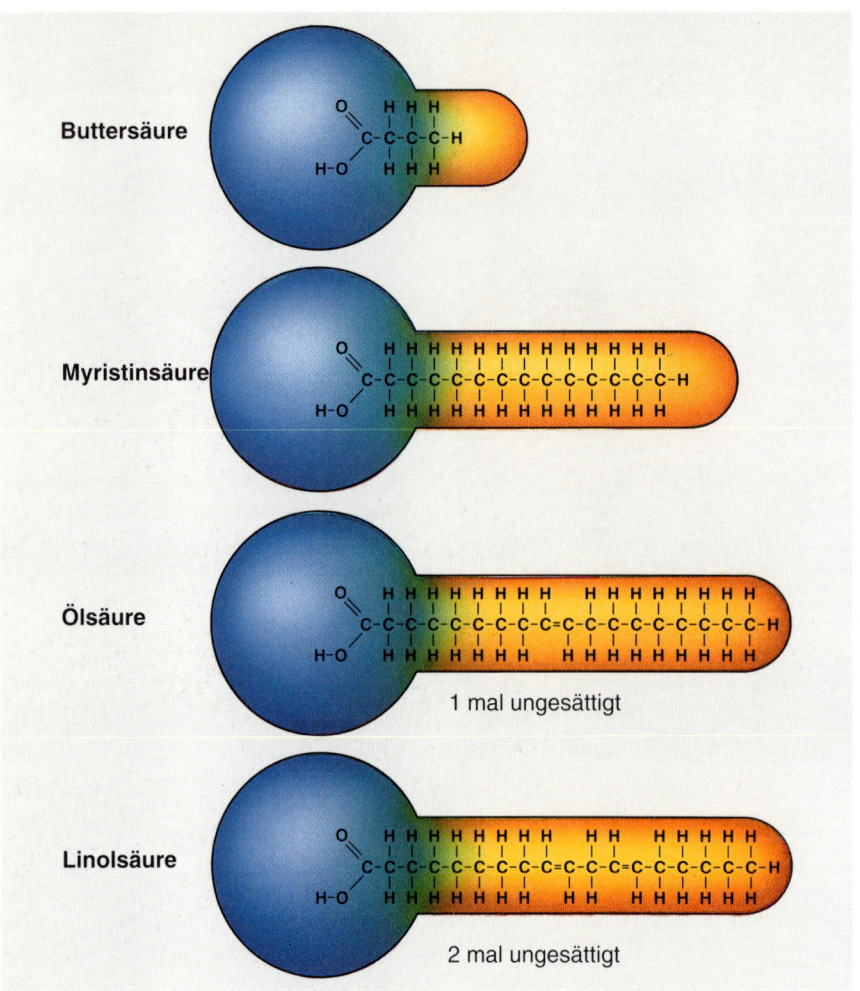

Buttersäure

Myristinsäure

Ölsäure

1 mal ungesättigt

Linolsäure

2 mal ungesättigt

Abb. 15: Fettsäuren unterscheiden sich vor allem in der Länge ihres Kohlenstoffgerüstes.

male auch die Gestalt der Fette: Je kürzer die Kettenlänge, desto höher liegt der Schmelzpunkt. Allerdings wird dies wieder abgeschwächt durch die Anzahl der ungesättigten Stellen in der Kohlenwasserstoffkette. Weil sie die Kette elastischer machen, sinkt der Schmelzpunkt (vgl. *Tabelle 4*). Nun kann man sich auch vorstellen, warum einige Fette bei Zimmertemperatur flüssig bleiben – diese bezeichnen wir als Öle – während andere Fette bei gleicher Temperatur fest sind.

Viele Menschen glauben, daß sie auf Fette ganz verzichten können, da sie ein unnötiger Kalorienlieferant seien. Tatsächlich ist die Energiedichte beim Fett am höchsten. Schon 1 g Fett liefert rund 9,3 kcal. Das ist immerhin mehr als das Doppelte im Vergleich zum Kaloriengehalt von Kohlenhydraten oder Eiweiß.

Dennoch sind Fette in allen Körperzellen wichtig, vor allem in denen des Nervensystems. Weiterhin bilden die Fette durch die Bildung von Unterhautfettgeweben einen natürlichen Wärmeschutz. Außerdem werden sie für eine Reihe von Biosynthesen gebraucht und nicht zuletzt sind es oft die Fette, die Speisen erst so richtig schmackhaft machen. Darüber hinaus sind Fette unersetzbar, da sich in ihnen eine ganze Reihe lebenswichtiger Stoffe verbergen.

Unser tägliches Fett gib uns heute!

Fette und Öle enthalten häufig die wertvolle *Linolsäure*. Sie kann vom menschlichen Körper nicht synthetisiert werden und muß deshalb unbe-

Neben der Kettenlänge können die Fettsäuren auch nach ihrer Eigenschaft als „gesättigt" oder „ungesättigt" unterteilt werden. Ungesättigt bedeutet, daß noch freie Reaktionsstellen im Molekül vorhanden sind, was die Ketten elasti-

scher macht. Durch diese beiden Merkmale – Anteile der Fettsäuren mit bestimmten Kettenlängen und Menge der ungesättigten Fettsäuren – lassen sich die einzelnen Fette charakterisieren. Außerdem bestimmen diese Merk-

Gesättigte und ungesättigte Fettsäuren

Bezeichnung	Anzahl der C-Atome (gesamt/ ungesättigt)	Grad der Sättigung	Schmelzpunkt und Fett-Zustand bei 20°C	
Laurinsäure	12/0	gesättigt	44 °C	festes Fett
Myristinsäure	14/0	gesättigt	53,9 °C	festes Fett
Palmitinsäure	16/0	gesättigt	63,1 °C	festes Fett
Palmitoleinsäure	16/1	1fach ungesättigt	0,5 °C	flüssig (Öl)
Stearinsäure	18/0	gesättigt	69,6 °C	festes Fett
Ölsäure	18/1	1fach ungesättigt	13,4 °C	zähflüssig
Linolsäure	18/2	2fach ungesättigt	– 5 °C	Öl+ess. Fetts.
Linolensäure	18/3	3fach ungesättigt	–11 °C	Öl+ess. Fetts.
Arachinsäure	20/0	gesättigt	76,5 °C	festes Fett
Arachidonsäure	20/4	4fach ungesättigt	–49,5 °C	Öl+ess. Fetts.
Behensäure	22/0	gesättigt	81 °C	festes Fett
Lingnocerinsäure	24/0	gesättigt	86 °C	festes Fett

Tabelle 4

Mittlere Fettsäurezusammensetzung einiger Speisefette

Fett oder Öl	% der gesamten Fettsäuren		
	gesättigte Fettsäuren	einfach ungesättigte Fettsäuren	mehrfach ungesättigte Fettsäuren
Kokosfett	91	7	2
Butter	64	33	3
Rindertalg	52	44	4
Schweineschmalz	41	49	10
Baumwollsaatöl	31	19	50
Heringsöl	22	56	22
Erdnußöl, argentinisches	19	39	42
Erdnußöl, afrikanisches	17	68	27
Olivenöl	15	78	9
Sojaöl	15	21	64
Maiskeimöl	13	34	53
Sonnenblumenöl	13	23	64
Rapsöl, erucasäurearmes	8	61	35

Tabelle 5

dingt mit der Nahrung aufgenommen werden. Ist dies nicht in ausreichendem Maße der Fall, können Mangelerscheinungen auftreten, die sich durch Gewichtsabnahme, Nierenblutung, Entwicklungsstörungen, eventuell sogar als Herz-Kreislauf-Erkrankungen bemerkbar machen.

Generell gilt, daß pflanzliche Öle und Fette mehr Linolsäure und andere wichtige ungesättigte Fettsäuren enthalten als tierische Fette. Besonders reichhaltig an Linolsäure sind Öle aus Disteln, Sonnenblumen und Weizenkeimen. Anhand Tabelle 5 und 6 können Sie sich einen genauen Überblick verschaffen.

In letzter Zeit wird zur Qualitätsbeurteilung der Öle und Fette häufig das Verhältnis der mehrfach ungesättigten zu den gesättigten Fettsäuren herangezogen. Besonders günstig ist dies zum Beispiel beim Rotbarsch, der Forelle, im Sesamöl und im Öl von Mais, Sojabohnen und Weizenkeimen. Im Idealfall sollte das Verhältnis von ungesättigten zu gesättigten Fettsäuren bei etwa 1:2, d. h. über 0,5 liegen. Der überhöhte Verzehr von ungesättigten Fettsäuren kann auf Dauer zu Gesundheitsschädigungen führen. Man befürchtet, daß sich Gallensteine schneller bilden, daß die Zellen vorzeitig altern, daß der „gute" HDL-Cholesterinspiegel gesenkt wird und daß sich der Bedarf an Vitamin E erhöht.

Wichtige Fettbegleitstoffe sind die fettlöslichen Vitamine A, D und E. Milch, Butter und Eigelb enthalten besonders viel an den Vitaminen A und D. Weizen- und Maiskeimöl hingegen sind reich an Vitamin E. Da die fettlöslichen Vitamine allesamt lichtempfindlich sind, sollten Öle, aber auch Milch im Dunkeln oder

Linolsäuregehalt einiger Speisefette

Fett oder Öl	Linolsäuregehalt in %
Butter	2–3
Haushaltsmagarine	6–25
Pflanzenmagarine	25–35
Margarine, Spezialsorte	50–55
Schweineschmalz	3–16
Rindertalg	1–5
Kokosfett	1–3
Palmkernfett	ca. 1
Palmöl	6–12
Olivenöl	4–20
Qualitätsrapsöl, erucasäurearmes	18–24
Sojaöl	35–65
Erdnußöl, afrikanisches	13–26
Erdnußöl, argentinisches	38–40
Sonnenblumenöl	55–65
Baumwollsaatöl	33–58
Maiskeimöl	34–62
Weizenkeimöl	44–65

Tabelle 6

Durchschnittlicher Cholesteringehalt einiger Lebensmittel

Lebensmittel (100 g)	Cholesterin (mg)	Lebensmittel (100 g)	Cholesterin (mg)
Rindfleisch*	70	Butter	240
Kalbfleisch*	90	Schlachtfette	100
Schweinefleisch*	70	Mayonnaise (80% Fett)	140
Schaffleisch*	70		
Geflügel*	75	Trinkmilch*	12
Wild*	110	Kondensmilch	33
		Sahne	102
Herz*	130	Käse (40–60% Fett)	100
Nieren*	320		
Leber*	300	Hühnerei (gesamt)*	470
Hirn*	2200	1 Hühnerei (57 g)*	270
Wurstwaren	85–100		

Tabelle 7   * rohes Lebensmittel

zumindest in getönten Flaschen aufbewahrt werden.

Auch Cholesterin und Lecithin sind wichtige Bestandteile von Ölen und Fetten:

Lecithin

Wissenschaftlich bezeichnet man die Lecithine auch als Phospholipide. Es sind fettartige Substanzen, die im Prinzip die wichtigsten Bausteine aller Zellmembranen sind (vgl. *Abb. 9, S. 28*). Sie finden sich in Samen von Pflanzen, aber auch im Hühnereigelb. Das Lecithin der Hobbythek, das Reinlecithin P, wird aus der Sojabohne gewonnen. Sie erhalten es in allen Läden, die die Zutaten für die Hobbythek führen (vgl. *Bezugsquellenverzeichnis*).

Recht gut abgesichert ist die Aussage, daß Lecithin die Blutfettwerte senkt, also den zu hohen Fettgehalt im Blut mindert. Regelmäßige Lecithineinnahmen scheinen da wirklich vorbeugend zu wirken. Zum Teil wurde außerdem eine deutliche Senkung des Cholesterinspiegels beobachtet. Dazu haben neueste Forschungsergebnisse gezeigt, daß Lecithine nur die „schlechten" Cholesterinwerte, die sogenannten LDL-Werte, senken. Die „guten" Cholesterinwerte, die HDL-Werte, hingegen werden sogar erhöht (vgl. *Seite 27 ff.*).

Um einen blutfettsenkenden Effekt zu erzielen, sollten etwa 16 g Reinlecithin P pro Tag aufgenommen werden. Sie können es in Ihren Gemüseshake oder in die Salatsauce geben. Sehr gut schmeckt es übrigens auch im morgendlichen Müsli oder im Obstsalat und Obstmus. Als kleine Anregung zwei Rezepte dazu:

Lecithin-Shake mit Pfirsich

150 ml Vollmilch
16 g Reinlecithin P
100 g geschälten Pfirsich
evtl. 1–2 Tabl. Lightsüß

Alle Zutaten in einen Mixer geben, pürieren, fertig.

Lecithin-Shake mit Orangensaft

150 ml Vollmilch
100 ml Orangensaft
16 g Reinlecithin
evtl. 1–2 Tabl. Lightsüß

Cholesterin

Auch das Cholesterin ist ein fettähnlicher, für den Menschen unentbehrlicher Stoff. Er ist z. B. zum Aufbau der Gallensäure wichtig. Allerdings ist Cholesterin kein essentieller Nahrungsmittelbestandteil, denn der menschliche Körper kann es selbst synthetisieren.

Da Cholesterin für viele Menschen zu einem großen Problem geworden ist, haben wir diesem Stoff ein eigenes Kapitel gewidmet (vgl. *Seite 27 ff.*). Anhand nebenstehender Tabelle können Sie sich einen Überblick über den Cholesteringehalt einiger ausgewählter Lebensmittel verschaffen.

Was sind Ballaststoffe?

Ballaststoffe sind alle Bestandteile unserer Nahrungsmittel, die innerhalb des menschlichen Verdauungstraktes nicht abgebaut werden können. Sie werden deshalb unverdaut wieder ausgeschieden. Diese Definition ist zwar allgemein anerkannt, aber sie läßt eine wichtige Tatsache unberücksichtigt: Ein geringer Teil der Ballaststoffe wird von Bakterien, die sich in unserem Darm befinden, abgebaut. Da dies aber länger dauert und die Speisen dann meist schon den Dickdarm erreicht haben, gelangen nur sehr geringe Mengen der dadurch gelösten Kohlenhydrate und Fettsäuren in den Kreislauf. Die Dickdarmschleimhaut ist nämlich nicht mehr so durchlässig wie die des Dünndarms. Bei der Zersetzung entstehen häufig Gase, die bei anfälligen Menschen Blähungen erzeugen.

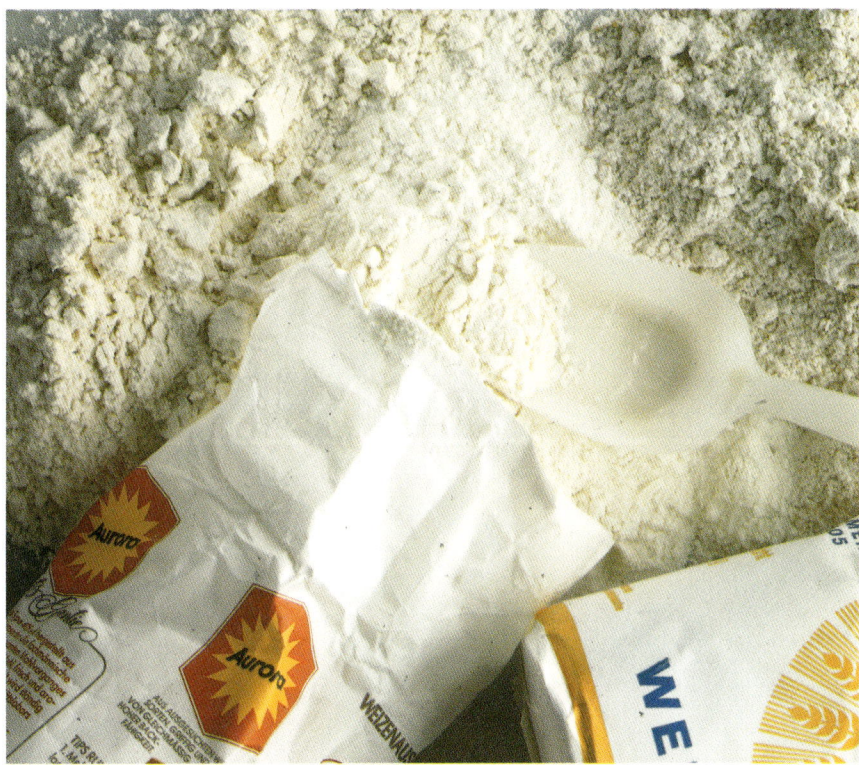

Abb. 16: Je dunkler ein Mehl ist, um so höher ist der Ballaststoffgehalt.

Bei extremer Blähungsanfälligkeit können allerdings auch Mikropilze eine Rolle spielen, zum Beispiel eine pathologisch nicht ganz harmlose Candidaart. Sollte Ihr Arzt über diese schleichende innere Pilzerkrankung keine genauen Informationen haben, können Sie ihn vielleicht an Prof. Dr. Rieth (Hamburg) oder Prof. Wassilew (Hautklinik Krefeld) verweisen. Es gibt außerdem eine Deutsche Mycologische Gesellschaft, deren Vorsitzender Prof. D. J. Müller am Institut für Mikrobiologie und Hygiene der Universität Freiburg im Breisgau ist.

Allgemein kommen Ballaststoffe vor allem in pflanzlichen Produkten vor. Den Pflanzen dienen sie hauptsächlich als Stütz- und Struktursubstanzen. Höchste Gehalte an Ballaststoffen finden sich im Getreide und in den aus ihnen gewonnenen Mehlen. Aber Vorsicht: Je niedriger der Ausmahlungsgrad, desto weniger von den Ballaststoffen sind im Mehl geblieben. Sie erkennen das an der sogenannten *Type*. Eine hohe Typenzahl, z. B. Type 2000 beim Weizenmehl, bedeutet, daß besonders viele Ballaststoffe erhalten geblieben sind. Die Farbe des Mehles ist dann auch viel

Der Ballaststoffgehalt von verschiedenen Lebensmitteln

Lebensmittel (je 100 g eßbarer Anteil)	Ballaststoffgehalt g	Lebensmittel (je 100 g eßbarer Anteil)	Ballaststoffgehalt g	Lebensmittel (je 100 g eßbarer Anteil)	Ballaststoffgehalt g
Getreideprodukte		*Gemüse*		*Hülsenfrüchte*	
Cornflakes	4,0	Artischocke	2,0	Bohnen, weiß, trocken	18,4
Haferflocken	6,7	Aubergine	1,4	Erbsen, trocken	16,6
Hirse	3,8	Blumenkohl	2,9	Linsen, trocken	10,6
Mais, ganzes Korn	9,2	Bohnen, grün	2,9	Kichererbsen	9,5
Maismehl	1,5	Broccoli	3,0		
Reis, poliert	1,4	Chicorée	1,3	*Nüsse und Samen*	
Reis, unpoliert	4,0	Chinakohl	1,7		
Roggen, ganzes Korn	13,1	Endivien	1,5	Erdnuß	7,1
Roggenkeime	3,7	Feldsalat	1,5	Haselnuß	7,4
Roggenmehl, Type 815	11,3	Grünkohl	4,2	Kokosnuß	9,0
Roggenmehl, Type 1150	13,3	Gurke	0,9	Mandeln, süß	9,8
Roggenmehl, Type 1800	17,0	Kartoffel	2,5	Walnuß	4,6
Sojabohnen	4,3	Knollensellerie	4,2	Pistazien	6,5
Weizen, ganzes Korn	10,6	Kohlrabi	1,4	Sonnenblumenkerne	6,3
Weizenkeime	2,3	Kopfsalat	1,5		
Weizenmehl, Type 405	4,0	Mangold	0,8	*Obst, frisch*	
Weizenmehl, Type 1050	4,2	Möhren	3,4	Ananas	1,8
Weizenmehl, Type 1700	9,5	Paprikafrüchte	2,0	Apfel	2,5
Eierteigwaren	3,4	Porree	2,3	Apfelsine	2,2
Vollkornteigwaren	9,0	Radieschen	1,5	Aprikose	2,1
		Rosenkohl	4,4	Banane	2,0
		Rote Rübe	2,5	Birne	2,8
Brote und Backwaren		Rotkohl	2,5	Brombeere	3,2
		Schwarzwurzeln	2,3	Erdbeere	2,0
Brötchen	3,1	Spargel	1,5	Grapefruit	0,6
Grahambrot	6,4	Spinat	1,8	Heidelbeeren	4,9
Knäckebrot	14,6	Tomaten	1,8	Himbeeren	4,7
Pumpernickel	13,5	Weißkohl	2,5	Johannisbeeren, rot	8,2
Roggenbrot	5,5	Wirsingkohl	1,5	Johannisbeeren, schwarz	6,8
Roggenvollkornbrot	4,9	Zuckermais	3,7	Kirsche, sauer	1,0
Roggenmischbrot	7,2	Zucchini	1,1	Kirsche, süß	1,9
Salzstangen	0,3	Zwiebel	3,1	Mandarine	1,9
Vollkornkekse	17,0			Mango	1,7
Vollkornzwieback	12,0			Mirabelle	0,7
Weißbrot	2,9			Pfirsich	1,2
Weizenmischbrot	4,1	*Pilze*		Pflaume	1,7
Weizentoastbrot	3,1	Champignons	1,9	Stachelbeeren	3,0
Weizenvollkornbrot	6,7	Pfifferlinge	0	Wassermelone	0,2
Zwieback, eifrei	3,5	Steinpilze	1,1	Zitrone	0,7

Tabelle 8

dunkler. Aber lassen Sie sich nicht täuschen: Viele Brotsorten sind nicht etwa wegen ihres hohen Gehaltes an Ballaststoffen so dunkel, vielmehr sind sie auf billigem Wege mit Zuckercouleur eingefärbt.

Darüber hinaus enthalten auch Obst, Gemüse und Hülsenfrüchte hohe Ballaststoffmengen (vgl. *Tabelle 8*).

Häufig wird der Ballaststoffgehalt eines Lebensmittels mit dem Rohfasergehalt verwechselt. Das ist sehr irreführend, da der Rohfasergehalt in der Regel viel niedriger ist. Der Chemiker bestimmt den Rohfasergehalt einfach, indem er ein Lebensmittel mit Säuren und Laugen kocht. Alles, was diesen Härtetest übersteht, ist Rohfaser. Damit kann aber im wesentlichen nur ein einziger Ballaststoff, nämlich die Zellulose, erfaßt werden. Für die Bewertung eines Lebensmittels aus der Sicht des Ernährungswissenschaftlers hat der Rohfasergehalt deshalb nur wenig Bedeutung.

Ballaststoffe sind Wertstoffe

Früher nahm man an, daß Ballaststoffe überflüssige Nahrungsmittelbestandteile seien, auf die man getrost verzichten könne. So ist auch der Name entstanden. Heute sind wir längst eines Besseren belehrt, denn gerade die Ballaststoffe haben vielfältige Aufgaben, und ihr Fehlen kann zu schwerwiegenden Gesundheitsstörungen führen.

Zunächst einmal sorgen die Ballaststoffe für eine verlangsamte Entleerung des Magens, wodurch das Sättigungsgefühl länger erhalten bleibt. Die Folge ist, daß auf Dauer weniger Nahrung und damit weniger Energie aufgenom-

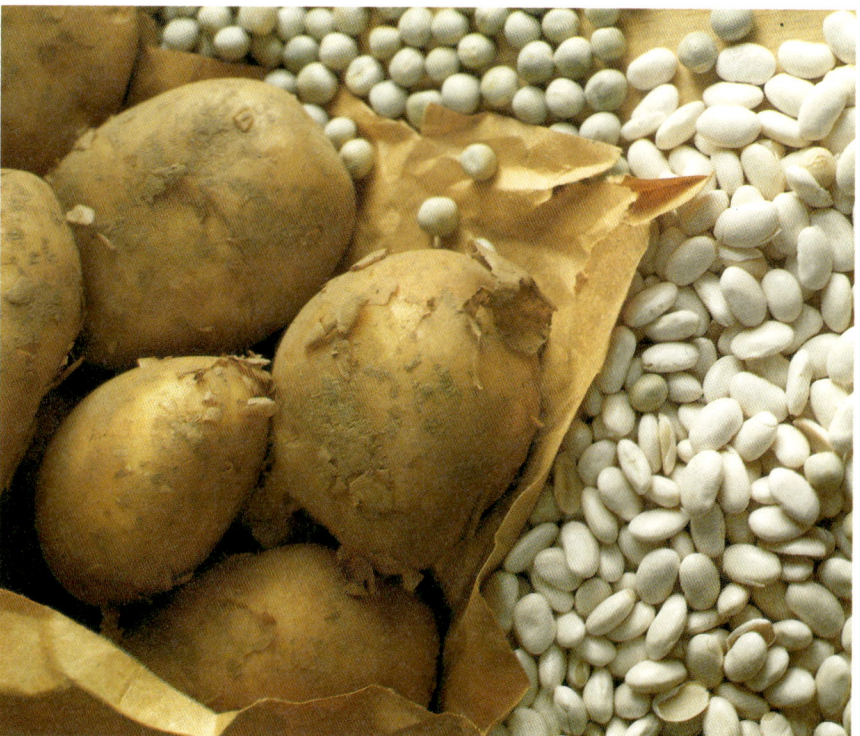

Abb. 17: Ballaststoffreiche Lebensmittel wie Kartoffeln, Erbsen und Bohnen finden in unseren modernen Speiseplänen leider in der Regel viel zuwenig Beachtung.

men wird. Schon deshalb haben Vegetarier wesentlich seltener Gewichtsprobleme als die übrige Bevölkerung.

Während die Verweildauer im Magen durch einen höheren Ballaststoffgehalt verlängert wird, ist es im Darm genau umgekehrt. Das hat mehrere Gründe. Zum einen vergrößert sich natürlich das Stuhlvolumen, da die Ballaststoffe ja weitestgehend unverdaut ausgeschieden werden, zum anderen nehmen Ballaststoffe zum Teil erhebliche Mengen Wasser auf, was das Volumen weiterhin erhöht. 1 g Weizenkleie kann zum Beispiel 4,4 g Wasser aufsaugen.

In jüngster Zeit wird immer wieder darauf hingewiesen, daß ein Zusammenhang zwischen der Darmpassagezeit und Dickdarmkrebs zu beobachten ist, da bei längerer Verweildauer des Speisebreies im Darm giftige Abbauprodukte länger auf die Darmwand einwirken können. Weitere Einzelheiten zu diesem Thema finden Sie in unserem Kapitel: „Ernährung und Krebs". Verschiedene Ballaststoffe haben die Eigenschaft, organische Substanzen zu binden. Dadurch kann zum Beispiel der Cholesterinspiegel gesenkt werden. Und das funktioniert folgendermaßen: Zunächst bindet der Ballast-stoff im Darm Gallensäure. Dadurch wird die Leber zu einer höheren Produktion von Gallensäure angeregt. Gallensäure wiederum wird aus Cholesterin synthetisiert. Die Folge: Der Cholesterinspiegel sinkt.

Die englischen Ärzte Burkitt, Painter und Trowell haben als erste die umfassenden Auswirkungen mangelnder Ballaststoffe in der Ernährung beschrieben. Dabei stellten sie zunächst die „Fiber-Hypothese" auf. Danach schützt die wesentlich ballaststoffreichere Kost, wie sie in wirtschaftlich und industriell unterentwickelten Ländern verzehrt wird, vor vielen Krankheiten. Dazu zählten sie: Verstopfung, Blinddarmentzündung, krankhafte Ausstülpungen des Dickdarmes, Reizdarm, Hämorrhoiden, chronische Dickdarmentzündungen, Dickdarmpolypen und -krebs, Cholesteringallensteine, Zahnkaries, Fettsucht, Bluthochdruck, Zuckerkrankheit, Herzinfarkt, Durchblutungsstörungen und rheumatische Erkrankungen. Heute bemühen sich Ernährungswissenschaftler und Mediziner gemeinsam, die Menschen in den Industrienationen wieder an eine ballaststoffreiche Kost zu gewöhnen. Gerade in diesem Jahrhundert ist der durchschnittliche Verzehr dieser Wertstoffe drastisch gesunken. Ballaststoffarme Produkte wie Toastbrot, Nudeln oder Fleisch haben sich in unserem Speiseplan einen hohen Stellenwert gesichert, während ballaststoffreiche Lebensmittel wie Kartoffeln, Erbsen oder Bohnen immer weiter zurückgedrängt wurden. Während früher in der Regel durchschnittlich 60–80 g pro Tag aufgenommen wurden, sind es heute nur noch 20–25 g täglich. Die Deut-

sche Gesellschaft für Ernährung empfiehlt eine Aufnahme von 40–60 g Ballaststoffen pro Tag, um der Entstehung vieler Erkrankungen vorzubeugen.

Die Palette an Ballaststoffen ist außerordentlich groß. Die meisten von ihnen gehören der Gruppe der Kohlenhydrate, also den Zuckern, an. Es sind meist Polysaccharide, also Riesenmoleküle, die aus vielen Einfachzuckern zusammengesetzt sind. Im folgenden wollen wir Ihnen die wichtigsten kurz vorstellen.

Zellulose

Die Zellulose ist der hauptsächliche Bestandteil der pflanzlichen Zellwände. Wie die Stärke, so besteht auch die Zellulose aus vielen Tausend Glucose-Molekülen (vgl. *Abb. 3*). Der Unterschied liegt in der Bindung der einzelnen Moleküle untereinander, und der menschliche Körper hat nicht das richtige „Enzymbesteck", um die Bindungen dieses Polysaccharides „knacken" zu können. Recht beachtlich ist das Wasserbindungsvermögen der Zellulose: 1 g Zellulose kann 0,4 g Wasser aufnehmen.

Hemizellulosen

Genau wie die Zellulose sind auch die Hemizellulosen Polysaccharide. Sie sind ebenfalls in den Zellwänden eingelagert und scheinen dort die Stützfunktion der Zellulose zu verstärken. Zum Teil handelt es sich aber auch um Reservesubstanzen. Neben dem Einfachzucker Glucose können in den verschiedenen Hemizellulosen auch andere Einfachzucker vorhanden sein. Auch die Hemizellulosen können viel Wasser binden.

Pektin

Pektin ist ebenfalls ein Polysaccharid. Es setzt sich hauptsächlich aus dem Einfachzucker Galakturonsäure zusammen. Generell haben Pektine die Fähigkeit, Wasser und organische Säuren, wie zum Beispiel die Gallensäure, zu binden.

Da wir das Pektin für einen wahren Tausendsassa halten, haben wir ihm eine wichtige Rolle in unseren Ernährungsplänen zugedacht. Wenn Sie Näheres zum Pektin und zu unserem Diätpektin, dem Bipektal, wissen wollen, lesen Sie bitte auf den *Seiten 129 ff.* nach.

Lignin

Das Lignin tritt im Pflanzenreich meist mit Zellulose und Hemizellulose gemeinsam auf. Holz besteht zu 20–30 % aus reinem Lignin. Allerdings ist Lignin im Gegensatz zu seinen beiden Kollegen kein Polysaccharid. Seine Riesenmoleküle bestehen aus dem chemischen Stoff Phenylpropan. Wie das Pektin, so hat auch das Lignin die Fähigkeit, organische Säuren, wie zum Beispiel Gallensäure, zu binden.

Neben diesen Gruppen der Ballaststoffe gibt es noch viele weitere, zum Teil noch unerforschte Stoffe, die zu den Ballaststoffen zu zählen sind. Erwähnen wollen wir hier – der Vollständigkeit halber – das Chitin, das ist das Stütz- und Skelett-Polysaccharid der Pilze, die Algen-Polysaccharide Agar-Agar, Carrageenan und Alginat, Gummis, Schleimstoffe, Gerbstoffe, Wachse und Tannine und nicht zuletzt verschiedene tierische Substanzen, wie zum Beispiel das Kollagen und das

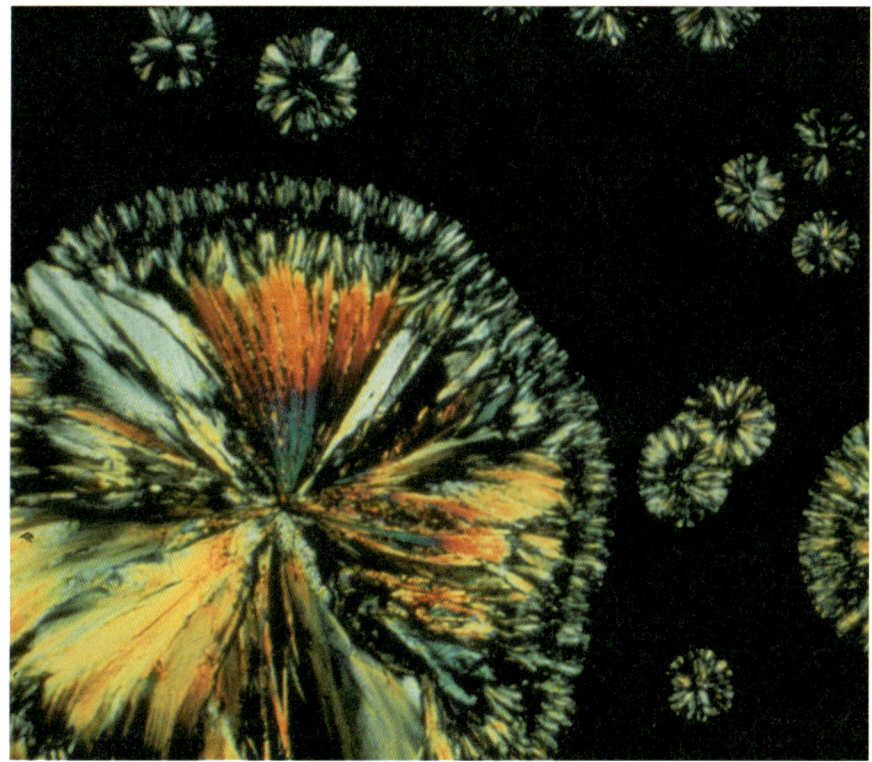

Abb. 18: Wie ein buntes Feuerwerk: Das Vitamin B$_1$ (Thiamin) unter dem Elektronenmikroskop.

hat sich der Begriff für diese wichtigen Nahrungsbestandteile bei uns eingebürgert. Im Jahr 1913 wurde das erste Vitamin, der „Wachstumsfaktor", aus Butter und Eigelb isoliert. Man nannte diesen Stoff Vitamin A. In Anlehnung daran hat man später der Einfachheit halber allen weiteren Vitaminen alphabetisch aufsteigende Bezeichnungen, also Vitamin A, B, C usw. gegeben.

Diese Ordnung wird zerstört, wenn man die Vitamine nach einer ihrer chemischen Eigenschaften einteilt, nämlich nach der Löslichkeit. Dadurch gliedern sich die Vitamine in zwei große Gruppen: in die wasserlöslichen und in die fettlöslichen Vitamine. Das hat zunächst einmal Auswirkungen auf die Aufnahme in den Körper, denn die fettlöslichen zum Beispiel werden besser mit Fett aufgenommen. Außerdem haben die fettlöslichen Vitamine den Vorteil, daß sie sich in begrenztem Maße im Körper speichern lassen. Überschüssige wasserlösliche Vitamine hingegen werden in der Regel schnell wieder ausgeschieden. Deshalb müssen sie unbedingt kontinuierlich mit der Nahrung zugeführt werden.

Aber auch Mineralstoffe müssen regelmäßig aufgenommen werden. Im Gegensatz zu den Vitaminen werden sie nicht vom Körper verbraucht. Da sie aber zum Beispiel über den Schweiß wieder ausgeschieden werden, müssen die Verluste stetig ausgeglichen werden.

Die Mineralstoffe werden ebenfalls in zwei große Gruppen eingeteilt. Diese basieren allerdings nicht auf chemischen Eigenschaften, sondern sie richten sich nach der Menge, in der die Mineralstoffe im Körper vorkommen.

Elastin, beides wichtige Bestandteile des Bindegewebes und der Sehnen.

Achtung, lebenswichtig: Vitamine und Mineralstoffe

Schon immer haben die Menschen lebenswichtige Vitamine und Mineralstoffe durch die Nahrung aufgenommen. Zwar waren unseren Ahnen Begriffe wie Kohlenhydrate, Aminosäuren bzw. Proteine, Ballaststoffe und natürlich Vitamine und Mineralstoffe unbekannt, dennoch hatte man ein teilweise sehr hohes Wissen über die Wirkung und die Notwendigkeit einzelner Lebensmittel. Erst in diesem Jahrhundert, genauer gesagt im Jahr 1911, wurde schließlich der Begriff Vitamin geprägt. Der Name ist abgeleitet von *vita*, das Leben, und von *amin*, die Stickstoffverbindung. Obgleich man heute längst weiß, daß nicht alle der 13 bekannten Vitamine Stickstoffverbindungen sind,

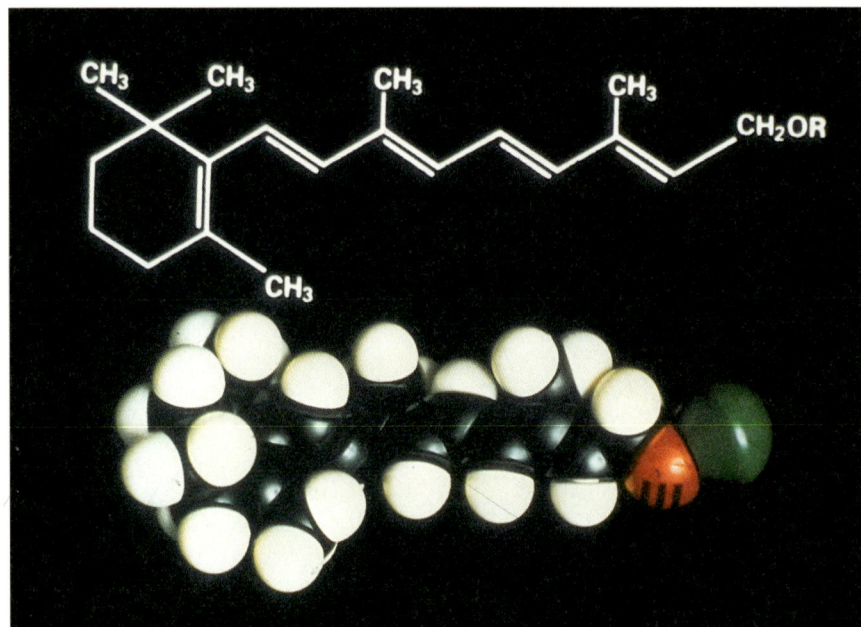

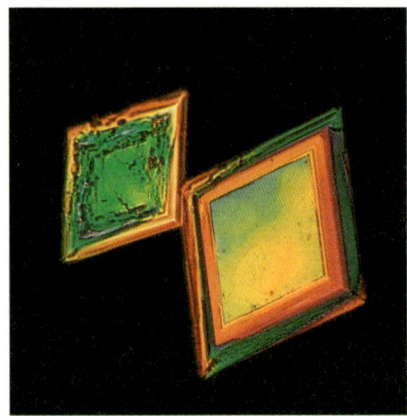

Abb. 20: Elektronenmikroskopische Aufnahme des Vitamin A.

Abb. 19: Strukturformel und Molekül des Vitamin A.

Mineralstoffe, deren mittlerer Gehalt höher als 50 mg pro kg Körpergewicht beträgt, nennt man Mengenelemente. Alle anderen werden als Spurenelemente bezeichnet.

Vitamine

Ganz allgemein versteht man unter einem Vitamin einen organischen Stoff, der vom Organismus für bestimmte lebenswichtige Funktionen benötigt wird und vom Körper gar nicht oder nur in ungenügendem Maße selbst produziert werden kann. Deshalb müssen Vitamine regelmäßig mit der Nahrung aufgenommen werden. Die empfohlenen Richtwerte für die Vitamine können nur eine grobe Orientierungshilfe sein, denn sie gelten für die Normalsituation, und es gibt unendlich viele Ausnahmesituationen (vgl. Seite 64 f.). Die im folgenden angegebenen Werte beziehen sich nur auf gesunde Jugendliche und Erwachsene. Sie basieren auf den Empfehlungen der Deutschen Gesellschaft für Ernährung.

Allerdings können Vitamine auch Nebenwirkungen haben. Die unter den einzelnen Vitaminen beschriebenen Symptome bei Überdosierung treten in der Regel jedoch nicht bei normaler Ernährung auf. Sie können in seltenen Fällen die Folge sein, wenn über einen längeren Zeitraum, zum Beispiel über mehrere Monate, Vitaminpräparate in zu hohen Dosen eingenommen werden. Achten Sie deshalb, wenn Sie ein solches Mittel einnehmen, unbedingt auf die empfohlenen Tagesdosen, die auf den Beipackzetteln der Vitaminpräparate vermerkt sind.

Die fettlöslichen Vitamine

Vitamin A (Retinol)

Funktionen: Beteiligung am Sehvorgang. Wichtig für die Funktion von Haut und Schleimhäuten und für das Immunsystem.

Empfohlene Tageszufuhr: 0,8–1,1 mg.

Mangelerscheinungen: Lichtscheuheit, Nachtblindheit, Hautschäden, Haarausfall, erhöhte Infektionsanfälligkeit, Wachstumsstörungen der Knochen im Kindesalter.

Überdosierung: Bei monatelanger Einnahme von mehr als 15 mg täglich können Kopfschmerzen und Hautveränderungen auftreten. Bei mehr als 30 mg täglich können zusätzlich Leberzellveränderungen, bei Schwangeren auch eine Schädigung des ungeborenen Kindes die Folge sein. Schon geringe Mengen Alkohol verstärken die Nebenwirkungen.

Nahrungsquellen: Mohrrüben, Rinderleber, Spinat, Grünkohl, Tomaten, Butter, Margarine, Sahne, Milch.

In den pflanzlichen Nahrungsmitteln, wie zum Beispiel den Mohrrüben, ist nicht das Vitamin A selbst, sondern das Provitamin A, das sogenannte **Beta-Carotin**, enthalten. Es wird vom Körper problemlos in Vitamin A umgewandelt. Der Vorteil des Beta-Carotins liegt deshalb vor allem darin, daß es im Gegensatz zum eigentlichen Vitamin A nicht überdosiert werden kann. Unser Körper speichert Beta-Carotin im Unterhautfettgewebe und wandelt es nur nach Bedarf in Vitamin A um. Dieses Phänomen ist uns ja bestens von Babies und Kleinkindern bekannt, die viel Möhrenbreis und Möhrensäfte bekommen. Ihre Hautfarbe wird durch das Beta-Carotin der Möhren so angenehm braun. Auch Erwachsene können einen großen Nutzen aus dieser Hautfarbe ziehen, denn Beta-Carotin schützt auch gegen Sonnenbrand. Mehr zu diesem interessanten Provitamin können Sie auf *Seite 31* nachlesen.

Unser Tip: Vitamin A und Beta-Carotin können nur in Verbindung mit Fett vom Körper aufgenommen werden. Der obligatorische Löffel Öl oder der Schuß Sahne sollten deshalb in Ihrem Salat nie fehlen.

Besonders gesund und schmackhaft sind auch unsere Möhrenshakes für zwischendurch:

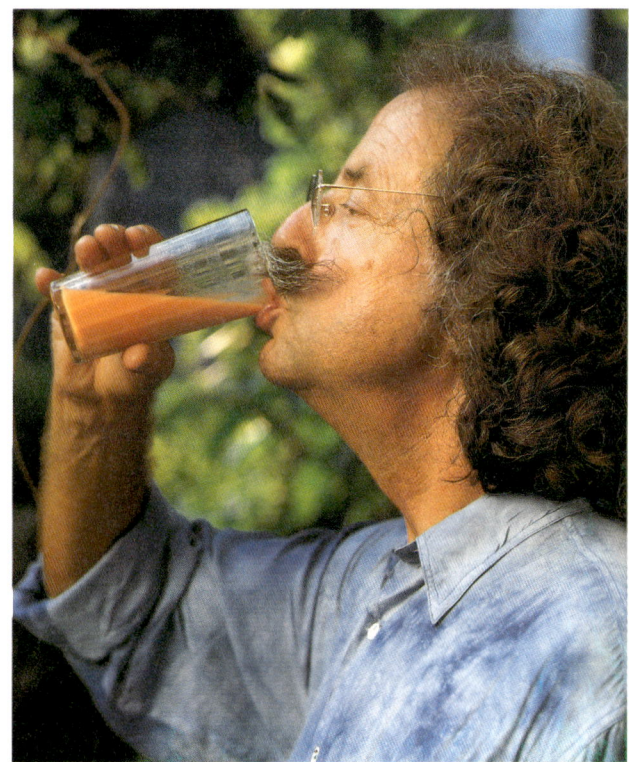

Abb. 21: Der Möhrenshake der Hobbythek – köstlich und gesund. Prost!

Möhrenshake

150 g Möhren
1 Stich Butter oder Margarine
1 Tasse Milch
1 Teel. Honig

Die Möhren in Streifen oder Scheiben schneiden oder raspeln. Zusammen mit dem Fett etwa 5 Minuten andünsten. Mit der Milch in den Mixer geben und pürieren, mit Honig abschmecken.

Möhrenshake mit Orangen

100 g Möhren
1 Stich Butter oder Margarine
1 Tasse Milch
2 Orangen
1 Teel. Honig

Herstellung wie beschrieben. Zusätzlich die geschälten oder ausgepreßten Orangen in den Mixer geben, pürieren, fertig. Dieser Shake ist nicht nur äußerst reich an Beta-Carotin, sondern

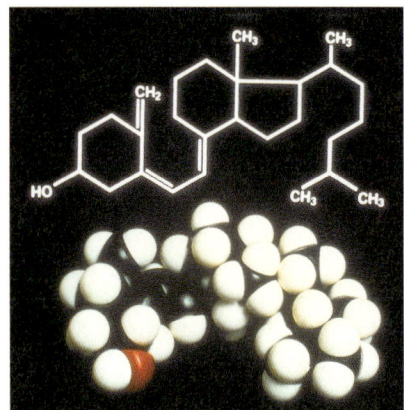

Abb. 22: Strukturformel und Molekül des Vitamin D.

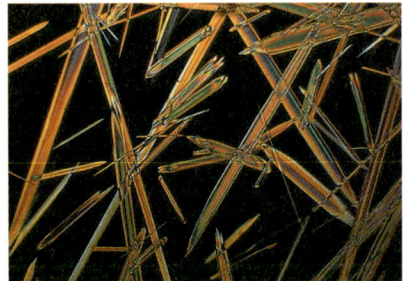

Abb. 23: Vitamin D unter dem Elektronenmikroskop.

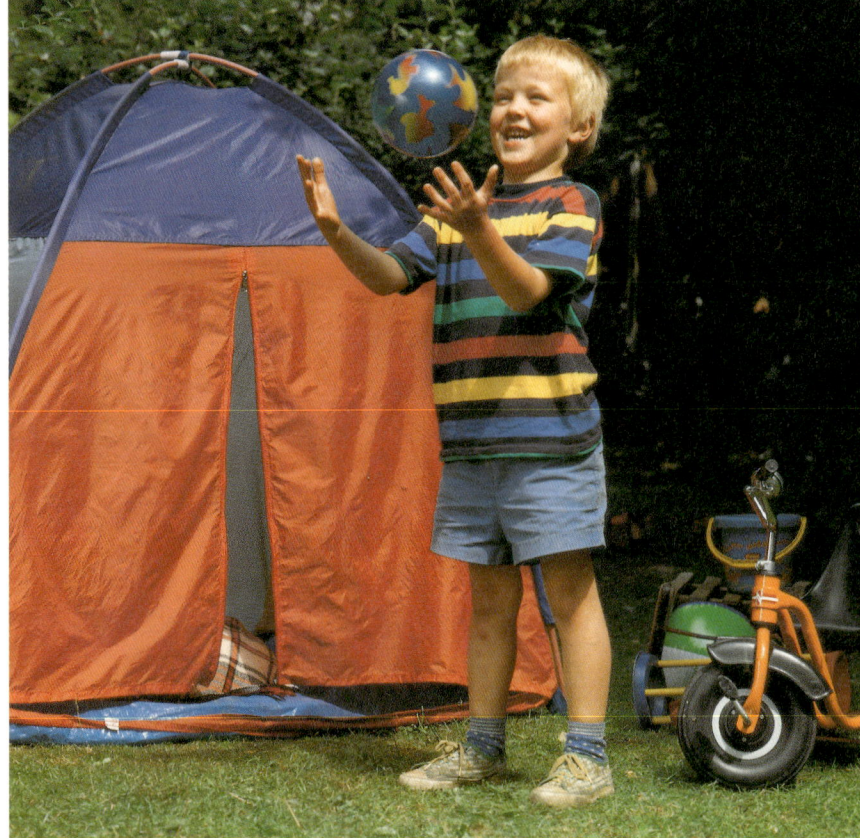

Abb. 24: Achten Sie darauf, daß Ihre Kinder viel im Freien spielen. Denn Vitamin D bildet sich nur unter Einfluß des Sonnenlichtes in der Haut.

deckt zusätzlich den Tagesbedarf an Vitamin C.

Vitamin D (Calciferol)

Funktionen: Notwendig für den Calcium- und den Phosphatstoffwechsel. Unerläßlich für die Bildung der Knochen und der Zähne.

Empfohlene Tageszufuhr: 5 µg (= 0,005 mg).

Mangelerscheinungen: Bei Kindern kann Rachitis, eine Störung der Knochenbildung, auftreten. Die Folgen sind Deformationen des Schädels, der Wirbelsäule, des Brustkorbs, des Bekkens und der Beine. Im Alter führt der Mangel zu Entkalkung der Knochen und infolgedessen zur Knochenerweichung (Osteoporose).

Überdosierung: Bei monatelanger Aufnahme von mehr als 15 µg können bei entsprechender Veranlagung Knochenveränderungen auftreten. Bei mehr als 5000 µg täglich ist ein erhöhter Calciumspiegel im Blut nicht auszuschließen.

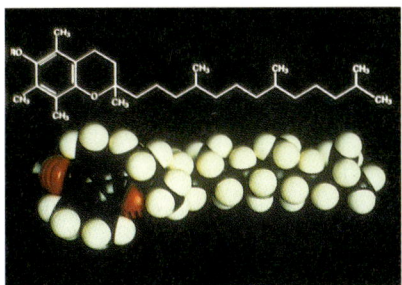

Abb. 25: Strukturformel und Molekül des Vitamin E.

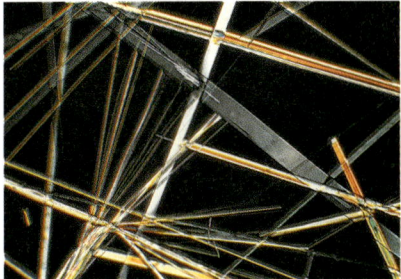

Abb. 26: Auch das Vitamin E zeigt sich unter dem Elektronenmikroskop in bizarren Formen und Farben.

Nahrungsquellen: Hering, Lachs, Aal, Eigelb, Lebertran, Sahne, Käse, Butter und Margarine.
Unser Tip: Vitamin D bildet sich unter Einfluß des Sonnenlichtes in der Haut. Ein ausreichender Aufenthalt im Freien wird deshalb dringend empfohlen.

Vitamin E (Tocopherol)

Funktionen: Wichtig für den Fettstoffwechsel. Schützt die ungesättigten Fettsäuren, die zum Beispiel in den Zellwänden, in Hormonen und in Enzymen enthalten sind, vor der Zerstörung durch Sauerstoff. Weiterhin schützt es nach neuesten wissenschaftlichen Erkenntnissen vor Arteriosklerose (vgl. *Seite 30 f.*).
Empfohlene Tageszufuhr: 12 mg.
Zur Zeit diskutieren Mediziner und Ernährungswissenschaftler eine erhöhte Empfehlung, weil die krebsverhindernden Eigenschaften bei der früheren Dosierungsempfehlung nicht berücksichtigt wurden, und im Vergleich zu der positiven Wirkung sind die Folgen bei Überdosierung relativ harmlos.
Überdosierung: Bei monatelanger Einnahme von mehr als 540 mg täglich könnten Muskelschmerzen die Folge sein. Diese Angaben werden von einigen Wissenschaftlern jedoch angezweifelt, die davon ausgehen, daß selbst eine fast 100fache Tagesdosis (1000 mg) kaum Nebenwirkungen erzeugt. Daneben ist in der älteren Literatur nachzulesen, daß in seltenen Fällen Kopfschmerzen, Schwindelgefühle und Erschöpfungszustände bei einer kontinuierlichen erheblichen Überdosierung auftreten können.
Nahrungsquellen: Pflanzenöle, Butter, Margarine, Eier, Vitamin-E-Acetatöl HT (1 Tropfen = ca. 30 mg). Vitamin-E-Acetat sollte im übrigen in selbstgemachten oder gekauften Hautcremes niemals fehlen, da es in der Lage ist, chemische Radikale, die zum Beispiel durch Einwirkung von UV-Strahlen in der obersten Hautschicht entstehen, unmittelbar abzufangen. Mehr darüber können Sie in den Hobbythek-Büchern „Die 5-Minuten-Kosmetik" und „Schminken, pflegen, schönes Haar" nachlesen.

Vitamin K (Phyllochinon)

Funktion: Wichtig für die Blutgerinnung.
Empfohlene Tageszufuhr: 60–80 μg (0,06–0,08 mg).
Mangelerscheinungen: Sie treten fast ausschließlich bei Säuglingen in der ersten Lebenswoche oder bei alten Menschen auf. Die Blutgerinnungszeit ist verlängert, die Neigung zu Blutungen erhöht.
Nahrungsquellen: Tomaten, Kopfsalat, Leber, Milch, Kohl, Spinat.
Unser Tip: Den Bedarf an diesem Vitamin decken wir nicht nur durch die Ernährung, sondern auch durch unsere „Mitbewohner" im Dickdarm. Bestimmte Bakterien können nämlich das Vitamin für uns mitproduzieren. Nur langandauernde Antibiotika-Therapien, zum Beispiel auf Intensivstationen oder nach großen Darmeingriffen, zerstören unsere nützliche Darmflora. Dann muß Vitamin K zugeführt werden.

Die wasserlöslichen Vitamine

Vitamin B₁ (Thiamin)

Funktionen: Wichtig für das Nervensystem und den Kohlenhydratstoffwechsel, also den Zuckerabbau.
Empfohlene Tageszufuhr: 1,1–1,5 mg.
Mangelerscheinungen: Herzstörungen, Müdigkeit, Appetitlosigkeit, erhöhte Infektionsanfälligkeit.
In asiatischen Ländern hat der Genuß von poliertem Reis zur klassischen Vitamin-B₁-Mangelerscheinung, der Beri-Beri, geführt. Kennzeichen sind Lähmung und Schwund der Gliedmaßenmuskulatur, Wasseransammlung in den Geweben und Herzfunktionsstörungen. Zwar gibt es bei uns diese krassen Mangelerscheinungen nicht mehr, dennoch sind Menschen, die ih-

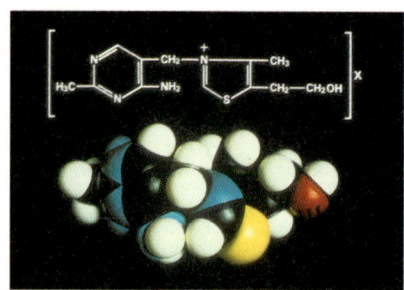

Abb. 27: Strukturformel und Molekül des Vitamin B_1.

ren Kalorienbedarf fast ausschließlich durch Produkte aus weißen Auszugsmehlen, Zucker sowie Alkohol decken – und das sind nicht wenige –, gefährdet, und zwar aus zweierlei Gründen: Zum einen fehlt das Vitamin B_1 in solchen leeren Nahrungshülsen, zum anderen ist der Bedarf gerade beim Abbau dieser Produkte erhöht. Schwere Vitamin-B_1-Mangelerscheinungen treten in den modernen Industrieländern so gut wie nicht auf, jedoch können schon mittlere Versorgungsmängel zu Müdigkeit, Konzentrationsschwäche, Aggression, verminderter Toleranz gegenüber Außeneinflüssen, wie zum Beispiel Lärm, zu Depression und Angstzuständen führen. Die Zufuhr von Vitamin B_1 ist vor allem bei Jugendlichen mangelhaft. Ursache ist meistens falsche Ernährung. Aber auch Medikamente wie Abführmittel, Antibabypille, Mittel gegen Übersäuerung des Magens, ja sogar Darmparasiten können Vitaminräuber sein. Eine ausreichende Versorgung mit Vitamin B_1 ist dann wichtig, wenn man sein Gewicht reduzieren will. Einem eventuellen Mangel können Sie mit unserem Multivitaminpulver HT (vgl. *Seite 134*) erfolgreich vorbeugen.

Nahrungsquellen: Schweinefleisch, Kartoffeln, Herz, Leber, Milch, Vollkornbrot, Getreidekeime, Hefe.
Unser Tip: Der Bedarf an Vitamin B_1 ist bei alten Leuten, Sportlern, Schwangeren, Stillenden, in Streßsituationen und bei körperlich schwer arbeitenden Menschen erhöht, ebenso bei starkem Alkoholkonsum. Größere Dosierungen sind bei Nerven-, Muskel- und Gelenkschmerzen sowie bei Migräne angezeigt. In diesen Fällen wird von Ärzten Vitamin B_1 in Tablettenform verordnet.

Vitamin B_2 (Riboflavin)

Funktionen: Unentbehrlich für den Aufbau des roten Blutfarbstoffes, wichtig für den Sehvorgang und für die Haut. Beteiligt am Fett-, Kohlenhydrat- und Eiweißstoffwechsel.
Empfohlene Tageszufuhr: 1,5–1,8 mg.
Mangelerscheinungen: Wachstumsstörungen, Sehstörungen, Lichtempfindlichkeit, Rötung und Schuppenbildung der Haut, Risse in den Mundwinkeln, glanzlose und brüchige Fingernägel.

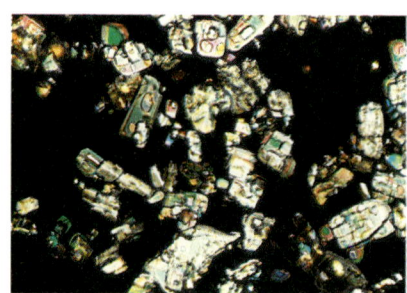

Abb. 28: Wie Edelsteine glitzern die Vitamin B_6-Moleküle unter dem Elektronenmikroskop.

Nahrungsquellen: Milch, Buttermilch, Rinderleber, Gemüse, Kartoffeln, Vollkornprodukte, Hefe.
Unser Tip: Der Bedarf an Vitamin B_2 ist bei Rauchern, bei Einnahme der Antibabypille und bei chronischem Alkoholkonsum erhöht.

Vitamin B_6 (Pyridoxin)

Funktionen: Wichtig für den Eiweißstoffwechsel und für das Nervensystem.
Empfohlene Tageszufuhr: 1,6–2,1 mg.
Mangelerscheinungen: Appetitlosigkeit, Hautveränderungen, Wachstumsstörungen, Muskelschwund, Krämpfe, Blutarmut.
Überdosierung: Bei einer 200- bis 500fachen Tagesdosis können Funktionsstörungen im Nervensystem auftreten.
Nahrungsquellen: Vollkornprodukte, Bananen, Sardinen, Makrelen, Kartoffeln, Gemüse, Milch.
Unser Tip: Der Bedarf ist bei Einnahme der Antibabypille erhöht. Schwangere bekommen Vitamin B_6 häufig wegen ihres erhöhten Bedarfs vom Arzt verordnet (Tagesbedarf: 25 mg). Zudem steigt der Bedarf mit der Höhe des Verzehrs an Eiweiß.

Vitamin B_{12} (Cobalamin)

Funktionen: Wichtig für die Blutbildung und bei allen Wachstumsvorgängen beteiligt.
Empfohlene Tageszufuhr:
3 μg (= 0,003 mg).
Mangelerscheinungen: Bei chronischer Unterernährung, bei Magen-Darm-Krankheiten oder bei strenger vegetarischer Kost treten Mangelerscheinun-

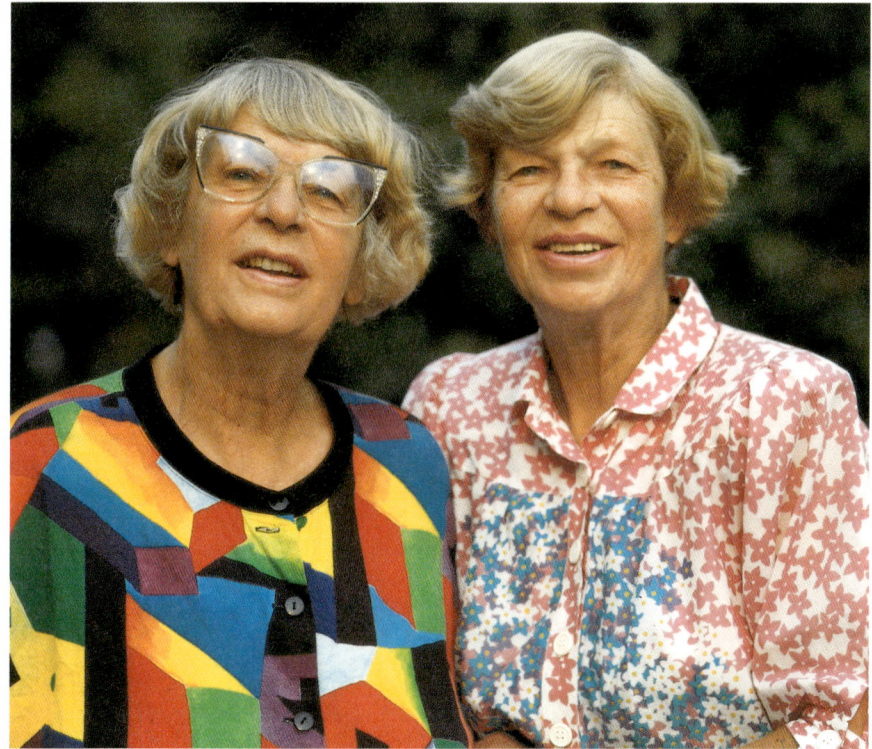

Abb. 29: Vor allem ältere Menschen leiden häufig unter einem Mangel an Vitamin B$_{12}$.

gen auf (Pflanzliche Lebensmittel enthalten kein Vitamin B$_{12}$!): Der Gehalt an roten Blutkörperchen ist vermindert (Anämie), die Zungenschleimhaut weist Veränderungen auf, zudem treten nervöse Störungen auf. Ältere Menschen produzieren häufig zuwenig Magensäure, die für die Aufnahme dieses Vitamins vom Körper benötigt wird und leiden deshalb gelegentlich unter den genannten Mangelerscheinungen. In diesen Fällen muß das Vitamin über eine Spritze verabreicht werden. *Nahrungsquellen:* Kalbsleber, Fleisch, Milch, Quark.

Unser Tip: Schwangere haben insbesondere gegen Ende der Schwangerschaft einen erhöhten Bedarf.

Folsäure

Funktionen: Wichtig für die Zellteilung und Zellneubildung, insbesondere der weißen und roten Blutzellen.
Empfohlene Tageszufuhr: 150–300 µg (= 0,15–0,3 mg).
Mangelerscheinungen: Veränderungen des Blutbildes (Anämie), Schleimhautveränderungen im Bereich der Mundhöhle, Darmstörungen.

Nahrungsquellen: Leber, rohe Tomaten und Weißkohl, Blumenkohl, Sojabohnen, Hefe, Weizenkeime.
Unser Tip: Der Bedarf ist während der Schwangerschaft und während der Stillzeit sowie bei Einnahme verschiedener Medikamente wie auch bei der Antibabypille erhöht. Zudem kann chronischer Eisenmangel zu Störungen der Folsäureverwertung führen.

Niacin

Funktionen: Niacin ist Bestandteil vieler Enzyme und spielt für den Ab- und Aufbau von Kohlenhydraten, Fetten und Eiweißen eine wichtige Rolle. Es ist außerdem unentbehrlich für das Nervensystem und für die Haut.
Empfohlene Tageszufuhr: 15–20 mg.
Mangelerscheinungen: Müdigkeit, Appetitlosigkeit, Gewichtsverlust.
Überdosierung: Bei einer 50fachen Tagesdosis erweitern sich die Blutgefäße (Erröten). Dies geschieht jedoch nur bei Einnahme der seltenen Niacin-Form Nicotinsäure.
Nahrungsquellen: Sardinen, Kartoffeln, Getreideerzeugnisse, Obst, Gemüse, Hülsenfrüchte, Hefe.

Pantothensäure

Funktionen: Wichtig beim Aufbau von Fetten, Kohlenhydraten, Aminosäuren, Fettsäuren und bestimmten Hormonen.
Empfohlene Tageszufuhr: 6 mg.
Nahrungsquellen: Leber, Steinpilze, Wassermelone, Erbsen, Ostseehering.

Biotin

Funktionen: Wichtig bei der Synthese von Kohlenhydraten und Fetten.

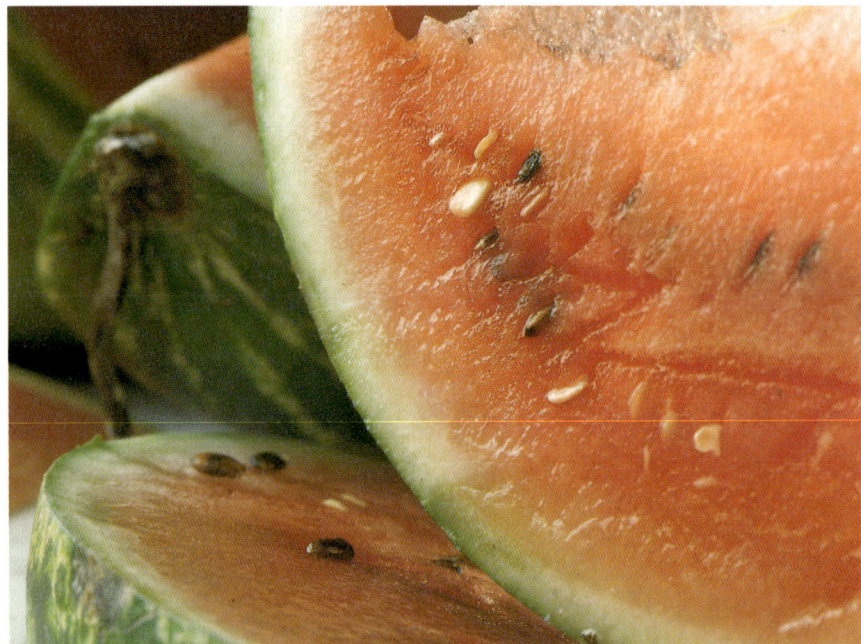

Abb. 30: Wassermelonen enthalten relativ viel Pantothensäure.

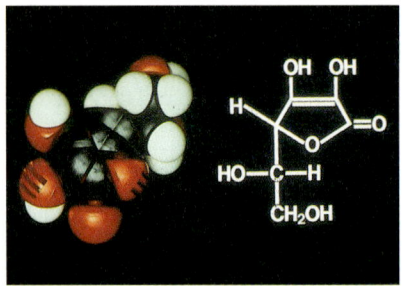

Abb. 31: Strukturformel und Molekül des Vitamin C.

Empfohlene Tageszufuhr: 30–100 µg (= 0,03–0,1 mg).
Mangelerscheinungen: Hautveränderungen und gleichzeitig folgende un-spezifische Symptome: Müdigkeit, Appetitlosigkeit, Übelkeit, Muskelschmerzen, Minderung des roten Blutfarbstoffs.
Nahrungsquellen: Milch, Leber, Sojabohnen.

Vitamin C (Ascorbinsäure)

Funktionen: Erhöht die Abwehrkräfte gegenüber Infektionskrankheiten, wichtig für die Zahn-, Knochen- und Blutbildung. Da Vitamin C eine ganz herausragende Stellung als Antioxidanz hat, können Sie Näheres hierüber im Kapitel „Brandneues aus der Gesundheitsforschung" nachlesen.
Empfohlene Tageszufuhr: 75 mg.

Einige Wissenschaftler empfehlen wesentlich höhere Tagesdosen, zum Beispiel:
– normale Tageszufuhr: 500 mg;
– bei erhöhter körperlicher Belastung: ca. 1 g;
– im Krankheitsfall: ca. 2 g.
Mangelerscheinungen: Müdigkeit, geistige und körperliche Leistungsminderung, schlechte Wundheilung, Anfälligkeit für Infektionskrankheiten. Akute Mangelsymptome, wie sie in früheren Jahrhunderten häufig auftraten, werden als Skorbut bezeichnet.
Vorsicht: Bei Einnahme von mehr als 2,5 g Vitamin C auf einmal kann es zu Durchfall kommen, denn Vitamin C in hohen Dosen wird im Verdauungstrakt nicht vollständig aufgenommen. Auch kleinere Mengen (über 1 g) können bei manchen Menschen Reizungen der Darmschleimhaut bis hin zu Hämorrhoiden auslösen, was leider vom Arzt nicht immer bedacht wird. Die Durchfälle entstehen durch folgenden Mechanismus: Das nicht aufgenommene Vitamin C zieht sehr viel Wasser in das Darmlumen, dies regt die Peristaltik an mit dem Erfolg, daß diese Mischung auf schnellstem Weg den Körper verlassen möchte. Dabei verliert der Körper natürlich noch viele andere wichtige Nahrungsstoffe. Aber keine Angst, der Darm gewöhnt sich schnell an höhere Dosen Vitamin C, vor allem, wenn Sie Ihre Dosis auf mehrere kleine Einzeldosen verteilen. Für Menschen, die häufig unter Verstopfung leiden, kann die regelmäßige Einnahme von Vitamin C Besserung ihres Leidens bedeuten.
Nahrungsquellen: Paprika, Weißkohl, Kiwi, Orange, Erdbeeren, Kartoffeln.
Unser Tip: Der Bedarf ist bei Rauchern um bis zu 40 % erhöht.

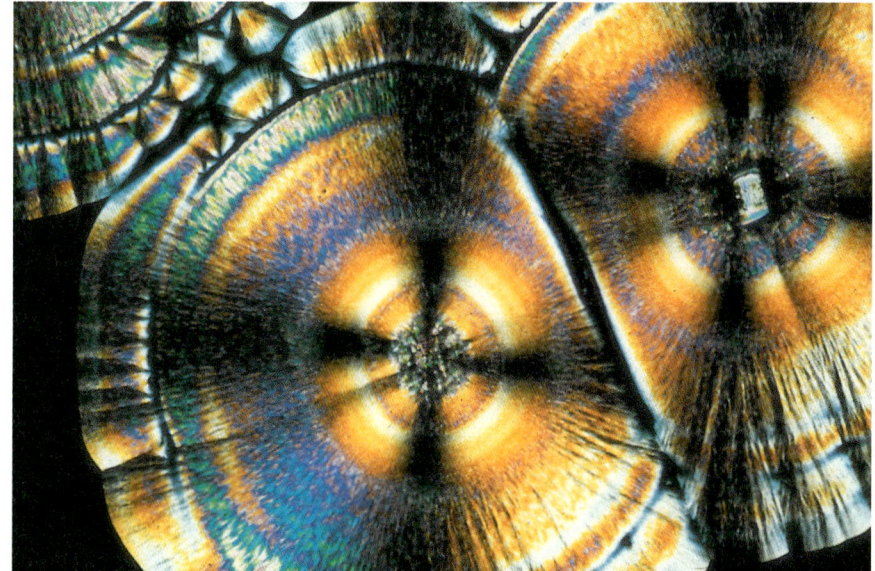

Abb. 32: Die relativ runde Form des Vitamin-C-Moleküls zeigt sich deutlich unter dem Elektronenmikroskop.

Vitamin	Mehrbedarf in %	
	Schwangere Frauen	Stillende Mütter
A	38	125
E	17	42
B_1	25	42
B_2	20	53
B_6	88	38
B_{12}	20	20
Niacin	13	33
Folsäure	100	150
Pantothensäure	25	38
Vitamin C	33	67

Tabelle 9: Besonders gravierend ist der Mehrbedarf an Vitamin B_6 und Folsäure bei schwangeren sowie Vitamin A und Folsäure bei stillenden Frauen.

Auch für Feinschmecker kann Vitamin C von großer Bedeutung sein, denn dieses Vitamin verhindert die Bildung der krebserregenden Nitrosamine, die im Verdauungstrakt aus Nitraten und Eiweißstoffen gebildet werden. Deshalb sollten Sie gepökelte Speisen, wie z. B. entsprechenden Schinken, Würste oder Fisch, immer mit einer Vitamin-C-haltigen Beilage, z. B. Sauerkraut, Kartoffeln oder Kohl essen. Und scheuen Sie sich nicht, die dekorative Zitrone entgegen Knigges Gebot zu verspeisen.

Preiswerter als in Tablettenform erhalten Sie Vitamin C unter der Bezeichnung Ascorbinsäure in der Apotheke. Auch in Läden, die die Hobbythekprodukte führen, erhalten Sie dieses feine, kristalline Pulver. 1 Messerspitze entspricht 0,5 – 1 g Vitamin C. Es läßt sich z. B. in Säften auflösen.

Wieviel Vitamine brauche ich?

Wie wir bereits im letzten Kapitel erwähnten, kann man bei Mengenangaben für den täglichen Bedarf an Vitaminen nur von Mittelwerten ausgehen. Darüber hinaus gibt es eine Menge von „Ausnahmesituationen", in denen die Betroffenen einen erhöhten Vitaminbedarf aufweisen. Wir möchten an dieser Stelle allerdings eindringlich vor einer Selbstmedikation mit einzelnen Vitaminen warnen, denn in hohen Dosen eingenommen haben Vitamine – wie andere Arzneimittel – zum Teil schwere Nebenwirkungen. Wenn Sie Fragen dazu haben, sollten Sie Ihren Arzt aufsuchen. Die Hobbythek hat inzwischen allerdings ein Multivitaminpulver zugänglich gemacht, das Multivitaminpulver HT, bei dem die verschiedenen Vitamine nach den Empfehlungen der DGE (Deutsche Gesellschaft für Ernährung) zusammengesetzt wurden. Sie können es mühelos in alle Erfrischungsgetränke einrühren, auch in Obst- oder Gemüsesäfte. Mehr dazu finden Sie auf Seite 134 f.

In der Regel sind wir hierzulande jedoch durch unsere Nahrung relativ gut mit Vitaminen versorgt. Probleme gibt es allerdings häufig bei folgenden Risikogruppen:

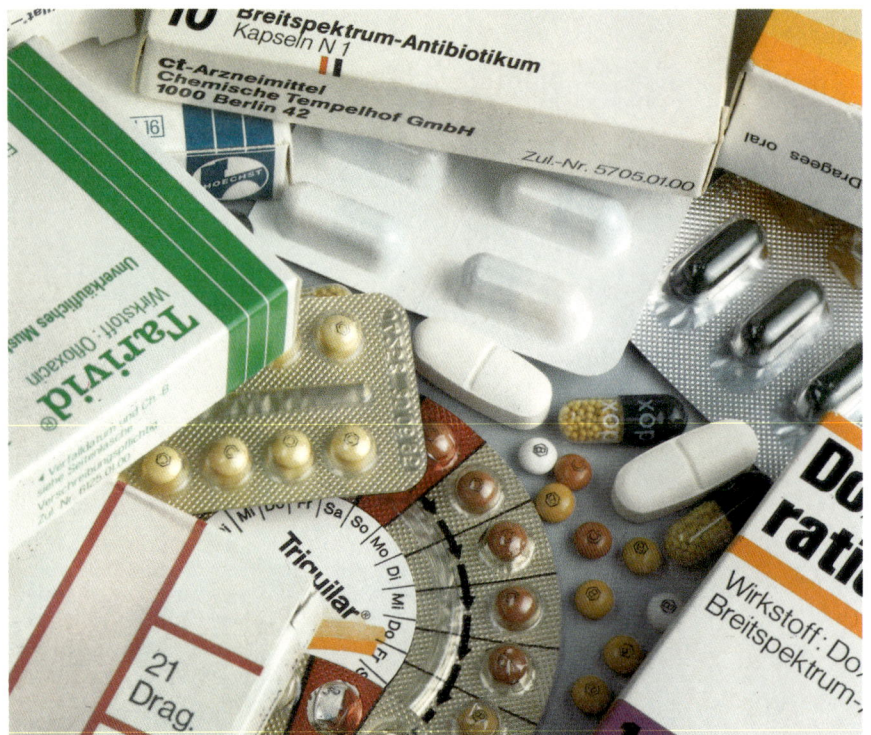

Abb. 33: Achtung: Die Einnahme von Medikamenten, besonders von Antibiotika und Antibabypillen, kann zu Vitaminmangel führen.

Schwangere und stillende Frauen:
Durch die besondere Beanspruchung ihres Körpers haben Frauen während dieser Zeit einen erhöhten Bedarf an Vitaminen und Mineralstoffen. Hierbei sind insbesondere die Vitamine A, B_1, B_2, B_6, C und Folsäure sowie die Mineralstoffe Eisen und Calcium zu nennen (vgl. *Tabelle 9*).

Jugendliche:
In der Wachstumsphase braucht der Körper besonders viele Vitamine und Mineralstoffe. Leider ist die Pubertät auch die Phase, in der Jugendliche lieber zum Hamburger statt zu frischem Gemüse greifen. Deshalb ist die Versorgung mit den Vitaminen Folsäure, B_1 und B_2 häufig zu gering.

Ältere Menschen:
Aus vielerlei Gründen ist die Vitaminversorgung bei älteren Menschen häufig nicht optimal. Es mangelt meist an den Vitaminen A, B_2, B_6, und C.

Sportler:
Auch bei Sportlern und überhaupt bei körperlich stark beanspruchten Menschen ist der Bedarf an den meisten Vitaminen stark erhöht.

Diäten:
Längere Gewichtsreduktions-Diäten können Mangelzustände an einzelnen Vitaminen und Mineralstoffen auslösen. Dies können Sie zum Beispiel mit Hilfe unseres Multvitaminpulvers ausgleichen (vgl. *Seite 134 f.*).

Alkoholiker:
Der regelmäßige Genuß großer Alkoholmengen bringt zwei Probleme mit sich. Zum einen reduziert sich der Appetit und dadurch auch die Nahrungsaufnahme. Deshalb können Mangelzustände bei einzelnen Vitaminen und Mineralstoffen entstehen. Zum anderen wird die Aufnahme der Vitamine A, B_1, B_6, C und Folsäure vom Körper durch den Alkohol erschwert.

Medikamente:
Viele Medikamente, zum Beispiel bestimmte Antibiotika, die Antibabypille sowie verschiedene Schmerz-, Schlaf- und Beruhigungsmittel, können den Vitaminstatus des Körpers negativ beeinflussen. Es sind vor allem die Acethysalicylsäure (*ASS* bzw. *Aspirin*) und deren Abkömmlinge, die bei dauernder Einnahme, z.B. bei Rheuma oder zur Blutverdünnung, Unordnung in unseren Vitamin-C-Haushalt bringen können.
Unser Tip: Essen Sie, wenn Sie derartige Mittel einnehmen müssen, mehr Obst und Gemüse oder ergänzen Sie Ihre Nahrung täglich mit Vitamin C aus der Apotheke (100–200 mg) oder mit unserem Multivitaminpulver HT (1 knappe Messerspitze).

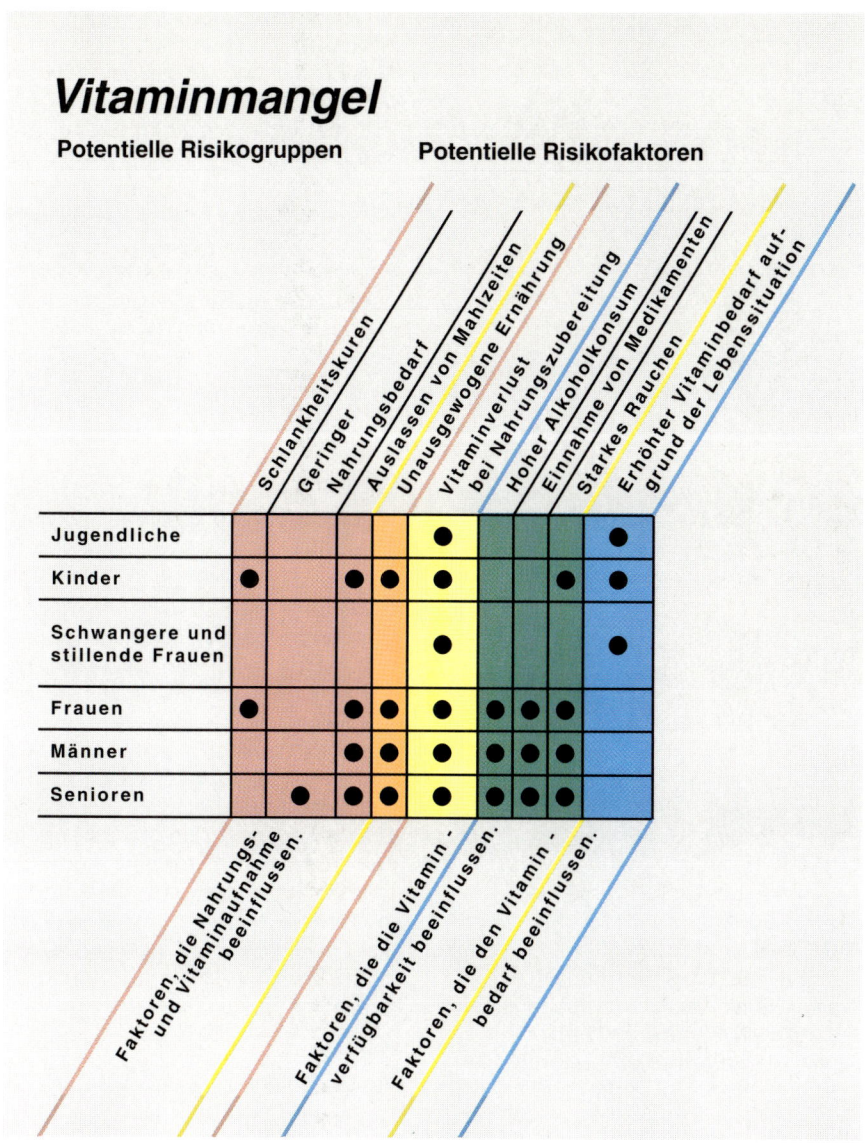

Abb. 34: Prüfen Sie einmal genau nach, ob nicht auch Sie gefährdet sind, unter Vitaminmangel zu leiden.

Antibabypille:
Östrogenhaltige Antibabypillen können die Vitaminaufnahme des Körpers verringern. Dies gilt insbesondere für die Vitamine B_6 und Folsäure. Leider sind die Pharmafirmen nicht verpflichtet, auf den Packungsbeilagen entsprechende Angaben zu machen.

Raucher:
Ein veränderter Stoffwechsel bei Rauchern ist der Grund für den erhöhten Bedarf an den Vitaminen B_2, B_6, B_{12}, C und Folsäure. Zigarettenrauch beinhaltet zum Beispiel aggressive, die Zellstrukturen der Lunge angreifende Substanzen, die vom Vitamin C unschädlich gemacht werden können.

Urlaub:
Durch erhöhte Sonnenbestrahlung kann ein höherer Vitaminbedarf entstehen, da Vitamine auch die durch die Sonne erzeugten krebsauslösenden Radikale einfangen. Deshalb empfehlen wir für heiße Tage erfrischende Getränke mit unserem Multivitaminpulver (vgl. *Seite 134 f.*).

Hierzu ein Rezept:

Nehmen Sie $^3/_4$ Liter eines beliebigen Obst- oder Gemüsesaftes, zum Beispiel Apfel- oder Orangensaft oder auch einen Möhrensaft. Geben Sie eine Messerspitze unseres Multivitaminpulvers HT hinein. Umrühren, fertig.

Natürlich können Sie auch jedes andere Erfrischungsgetränk zur Herstellung Ihres individuellen Multivitamingetränkes verwenden.

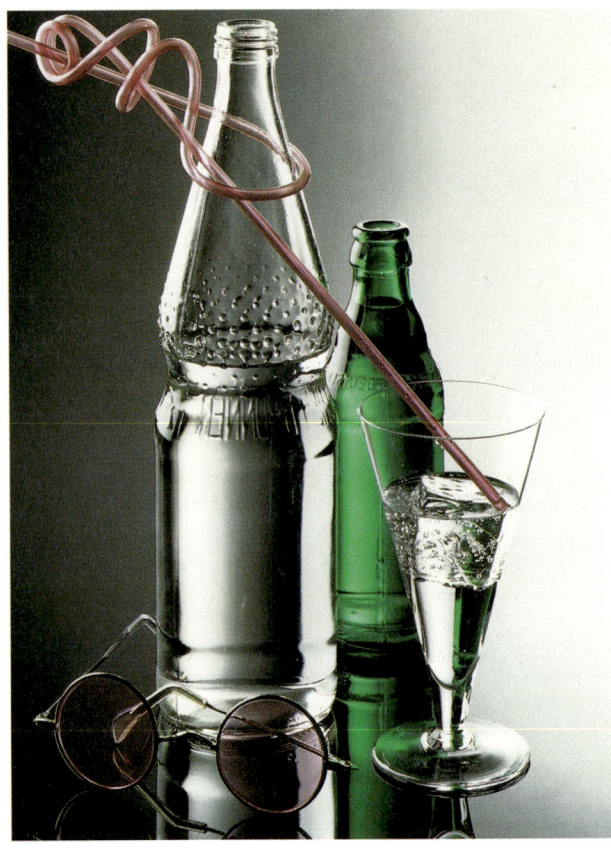

Abb. 35: Viele Mineralwässer standen lange Zeit unberechtigterweise unter der Kritik, zu viel Natrium zu enthalten. Heute weiß man, daß das Natriumhydrogenkarbonat der Mineralwässer absolut unbedenklich ist.

Die einzelnen Mineralstoffe

Die Mengenelemente

Natrium

Funktionen: Reguliert den osmotischen Druck der Körperflüssigkeiten und aktiviert Enzyme.
Mangelerscheinungen: Kopfschmerzen, Muskelkrämpfe, Kreislaufversagen nach starken Wasserverlusten durch Schwitzen, Erbrechen oder Durchfälle.
Empfohlene Tageszufuhr: 2–3 g.
Nahrungsquellen: Fast alle Lebensmittel, besonders Wurst und Käse.
Unser Tip: Fälschlicherweise wurde im erhöhten Natrium-Konsum lange Zeit eine Ursache für erhöhten Blutdruck gesehen. Neueste Forschungsergebnisse haben jedoch gezeigt, daß Natrium nur im Zusammenhang mit Chlorid und bei entsprechend empfindlichen Personen den Blutdruck erhöhen kann. Wegen der ursprünglichen, falschen Annahme standen leider viele Mineralwässer unberechtigterweise im Zentrum der Kritik. Heute weiß man, daß Natrium in seinen anderen Formen, wie etwa dem Natriumhydrogencarbonat der Mineralwässer, absolut unbedenklich ist. In Deutschland ist daher eher ein Übermaß an Kochsalz, dem Natriumchlorid, das Problem. Bereits mit 5–7 g Kochsalz kann der Tagesbedarf an Natrium gedeckt werden. Tatsächlich nehmen wir täglich mehr als das Doppelte an Kochsalz mit der Nahrung auf.

Chlorid

Funktionen: Reguliert den osmotischen Druck im Körper und ist an der Verdauung beteiligt, denn das Chlorid ist ein Bestandteil der Salzsäure im Magen.
Empfohlene Tageszufuhr: 3–5 g.
Mangelerscheinungen: Die Mangelerscheinungen sind die gleichen wie beim Natrium.
Nahrungsquellen: Fast alle Lebensmittel, insbesondere gesalzene Lebensmittel und Speisen.
Unser Tip: Dem Chlorid wird angelastet, zusammen mit dem Natrium am Bluthochdruck beteiligt zu sein. Wir nehmen allein über das Kochsalz, das aus Natrium und Chlorid besteht, viel zuviel Chlorid zu uns.

Kalium

Funktionen: Reguliert den osmotischen Druck im Körper, dadurch sorgt es für den Transport von Mineralsalzen und Nährstoffen in die Zellen und für das Ausschleusen von Abfallsubstanzen im Rahmen des Stoffwechsels der Zel-

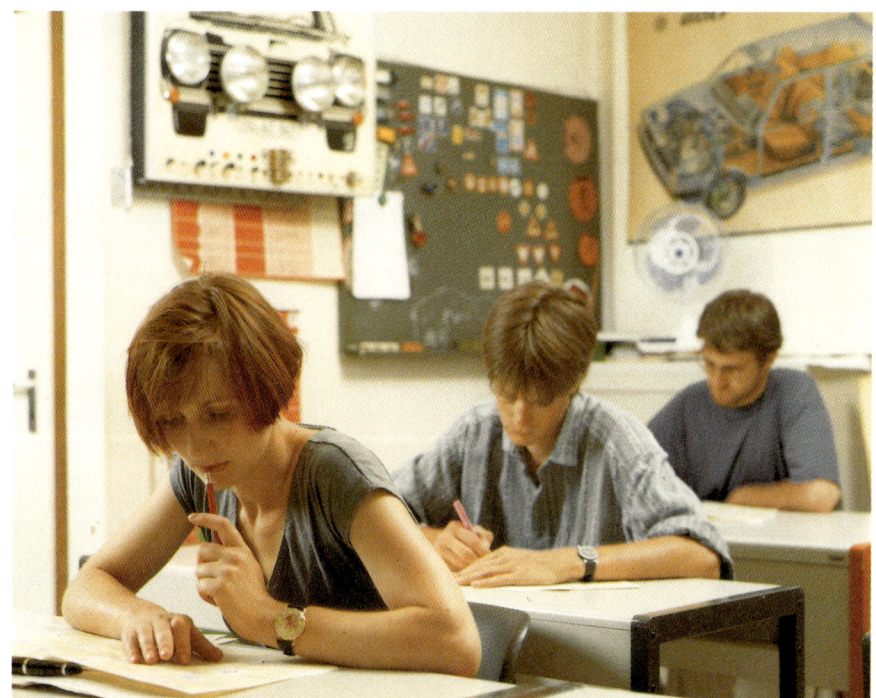

Abb. 36: Bei Streß – zum Beispiel in Prüfungssituationen – kann Magnesium helfen!

len. Außerdem ist es an der Muskelkontraktion beteiligt.

Mangelerscheinungen: Muskelschwäche, Herzfunktionsstörungen.

Empfohlene Tageszufuhr: 3–4 g.

Nahrungsquellen: Obst, Gemüse, Kartoffeln, Fleisch, Milch und Käse.

Unser Tip: Seien Sie vorsichtig bei dem Gebrauch von abführenden Medikamenten (Laxantien). Diese Stoffe führen zu einer erhöhten Ausscheidung von Kalium über den Darm. Der Kaliummangel hat wiederum Darmträgheit zur Folge, und damit beginnen die Probleme von vorn. Logischerweise können auch schwere Durchfälle und Erbrechen einen erheblichen Kaliumverlust zur Folge haben. Dieser muß dann durch verstärkte Zufuhr ausgeglichen werden.

Magnesium

Funktionen: Beteiligt am Aufbau von Knochen und Zähnen, Bestandteil von Enzymen und mitverantwortlich für die Erregbarkeit von Muskeln und Nerven.

Empfohlene Tageszufuhr: 300–400 mg.

Mangelerscheinungen: Stoffwechselstörungen, Übererregbarkeit der Muskulatur und Stoffwechselstörungen.

Nahrungsquellen: Milch, Käse, Fisch, Haferflocken und Spinat.

Unser Tip: Beruhigen Sie Ihr Herz mit Magnesium!

Magnesium ist ein wichtiges Anti-Streß-Mittel. Zunächst bewirkt es eine Entspannung der Muskulatur in den Wänden der Blutgefäße unseres Herzens, dadurch lösen sich Verkrampfungen. Zudem werden elektrische Impulse, die für den Herzrhythmus verantwortlich sind, vermindert. Das Ergebnis ist ein ruhigerer Herzschlag. Magnesium wird deshalb bei verschiedenen Herzleiden verschrieben.

Erwähnenswert ist auch die beruhigende Wirkung von Magnesium bei starken Erregungszuständen, wie sie zum Beispiel in Prüfungssituationen auftreten können. Außerdem hat man festgestellt, daß viele junge Frauen unter dem sogenannten „hyperkinetischen Herzsyndrom" leiden. Anzeichen hierfür sind ein erhöhter Pulsschlag, ein Anstieg des Blutdrucks, ein unangenehmer Druck in der Herzgegend, Atemnot, Schwindel und sogar Angstzustände. Der Auslöser für dieses Syndrom sind unsere eigenen Streß-Hormone. Magnesium sorgt für eine geringere Produktion dieser Hormone und zusätzlich für einen Schutz des Herzens vor diesen körpereigenen Aufputschmitteln. Also: Wenn Sie der Meinung sind, daß Sie ein Beruhigungsmittel brauchen, dann greifen Sie lieber zu einer Magnesiumtablette, eventuell verbunden mit Baldriantropfen.

Calcium

Funktionen: Baustoff für Knochen und Zähne, unentbehrlich für die Blutgerinnung, beteiligt an der geregelten Funk-

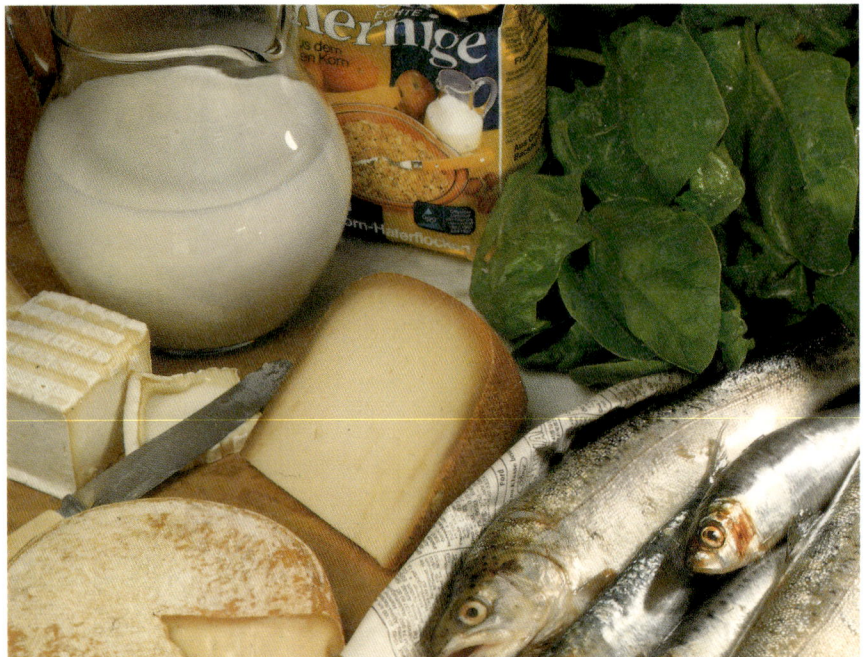

Abb. 37: Diese Nahrungsmittel enthalten relativ viel Magnesium.

tion von Nerven und Muskeln, aktiviert verschiedene Enzyme. Es kann allergische Reaktionen vermindern.
Empfohlene Tageszufuhr: 800 mg.
Mangelerscheinungen: Entkalkung von Zähnen und Knochen, Übererregbarkeit von Nerven und Muskeln.
Nahrungsquellen: Milch, Joghurt, Quark, Käse, Obst, Gemüse, Brot, Haferflocken, Fisch, Hülsenfrüchte, Nüsse, aber auch Trinkwasser aus dem Wasserhahn. Besonders hartes Wasser enthält viele Calciumsalze, zum Teil mehr als Mineralwasser, das ebenfalls eine Calciumquelle darstellt.
Unser Tip: Besonders Frauen müssen auf eine ausreichende Zufuhr von Calcium achten, da sie besonders im Alter von Knochenerweichungen (Osteoporose) bedroht sind.

Phosphor

Funktionen: Bestandteil von Knochen und Zähnen, wichtig für den Aufbau von Enzymen, für die Energieübertragung im Zellstoffwechsel und für die Muskel- und Gehirntätigkeit. Lecithinmoleküle, die Bausteine aller Zellmembranen, besitzen Phosphoratome an zentraler Stelle, daher werden sie „Phospholipide" genannt. Mit Phos-

phor kann der Körper diese Bausteine zum Teil selbst synthetisieren.
Empfohlene Tageszufuhr: 800 mg.
Nahrungsquellen: Milch, Milchprodukte, Fleisch, Wurst.
Unser Tip: Phosphor und Calcium stehen in enger Beziehung zueinander. Wenn zuviel Phosphor aufgenommen wird, kann dadurch der Calciumstoffwechsel gestört werden. Bei uns wird in der Regel zuviel Phosphor aufgenommen. Als Maßstab dafür dient Ernährungswissenschaftlern das Calcium-Phosphat-Verhältnis in Lebensmitteln. Es sollte etwa bei 1:1 liegen. Hierzu ein Beispiel: Fleisch- und Wursterzeugnisse liefern uns nur 3 % des täglichen Calciumbedarfs. Die gleiche Menge an Fleischwaren beschert uns dagegen 23 % des täglichen Phosphatbedarfs. Im Gegensatz dazu ist das Calcium-Phosphat-Verhältnis bei Milch, Quark und Käse wesentlich günstiger. Die durchschnittliche Menge dieser Produkte versorgt uns mit „nur" 24 % des Phosphates und 58 % des Calciums. Früher wurde die Wurst aus schlachtwarmem Fleisch hergestellt, welches das nötige Wasser problemlos aufnahm. Heute jedoch, im Zeitalter von Massentierhaltungen und Massentierschlachtungen, kommt das Fleisch gekühlt zum Metzger. Da das gekühlte Fleisch nicht genügend Wasser aufnimmt, werden Phosphate als sogenannte Cutterhilfen zugesetzt.

Die Spurenelemente

Eisen

Funktion: Baustein des roten Blutfarbstoffes.

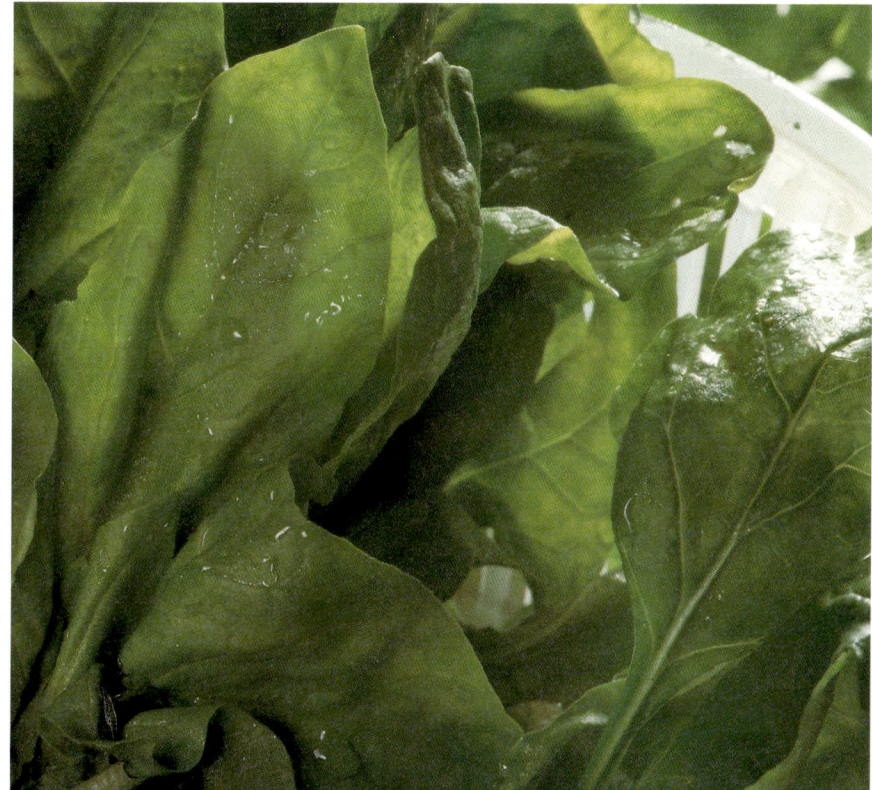

Abb. 38: Jahrzehntelang quälten Mütter ihre Kinder mit Spinat, in dem Irrglauben, daß Spinat besonders viel Eisen enthalte. Die Ursache war ein einfacher Rechenfehler.

Empfohlene Tageszufuhr: 10–15 mg.
Mangelerscheinungen: Blutarmut, Muskelschwäche, Müdigkeit.
Nahrungsquellen: Leber, Herz, Fleisch, Vollkornerzeugnisse, Gemüse.
Unser Tip: Eisen kann aus Fleisch wesentlich besser aufgenommen werden als aus pflanzlichen Produkten. Die Aufnahme von Eisen kann außerdem gesteigert werden, wenn gleichzeitig viel Vitamin C aufgenommen wird. Deshalb müssen vor allem Frauen, wegen ihrer Monatsblutung, und Vegetarier auf eine ausreichende Eisenzufuhr achten.

Übrigens: Der Glaube, daß Spinat besonders viel Eisen enthalte, ist längst widerlegt. Ende des letzten Jahrhunderts hatte der Basler Physiologe Bunge den Gehalt von Eisen im Spinat bestimmt. Er errechnete, daß in 100 g Spinat 41 mg Eisen enthalten seien.

Dies wäre tatsächlich ein außerordentlich hoher Wert. Leider hat man aber lange übersehen, daß Bunge den Eisengehalt in der Trockensubstanz bestimmt hatte. Damit sind in 100 g frischem Spinat nur ein Zehntel, nämlich 4,1 mg Eisen enthalten. Unser Fazit: Die Geschichte von dem legendären Poppey ist unbestritten herrlich, ihren Kindern tun sie aber keinen Gefallen, wenn Sie sie gegen ihren Willen mit Spinat füttern.

Jod

Funktion: Unentbehrlich für den Aufbau der Schilddrüsenhormone.
Empfohlene Tageszufuhr: 180–200 µg.
Mangelerscheinungen: Vergrößerung der Schilddrüse, Kropfbildung.
Nahrungsquellen: Seefisch, Innereien, Milch, Eier.
Unser Tip: Die Bundesrepublik Deutschland ist ein absolutes Jod-Mangel-Gebiet. Die hier lebenden Menschen nehmen täglich durchschnittlich nur rund 70 µg Jod auf. Das liegt daran, daß in unseren Böden zu wenig Jod enthalten und deshalb das Jod in den bei uns erzeugten Lebensmitteln knapp ist. Daher raten Ernährungswissenschaftler ganz dringend, jodiertes Speisesalz oder Meersalz, das von seiner Herkunft her Jod enthält, zu verwenden.

Schwangere Frauen haben einen stark erhöhten Jodbedarf und sollten deshalb regelmäßig ihren Halsumfang kontrollieren, denn Jodmangel zeigt sich in einer Vergrößerung der Schilddrüse. Bei einer Veränderung des Halsumfanges sollten sie deshalb umgehend einen Arzt aufsuchen.

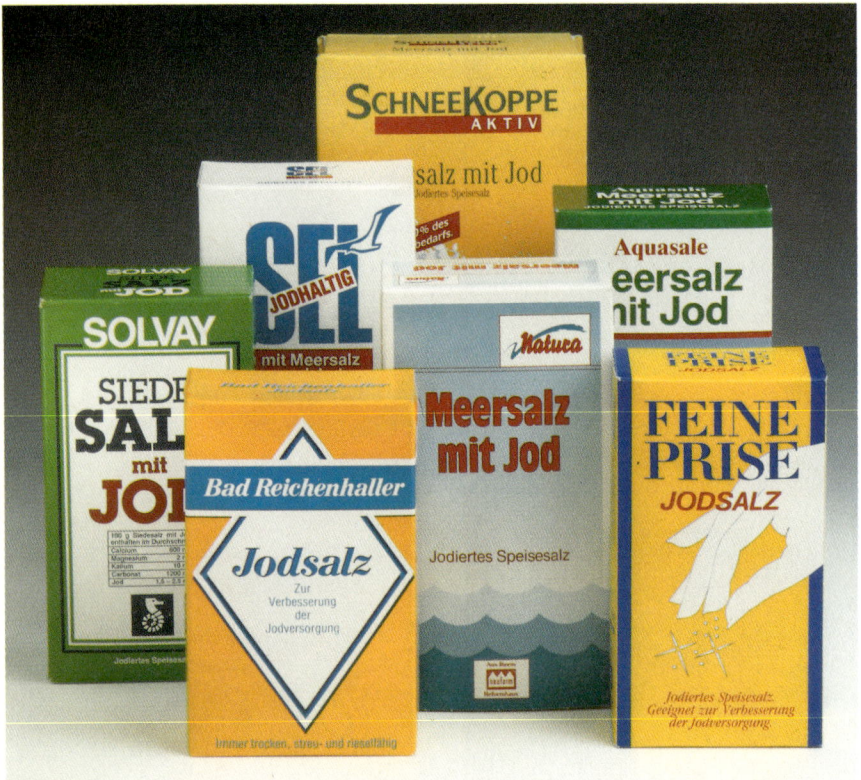

Abb. 39: Ernährungswissenschaftler raten dringend, jodhaltiges Speisesalz zu verwenden. Inzwischen gibt es auf dem Markt eine reiche Auswahl unterschiedlicher Produkte.

Silicium

Funktionen: Erhöht die Stabilität des Bindegewebes und ist für die Entwicklung der Knochen und deren Kalkeinlagerung mitverantwortlich.
Empfohlene Tageszufuhr: Bisher nicht bekannt.
Nahrungsquellen: Gerste, Hafer, brauner, unpolierter Reis, Bier.

Kupfer

Funktionen: Bestandteil zahlreicher Enzyme.
Empfohlene Tageszufuhr: 1,5–3 mg.
Mangelerscheinungen: Treten äußerst selten auf und zeigen dann die Anzeichen für eine spezielle Form der Anämie. Einer amerikanischen Studie zufolge erzeugt Kupferunterversorgung Müdigkeit. Das zeigte sich an Frauen, die eine gezielt kupferarme Diät erhielten. Die Wissenschaftler vermuten daher, daß die im Gehirn als Nervenimpulsüberträger arbeitenden Hormone Noradrenalin und Dopamin, bei deren Synthese Kupfer eine wichtige Rolle spielen, für diese Wirkung verantwortlich sind.
Nahrungsquellen: Kalbs-, Lamm-, Rinder- und Schweineleber, Fisch, Austern, Nüsse, Kleie, Vollkornprodukte, Buchweizen.
Unser Tip: Es hat vor allen Dingen bei Säuglingen Vergiftungen durch Kupfer gegeben. Da sich stehendes Wasser in Kupferleitungen mit diesem Element anreichert, sollte man bei alten Kupferleitungen vor dem Gebrauch für die Zubereitung von Babynahrung eine größere Menge Wasser ablaufen lassen oder ein stilles Mineralwasser ver-

Fluor

Funktion: Hemmt die Kariesbildung am Zahn.
Empfohlene Tageszufuhr: 1 mg zur Kariesprophylaxe.
Mangelerscheinungen: Bisher konnten keine Mangelerscheinungen festgestellt werden. Zahnkaries wird nämlich von Wissenschaftlern nicht als Mangel an Fluor, sondern als eine

Folge falscher Ernährung angesehen.
Überdosierung: Erkrankungen des Skeletts und der Zähne, Flecken und Verfärbungen auf den Zähnen. In Einzelfällen können diese Erscheinungen nach der bei uns gebräuchlichen Fluor-Prophylaxe im Kleinkindalter auftreten.
Nahrungsquellen: Meerestiere, schwarzer Tee, Rooibos-Tee.

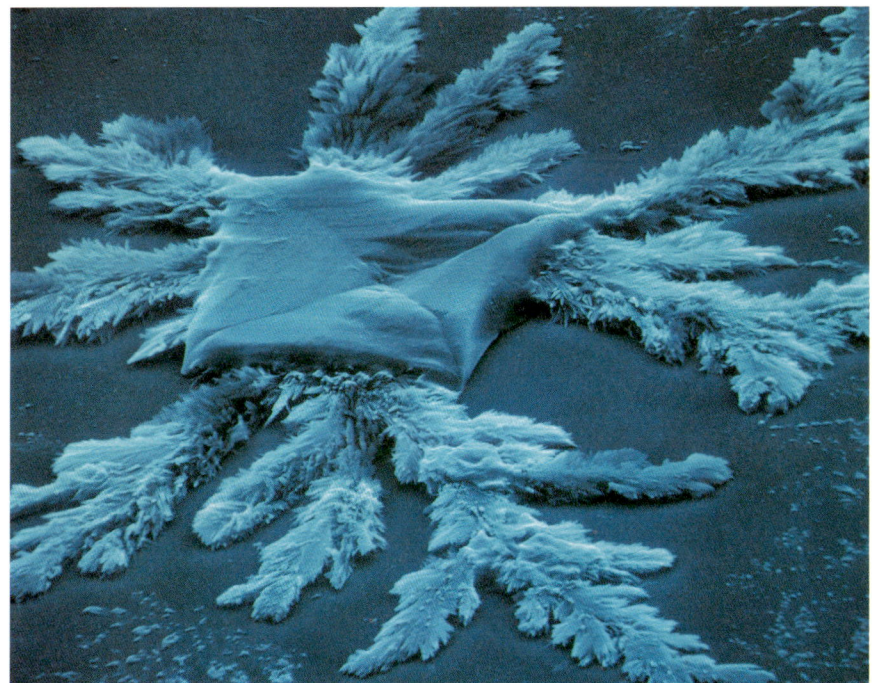

Abb. 40: Auch Mineralien erscheinen unter dem Elektronenmikroskop in bizarren Formen.

Mangelerscheinungen: Beim Menschen wurden bisher keine Mangelerscheinungen beobachtet. In Tierversuchen traten Störungen der Fruchtbarkeit und des Skelettwachstums auf.
Nahrungsquellen: Nüsse, Vollkornprodukte, Tee, grünes Gemüse.

Zinn

Funktionen: Vermutlich ist es an verschiedenen chemischen Reaktionen im Körper (Redoxvorgängen) beteiligt.
Empfohlene Tageszufuhr: Keine.
Überdosierung: Wachstumsstillstand, Anämie. Kann bei normaler Ernährung allerdings nicht auftreten.
Nahrungsquellen: Zinn ist in sehr vielen pflanzlichen und tierischen Nahrungsmitteln enthalten.
Unser Tip: Achten Sie beim Kauf von Weißblechdosen darauf, daß diese nicht eingedrückt sind. Nach Öffnen der Dosen sollten die Lebensmittel unverzüglich daraus entfernt werden. Dies gilt auch für Dosen mit Innenbeschichtung.

Selen

Funktionen: Schutz vor Zellgiften. Vermindert die giftige Wirkung von Cadmium, Quecksilber, Thallium und Silber. Weitere Funktionen im Körper werden vermutet.
Empfohlene Tageszufuhr: 20–100 µg. International: 50–250 µg.
Mangelerscheinungen: In China wurde als Mangelerscheinung die Keshuan-Krankheit, eine Muskelerkrankung, festgestellt. Außerdem können Arteriosklerose, Immunschwäche und Krebs

wenden. Es gibt sogar Mineralwässer, die für Kleinkinder besonders gut geeignet sind.

Zink

Funktionen: Bestandteil zahlreicher Enzyme.
Empfohlene Tageszufuhr: 12–15 mg.
Mangelerscheinungen: Eventuell Beeinträchtigungen des Nucleinsäure-, Protein-, Fett- und Kohlenhydratstoffwechsels möglich. Ein Mangel kann sich in Wachstumsstörungen (hochgradiger Zwergwuchs, Hypogonadismus), verschlechterter Wundheilung

und in vermindertem Geschmacks- und Geruchsempfinden äußern.
Überdosierung: Zink ist relativ ungefährlich. Erst ab einer Dosis, die rund zehn Potenzen über der empfohlenen täglichen Aufnahme liegt, sind Nebenwirkungen möglich.
Nahrungsquellen: Leber, Niere, Fleisch, Milch, Milchprodukte, Vollkornprodukte, Gemüse.

Mangan

Funktionen: Bestandteil zahlreicher Enzyme.
Empfohlene Tageszufuhr: 2–5 mg.

die Folge von Selenmangel sein. Bei starkem Mangel scheinen sich viele Organe und Gewebe zurückzubilden. In Tierversuchen konnten folgende Mangelerscheinungen nachgewiesen werden: Lebernekrosen, innere Blutungen. In der Tierzucht: Muskelschwund, inklusive Herzmuskelschwund, Atemschwäche, Lähmungen, Fruchtbarkeitsstörungen.
Überdosierung: Durchfall, knoblauchartiger Atemgeruch, Störungen des Haarwachstums bis zu Haarausfall, brüchige Fingernägel, Störungen des Nervensystems.
Nahrungsquellen: Hülsenfrüchte, Muskelfleisch, Innereien, Getreide, Nüsse, Spargel.
Unser Tip: Lesen Sie hierzu auch das Kapitel: „Wie der Phönix aus der Asche: Selen".

Nickel

Funktionen: Beteiligung an der Blutbildung. Nickel wird in Spuren in der Erbsubstanz, den Chromosomen bzw. der DNA, nachgewiesen. Man vermutet daher, daß Nickel für die Stabilisierung dieser Substanz verantwortlich ist.
Empfohlene Tageszufuhr: keine.
Mangelerscheinungen: Verschlechterte Eisenverwertung des Körpers, zudem eine Beeinträchtigung zahlreicher Systeme im Eiweiß- und Energiestoffwechsel.
Überdosierung: Auswirkungen einer Überdosierung sind bisher nicht bekannt. Verbreitet ist jedoch die Nickel-Allergie. Bei Frauen werden Nickelallergien sehr oft durch preiswerte Ohrringe ausgelöst.

Nahrungsquellen: Vollkornprodukte, Gemüse.

Molybdän

Funktionen: Bestandteil einiger Enzyme.
Empfohlene Tageszufuhr: 75–250 µg (= 0,075–0,25 mg).
Nahrungsquellen: Leber, Niere, Milch und Käse.

Chrom

Funktion: Die genaue Funktion von Chrom im menschlichen Körper ist zur Zeit Gegenstand intensiver Forschungsarbeiten. Alles deutet darauf hin, daß Chrom eine zentrale Rolle im Zuckerstoffwechsel spielt.
Schätzwert für eine angemessene Tageszufuhr: 50–200 µg (0,05–0,2 mg).
Mangelerscheinungen: Verminderte Glucosetoleranz bis hin zu diabetesähnlichen Symptomen, Gewichtsverlust, Nervenleiden.
Überdosierung: Überdosierungen über Lebensmittel konnten bisher nicht beobachtet werden. Regelrechte Vergiftungen können jedoch in chromverarbeitenden Betrieben auftreten. In solchen Fällen kann Vitamin C als Gegengift fungieren.
Nahrungsquellen: Bierhefe, Kalbsleber, Weizenkeime, Honig.
Unser Tip: Der Verzehr von chromarmem, raffiniertem Zucker und Weißmehlen sollte möglichst eingeschränkt werden.
Auch Chrom kann über Kontakt Allergien auslösen, die schwer auszumachen sind, denn Chrom wird in Alltagspro-

dukten vielfach versteckt eingesetzt. Nicht immer ist es so glänzend sichtbar wie bei verchromtem Schmuck. Chrom ist in nichtrostendem Stahl, in Farben und, wo kaum jemand damit rechnet, in Leder, das häufig mit chromhaltigen Chemikalien gegerbt wird, enthalten.

Kobalt

Funktion: Bestandteil des Vitamin B$_{12}$.
Empfohlene Tageszufuhr: Keine Empfehlung.
Mangelerscheinungen: Da Vitamin B$_{12}$ im menschlichen Organismus nicht gebildet werden kann, kommt es nie zu einem spezifischen Kobaltmangel, sondern höchstens zu einem Mangel an Vitamin B$_{12}$.
Überdosierung: Appetitlosigkeit, Gewichtsverlust, Kropfbildung.
Nahrungsquellen: Vgl. Vitamin B$_{12}$ (*Seite 60 f.*).

Vanadium

Funktionen: Bis heute kaum bekannt. Eventuell Beteiligung an einzelnen Enzymen oder Katalysatoren.
Empfohlene Tageszufuhr: Keine Empfehlung.
Mangelerscheinungen: Beim Menschen konnten bisher keine Mangelerscheinungen beobachtet werden. Tierversuche ergaben Wachstumsstörungen, erhöhte Sterblichkeit, Fruchtbarkeitsstörungen.
Nahrungsquellen: Makrelen, Sardinen, Dill, Salat, Radieschen, Kalbsleber. Eine an ungesättigten Fettsäuren reiche Kost enthält mehr Vanadium als

eine Kost, die eher gesättigte Fettsäuren beinhaltet.

Die vorwiegend giftigen Spurenelemente

Arsen

Funktion: Konnte bis heute nicht eindeutig geklärt werden.
Mangelerscheinungen: Beim Menschen sind Mangelerscheinungen bisher nicht bekannt. Bei Tieren wurden geringere Fruchtbarkeit und erhöhte Sterblichkeit festgestellt.
Überdosierung: Kopfschmerzen, Müdigkeit, Hautveränderungen, Übelkeit, Erbrechen, Durchfall, Bauchkrämpfe. 60–120 mg Arsenik wirken tödlich. Die Tagesdosis an Arsen sollte unter 3,5 mg liegen. Achtung: Tierleber kann Arsenkonzentrationen von 2 mg/kg aufweisen, da Arsenverbindungen in der Schweine- und Geflügelmast als Wachstumsbeschleuniger eingesetzt werden.
Nahrungsquellen: Fisch, Garnelen.

Blei

Funktion: Eine mögliche essentielle Funktion beim Menschen wird noch diskutiert.

Überdosierung: Kopfschmerzen, Schlaflosigkeit, Schwindel, Reizbarkeit, Koliken, anämische Erscheinungen, Nervenleiden. Hemmt verschiedene Enzyme, führt zu Unfruchtbarkeit.
Quellen: Bleihaltige Kraftstoffe, Anstriche, Industrieabgase und Wasserleitungen aus Blei können zu einer Bleibelastung führen.
Bei den Römern waren epidemieartige Erkrankungen an der Tagesordnung, was man allerdings erst heute durch Skelettanalysen erklären kann. Insbesondere die reichen Römer litten darunter. Nur sie konnten sich die teuren Bleiwasserleitungen und Bleikrüge leisten, die als Weinbehälter beliebt waren, weil daraus der Wein süßlicher schmeckte. Verantwortlich dafür war eine leicht süßlich schmeckende Bleiverbindung – ein gefährlicher Süßstoff!
Unser Tip: Ärzte der New Yorker Columbia-Universität haben jetzt festgestellt, daß auch von Bleikristallgläsern Gefahren ausgehen können. Bleibt etwa Wein in einem Bleikristallglas rund eine Stunde stehen, so kann sich der Bleigehalt im Wein bereits verdoppelt haben. Besonders problematisch sind aber Karaffen, in denen Flüssigkeiten oft über Monate oder gar Jahre aufbewahrt werden. Der Bleigehalt eines Portweins kann auf diese Weise nach vier Wochen von 0,0089 mg/l auf 3,518 mg/l angestiegen sein. In einem Branntwein, der sich über fünf Jahre in einer bleihaltigen Glaskaraffe befand,

ist der Bleigehalt unter Umständen gar auf 21,530 mg/l angestiegen. Also: Verzichten Sie in Zukunft lieber auf teure Bleikristallgläser und -karaffen.

Cadmium

Funktion: Eine mögliche essentielle Funktion beim Menschen wird noch diskutiert.
Überdosierung: Knochenerweichung, Nierenfunktionsstörungen.
Unser Tip: Austern, Leber und Nieren enthalten oft hohe Werte an Cadmium. Deshalb sollten diese Produkte höchstens alle paar Wochen einmal gegessen werden.
Raucher inhalieren Cadmium in größeren Mengen und sollten schon deshalb auf eine ausreichende Selenzufuhr achten.

Mineralstoffpräparate der Hobbythek

Die Hobbythek hat eine Mineralstoffmischung zur Beimengung zu Lebensmitteln zugänglich gemacht. Lesen Sie dazu bitte *Seite 135.*

Brandneues aus der Gesundheitsforschung

Vitamine und Krebs

Schon in den siebziger Jahren verdichtete sich immer mehr die Erkenntnis, daß Vitamine und Spurenelemente möglicherweise einen Schutz vor Krebserkrankungen bieten können. Anfang der achtziger Jahre gab der *National Research Council*, ein Komitee der Nationalen Akademie der Wissenschaften in den USA, Ernährungsempfehlungen heraus, die dieses neue Wissen berücksichtigten. Die tägliche Aufnahme von Vitaminen und Mineralstoffen sollte, dem Wunsch der Fachleute entsprechend, wesentlich erhöht werden. Daher empfahlen sie, den Verzehr von Obst und Gemüse erheblich zu verstärken. Mittlerweile laufen rund um den Erdball zahllose Untersuchungen, die den Zusammenhang zwischen Vitaminen und Spurenelementen einerseits und Krebserkrankungen andererseits aufklären sollen. Insgesamt unterliegen zur Zeit rund 25 dieser Stoffe der Prüfung. Darunter befinden sich die Vitamine A, B_1, B_2, B_6, D und K sowie das Spurenelement Selen.
Die Vitamine C, E und das Beta-Carotin erlangten in den letzten Jahren eine besondere Bedeutung, denn sie verfügen über eine interessante Eigenschaft: Sie können den Körper vor dem Angriff durch freie Radikale schützen. Radikale sind Moleküle, Atome oder einzelne Ionen, also geladene Teilchen, die spontan im Organismus immer wieder entstehen. Und obwohl die Radikale sehr kurzlebig sind – ihre Lebensdauer ist meist geringer als eine Sekunde – wirken sie außerordentlich aggressiv in den Zellen. Sie bombardieren den Schutzmantel der Zelle, die Membran, und genauso unsere Erbsubstanz, die DNA. Da diese Radikale meistens Sauerstoff enthalten und eine Reaktion mit Sauerstoff chemisch als *Oxidation* bezeichnet wird, nennt man Stoffe, die diese abfangen, auch *Antioxidantien*.
Die Wirkung der antioxidativen Vitamine bei der Krebsvorbeugung erklärt man heute auf zweierlei Weise: Zum einen sollen sie die Bildung von krebsauslösenden Stoffen aus Vorstufen verhindern, so unterbinden die Vitamine C und E etwa die Bildung der giftigen Nitrosamine im Körper. Zum anderen scheinen sie das Wachstum einzelner Tumorzellen in der Entstehungsphase des Tumors zu beeinträchtigen.
Interessanterweise hat dabei jedes Vitamin sein individuelles Arbeitsfeld. So „flitzt" zum Beispiel das Vitamin E ständig zwischen den Zellmembranen hin und her. Es soll hier die empfindlichen Fettsäuren der Membranen vor dem Angriff durch die Radikale bewahren, indem es selbst mit den aggressiven Radikalen reagiert. Auf diese Weise kann ein einzelnes Molekül Vitamin E rund 1000 Fettsäuren vor der Beschädigung schützen.
Fettlöslich wie das Vitamin E ist auch das Beta-Carotin. Deshalb hat es im Prinzip das gleiche Einsatzgebiet. Dennoch gibt es einen wesentlichen Unterschied zwischen diesen beiden. Das Vitamin E bevorzugt Gewebe mit hohem Sauerstoffdruck, beim Beta-Carotin ist das genau umgekehrt.
Der dritte im Bunde, das Vitamin C, hat

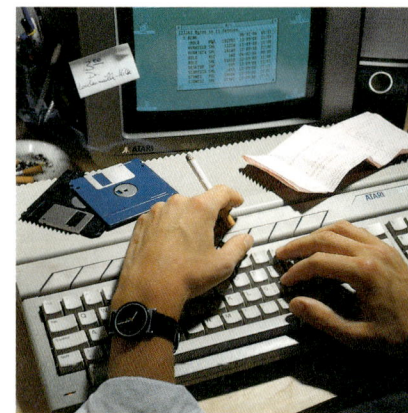

Abb. 1: Nach einem einzigen tiefen Zug an der Zigarette muß die Lunge etwa 100 Billionen Radikale abwehren.

sich ein ganz anderes Revier erobert. Da es wasserlöslich ist, hilft es überall dort, den Körper vor Angriffen durch Radikale zu schützen, wo das Umfeld wäßrig ist, etwa im Blutplasma. Darüber hinaus hat das Vitamin C die wichtige Aufgabe, das „verbrauchte" Vitamin E zu regenerieren.

Diese komplexen theoretischen Überlegungen werden inzwischen durch gesicherte Erkenntnisse aus gesundheitsstatistischen Untersuchungen und Laborstudien gestützt. Eine der bekanntesten ist die sogenannte „Basler-Studie". Hierbei wurden 2975 männliche Angestellte eines Basler Pharmazieunternehmens zwischen 1971 und 1973 überwacht. Am Ende der Untersuchungszeit waren 102 Männer an Krebs gestorben. Bei diesen stellten die Mediziner fest, war die Versorgung mit den Vitaminen C, E und Beta-Carotin wesentlich schlechter, oder wie der Statistiker sagt, signifikant niedriger, als bei denjenigen, die überlebten.

Einige Untersuchungen ergaben allerdings andere Ergebnisse. So zeigte in einigen Fällen das Vitamin C keinen Einfluß auf eine Krebserkrankung. Insgesamt vermutet man jedoch, daß ein erhöhtes Risiko für die Entstehung eines Lungen-, Magen-, Speiseröhren- oder Gebärmutterhalskrebses besteht, wenn die Versorgung z. B. mit Beta-Carotin nicht ausreichend ist. Weiterhin scheinen Zusammenhänge zwischen Brust- und Magenkrebs bei schlechter Vitamin-E-Versorgung und eine erhöhte Anfälligkeit für Magen- und Speiseröhrenkrebs bei Vitamin-C-Mangel zu bestehen. Zudem vermuten die Wissenschaftler, daß die antioxidativ wirkenden Vitamine auch mit anderen Krankheiten, wie der Arteriosklerose, der Arthritis, der Alzheimerschen Erkrankung, dem Grauen Star, entzündlichen Erkrankungen und auch mit dem Alterungsprozeß in engen Zusammenhang gebracht werden müssen.

Diese Erkenntnisse haben dazu geführt, daß zur Zeit die Empfehlungen für den täglichen Vitaminbedarf von der Wissenschaft neu überdacht werden, und es ist damit zu rechnen, daß die empfohlene Dosis für einige Vitamine erhöht wird. Im übrigen werden wir zeigen, daß eine ausreichende Vitaminversorgung nicht nur durch die Einnahme von Medikamenten, sondern auch durch eine ausgeglichene Ernährung erreicht werden kann.

Im Juli des Jahres 1990 fand am Deutschen Krebsforschungszentrum in Heidelberg unter der Leitung von Professor Schmähl ein Kolloquium zum Thema Vitamine und ihrer Bedeutung für die Krebsprophylaxe statt. Auch hier wurde bekräftigt, daß nach heutigem Wissensstand der Verzehr von Obst und Gemüse als Vorbeugemaßnahme für Krebserkrankungen „wesentlich erhöht" werden müsse. Gleichzeitig wies man darauf hin, daß Vitamine nur vorbeugend wirken können, die Behandlung eines bereits entstandenen Tumors mit Hilfe von Vitaminen nach heutigem Wissen jedoch nicht erfolgreich sei. Aber – wie so oft in letzter Zeit – überschlagen sich auch hier die Ereignisse. Eine gemeinsam von der Firma LA ROCHE und der Universität Shanghai durchgeführte Untersuchung ergab, daß Patienten mit einer bisher therapieresistenten bestimmten Leukämieart von einer Behandlung mit *Retinoiden* (Vitamin-A-Abkömmlinge) profitieren können.

Die Gabe von *All-Trans-Retinoinsäure* führte bei 80 % der Patienten zu einem mindestens zeitweiligen Stillstand der Krankheit. Die entarteten weißen Blutzellen normalisierten sich in Form und Funktion, eine Art Resozialisierung der Zelle fand statt. So gibt es also doch Hinweise, daß Vitamine nicht nur vorbeugend wirken, sondern zumindest eine geringe Behandlungschance bei Krebs geben können.

Krebserkrankungen und ihre Entstehungen sind bis heute für die Mediziner ein großes Rätsel, das nur in winzig kleinen Happen gelüftet wird. Wer täglich viel Obst und Gemüse, das heißt Vitamine in ausreichender Menge zu sich nimmt, ist zwar nicht unbedingt sicher vor einer Krebserkrankung gefeit, aber er vermindert zumindest das Risiko.

Dieses Buch haben wir nicht zuletzt deshalb geschrieben, weil wir glauben, daß der Informationsfluß zwischen Wissenschaftlern und medizinischen Laien nur sehr schleppend verläuft. Und dieses Manko ist natürlich besonders tragisch, wenn sich daraus wichtige Informationen ergeben, die uns vielleicht sogar vor Erkrankungen schützen können. Daß der Informationsfluß nur sehr träge verläuft, zeigt auch eine Umfrage des Arbeitskreises Ernährungs- und Vitamin-Information e.V. in Frankfurt aus dem Jahr 1990. Das Ziel war, den Bekanntheitsgrad von Beta-Carotin festzustellen und zu prüfen, ob die Bundesbürger an eine Krebsvorbeugung durch Beta-Carotin glauben. Das Ergebnis: Nur 19 % der Befragten kannten Beta-Carotin und 80 % glaubten nicht an seine krebsvorbeugende Wirkung. Als besonders bedrückend mußte aber das Ergebnis empfunden werden, daß nur 4 % der

Befragten ihre Ernährung umstellten, obwohl sie Informationen über die Wirksamkeit dieses Stoffes besaßen.

Der Blattsalat im neuen Licht der Wissenschaft

Um die krebsvorbeugende Wirkung von Beta-Carotin voll auszuschöpfen, wurde in den USA eine Versorgung mit täglich mindestens 40 mg dieses Provitamins des Vitamin A vorgeschlagen. Da diese Menge an Beta-Carotin nicht mehr mit der Nahrung aufgenommen werden kann, wäre man gezwungen, Pillen zu schlucken – wenn es da nicht neue Erkenntnisse gäbe: Man hat festgestellt, daß nicht nur Beta-Carotin, sondern auch viele andere, bisher für unbedeutend angesehene Carotinoide, im menschlichen Körper diese Schutzfunktion ausüben können.

Carotinoide sind Farbstoffe, die in der Pflanzenwelt weit verbreitet sind. In der Natur helfen sie den Pflanzen zusammen mit dem Chlorophyll das Sonnenlicht einzufangen. Gleichzeitig schützen Carotinoide das Chlorophyll vor der Zerstörung durch den Sauerstoff der Luft.

Insgesamt gibt es etwa 500 natürliche Carotinoide, davon finden sich rund 50 im menschlichen Körper. Als ein besonders wirksamer Radikalfänger hat sich zum Beispiel das Lycopin herausgestellt. Genau wie sein „Vetter", das Beta-Carotin, kann Lycopin aggressive Radikale im Körper unschädlich machen. Lycopin ist ein Carotinoid, das reichhaltig in der Tomate enthalten ist und hier für ihre schöne rote Farbe sorgt. Aber auch das Zeaxanthin, der

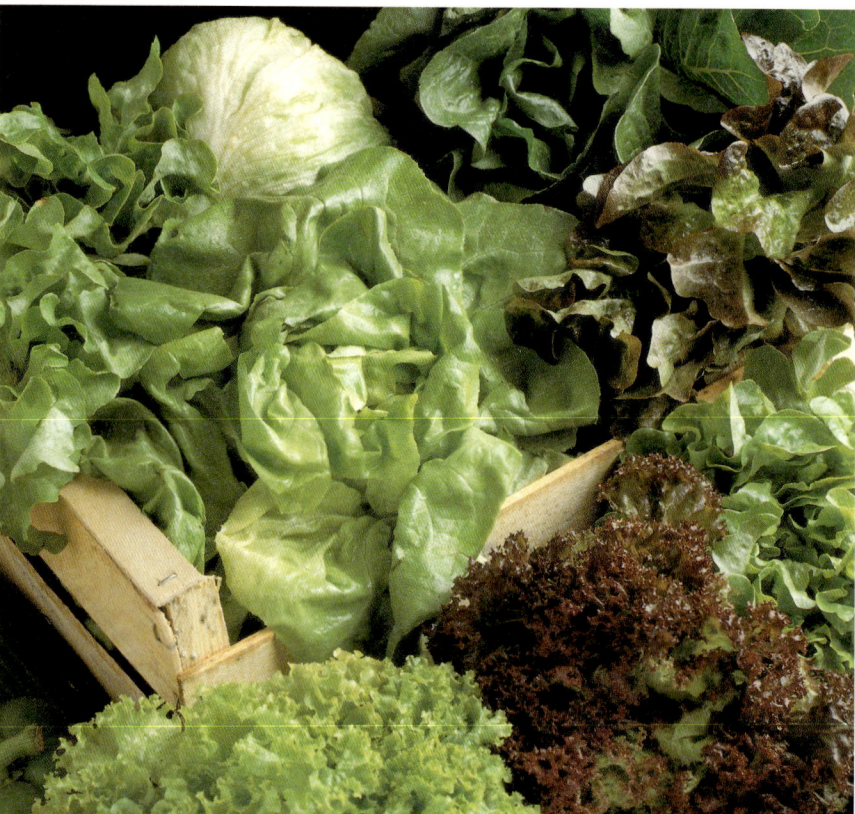

Abb. 2: Blattsalate enthalten viel Xantophyll, ein Carotinoid, das als Radikalfänger wirken kann.

Stoff, der dem Mais sein gelbes Aussehen verleiht, wird jetzt zum interessanten Nahrungsmittelbestandteil. Ja selbst der so in Verruf geratene Blattsalat, der nach klassischen Ansichten kaum wichtige Inhaltsstoffe aufzuweisen hat, ist wie alle Blattgemüsearten reich an Xantophyllen, ebenfalls eine Gruppe von Carotinoiden. Ein weiteres Carotinoid, das Canthaxanthin, kann die Entwicklung von Krebszellen hemmen, das haben die Wissenschaftler zunächst in Zellkulturen ermittelt.

Wie der Phönix aus der Asche: Selen!

Wissenschaftler rund um den Globus mußten Ende der sechziger Jahre miterleben, wie ihr Verständnis von der

76

Bedeutung des Selens erheblich ins Wanken geriet, denn in Tierversuchen konnte einwandfrei nachgewiesen werden, daß nicht nur eine zu hohe, sondern auch eine zu niedrige Versorgung mit Selen Krankheitssymptome auslöste.

Damit war ein erster Beweis für den essentiellen Charakter des Selens erbracht. In späteren Jahren konnte die essentielle Bedeutung des Selens auch beim Menschen nachgewiesen werden. Ganze Bevölkerungsgruppen, so fanden die Wissenschaftler heraus, leiden sogar unter Selenmangelsymptomen.

Dennoch ist gerade Selen eines der meist umstrittensten Nährstoffe überhaupt. Das frei übersetzte Zitat des Wissenschaftlers W. A. Krehl aus dem Jahre 1970 zeigt dies wohl besonders deutlich: „Selen ist eines der ärgerlichsten und frustrierendsten Spurenelemente des ganzen Periodensystems. Es erscheint in jeder Hinsicht pervers und widersprüchlich, ist schwer zu fassen und beunruhigt uns unablässig."

Das große Problem des Selens liegt in der Tatsache, daß Nutzen und Schaden bei keinem anderen Stoff so eng zusammenliegen. So ist eine tägliche Aufnahme von 50–200 µg empfehlenswert. Doch schon die 20–30fache Menge, also 2–3 mg pro Tag, fallen in den Bereich der chronischen Toxizität. Schon 200 mg können tödlich sein, wenn sie mit einem Male aufgenommen werden.

Dennoch weiß man mittlerweile, daß Selen einen sehr wichtigen Beitrag zur Verhütung von Krebserkrankungen liefert.

Früher standen bei der Betrachtung des Wirkungsspektrums von Selen vor

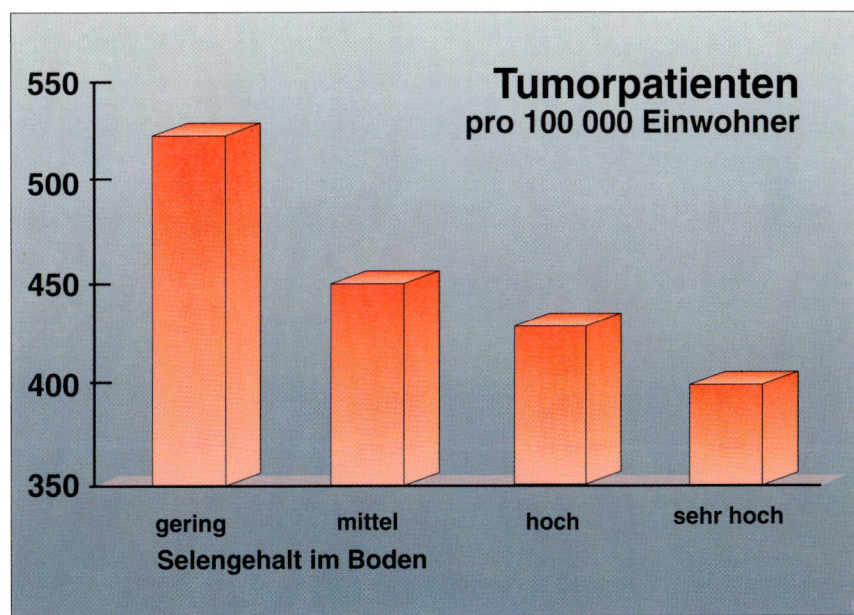

Abb. 3: Wissenschaftliche Untersuchungen haben eindeutig bewiesen, daß ein geringer Selengehalt im Boden mit zahlreichen Krebserkrankungen korreliert. Die Bundesrepublik Deutschland gilt als Selenmangelgebiet.

allem seine schädliche Wirkung im Vordergrund. In vielen Gebieten der Erde ist der Selengehalt im Boden und damit auch der Gehalt im Lebensmittel zu hoch. In Deutschland ist das Problem aber ganz anders gelagert, denn hier herrscht Mangel im Boden. Interessanterweise läßt sich auch feststellen, daß der Selengehalt des Bodens im engen Zusammenhang mit der Krebssterblichkeit steht (vgl. Abb. 3). Je höher der Selengehalt im Boden ist, desto niedriger liegt die durchschnittliche Krebssterblichkeit.

Der Funktionsmechanismus des Selen bei der Krebsprophylaxe ist außerordentlich vielschichtig. Zum einen ist es

das Zentralatom der Gluthationperoxidase. Gluthationperoxidase ist unser wichtigstes Antioxidanz und damit für die Entgiftung unseres Körpers mitverantwortlich. Ganz neu ist auch die Erkenntnis, daß Selen ein Bestandteil der „Phospholipid-Hydoperoxid-Gluthation-Peroxidase" (PHGPx) ist. Auch dieses Enzym ist, wie auch die Gluthationsperoxidase, an der Entgiftung unseres Körpers beteiligt. Dabei kann PHGPx unsere Zellmembranen vor dem Angriff zerstörerischer Gifte schützen. Weiterhin vermag Selen verschiedene Reparaturenzyme zu aktivieren, so daß es hierbei wie ein Antimutagen wirkt. Einige Wissenschaftler fordern aufgrund ihrer Erkenntnisse heute eine Anreicherung der Nahrungsmittel mit Selen, zumindest für den Bereich der Bundesrepublik, die ein Mangelgebiet darstellt.

Die neueste Nachricht von der Selen-Front kommt aus Rostock, wo der Chefarzt für Innere Medizin, Dr. B. Kuklinzki, ein neues Einsatzgebiet für Selen gefunden hat: die chronische und akute Bauchspeicheldrüsenentzündung (Pankreatitis). Bisher war vor allem die akute Bauchspeicheldrüsenentzündung mit einer sehr hohen Sterblichkeit verbunden. Trotz Operationen und Intensivmedizin konnte der schicksalhafte Verlauf dieser Krankheit, die scheinbar durch den Einfluß von Sauerstoffradikalen und anderen O_2-Verbindungen ausgelöst wird, häufig nicht beeinflußt werden. Nur ein einziges selenabhängiges Enzym kann die oxidative Schädigung der Phospholipid-Fettsäuren in den Zellmembranen rückgängig machen, die Phospholipid-Hydroperoxid-Peroxidase. Eine Studie ergab, daß durch die intravenöse Gabe von Selen acht Patienten einer Gruppe überlebten, während in der Kontrollgruppe von neun Patienten acht starben. Aufgrund dieser Ergebnisse wurde die Studie sofort abgebrochen, und bei weiteren Behandlungen mit Selen konnte die Sterblichkeit auf 0 % gedrückt werden. Da, wie bereits erwähnt, der Selengehalt in Lebensmitteln von deren Herkunft abhängt, kann man die tägliche Aufnahme an Selen unter anderem durch den Verzehr von Lebensmitteln, die aus Gebieten mit reichlichem Selengehalt im Boden stammen, verbessern. Wir sind inzwischen auf ein solches Produkt gestoßen. In verschiedenen Regionen Irlands und der USA wird

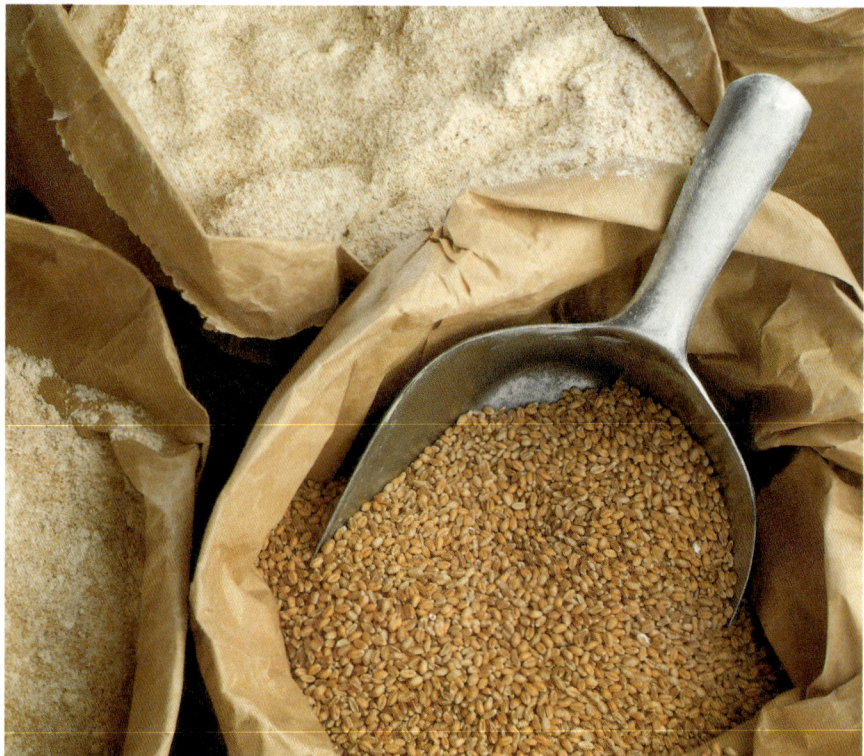

Abb. 4: In einigen Regionen Irlands und der USA wird Weizen angebaut, der wesentlich mehr Selen enthält als deutscher Weizen. Eine Mischung von beiden erhalten Sie unter der Bezeichnung *Selenweizen* inzwischen in vielen Läden, die die Hobbythekprodukte anbieten.

Weizen angebaut, der einen durchschnittlichen Selengehalt von 10 mg/kg hat. Allerdings liegt dieser Wert dann schon wieder so hoch, daß bereits 5 g dieses Weizens genügen würden, um den täglichen Bedarf zu decken. Da es gerade bei Selen darauf ankommt, weder mehr noch weniger als die empfohlene Tagesmenge aufzunehmen, halten wir es für ratsam, den Weizen mit hier angebautem mischen zu lassen. Das Resultat ist ein Produkt, das

1000 µg Selen pro kg enthält. Wir haben einen Händler gefunden, der dieses Produkt anbieten kann. Viele Läden, die die Zutaten der Hobbythek führen, werden diesen Selenweizen in Zukunft im Sortiment haben.

Wissenschaftler der Bundesforschungsanstalt für Getreide- und Kartoffelforschung haben im Jahre 1988 den Selengehalt von Brotgetreide in der ganzen Bundesrepublik bestimmt. Auch ihr Fazit hat uns bestärkt, Ihnen den

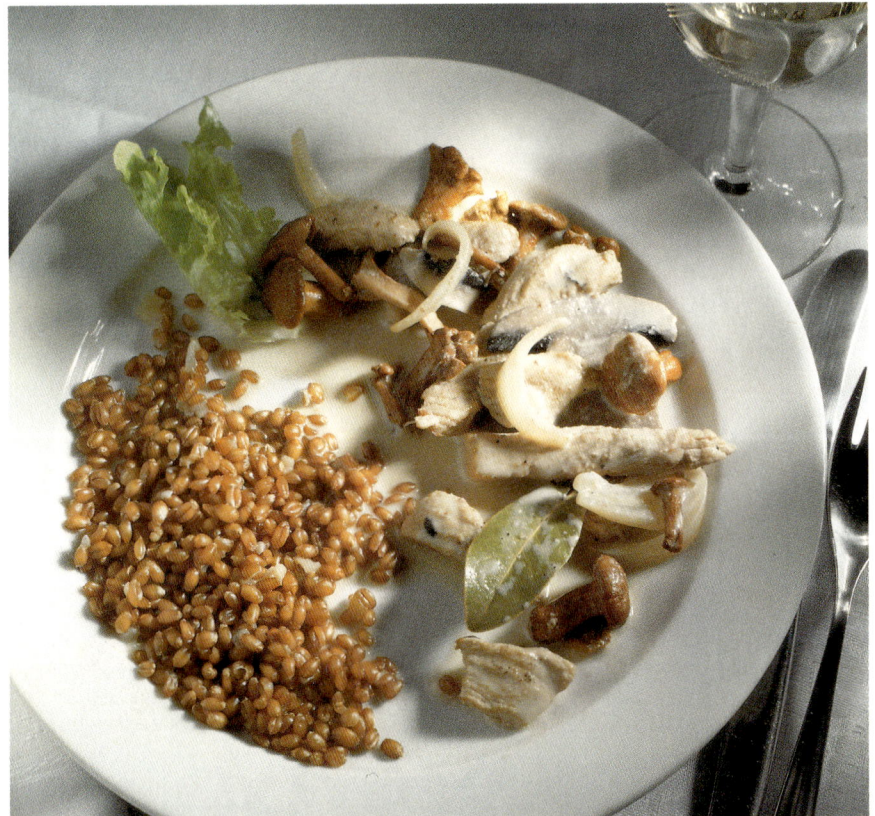

Abb. 5: Sie können unseren Selenweizen nicht nur zum Brotbacken, sondern auch ganz hervorragend als Beilage zu Fleisch- oder Gemüsegerichten einsetzen.

Dazu geben Sie pro erwachsener Person jeweils 25 g Selenweizen zu dem normalen Getreide, bei Kindern nur die Hälfte. Auf diese Weise können Sie mit unserem Weizen 50 % der täglichen Bedarfsmenge decken.

Sie können den Weizen übrigens nicht nur zum Brotbacken verwenden, auch als Beilage anstelle von Kartoffeln eignet er sich ganz hervorragend. Oder aber Sie mischen unseren Selenweizen im oben angegebenen Verhältnis mit Reis. Es gibt auch spezielle Selenhefe, die pro g je 1 μg Selen enthält. Diese Hefe haben wir in unsere „Antix"-Kapsel eingebracht (vgl. *Seite 83*).

Ernährung und Krebs

Die Rolle, die die Ernährung und die einzelnen Nährstoffe bei der Entstehung von bösartigen Geschwulsterkrankungen spielen, steht schon seit langem im Mittelpunkt des Interesses. In der Boulevardpresse werden immer wieder verschiedene, angeblich wirksame Tumor-Diäten vorgestellt, fundierte positive Ergebnisse in bezug auf diese Krebstherapieformen sind in der wissenschaftlichen Literatur jedoch nicht zu finden. Die ebenso häufig propagierte Meinung, daß die Verunreinigung unserer Lebensmittel durch chemische Stoffe und Schwermetalle eine große Rolle bei der Krebsentstehung spiele, stimmt nur bedingt. Die Ernährungsweise, also was wir essen und wie wir es essen, hat darauf einen viel größeren Einfluß.

In den Vereinigten Staaten gab der Nationale Forschungsrat, ein Organ der

Selenweizen zugänglich zu machen. Ihre Aussage: „Legt man einen täglichen Brotverzehr von etwa 250 g pro Tag in der Bundesrepublik zugrunde, so würde über das Inlandbrotgetreide gegenwärtig ein Beitrag zum Selenbedarf von etwa 0,005 mg erbracht. Dies entspricht etwa 10 % des minimalen täglichen Bedarfs. Bei überwiegender pflanzlicher Ernährung kann also in der Bundesrepublik Deutschland ein latenter Selenmangel nicht ausgeschlossen werden, zumal auch andere gebräuchliche pflanzliche Nahrungsmittel in der Bundesrepublik Deutschland sehr niedrige Selengehalte anzeigen." Nach dieser Berechnung decken Sie mit unserem Selenweizen etwa 100 % des täglichen Mindestbedarfs, wenn Sie 50 g dieses Weizens pur essen. Wir möchten Ihnen jedoch empfehlen, den Weizen vor dem Gebrauch zu mischen:

Nationalen Akademie der Wissenschaften, schon 1982 eine vorläufige Ernährungsrichtlinie heraus, die das Risiko ernährungsbedingter Krebserkrankungen senken sollte. Unsere dafür zuständigen deutschen Stellen haben sich dagegen mit konkreten Empfehlungen bisher sehr zurückgehalten, es ist aber zu erwarten, daß sie sich den amerikanischen Empfehlungen anschließen werden.

Die Entstehung von bösartigen Geschwulsten ist ein sehr komplexes Geschehen, das heute bei weitem noch nicht in allen Einzelheiten geklärt ist. Schon früher fielen den Ärzten einzelne Krebsformen auf, die im Zusammenhang mit bestimmten Berufen und besonderen Lebensweisen standen. Hier ist einmal der sogenannte Schornsteinfegerkrebs zu nennen, bei dem es durch den ständigen Kontakt mit Ruß, d. h. bestimmten polyzyklischen Kohlenwasserstoffen, zum vermehrten Auftreten von Geschwülsten am Hodensack und in der Nasenhöhle kommt. In China litten früher die Männer im Gegensatz zu den Frauen vermehrt unter Speiseröhrenkrebs, da sie grundsätzlich als erste das sehr heiße Essen bekamen, während die Frauen später das abgekühlte Essen zu sich nahmen. Im Jahre 1700 entdeckte der italienische Arzt B. Rammazini, daß Nonnen häufiger an Brustkrebs erkrankten als Frauen, die ein gewöhnliches Sexualleben führten. Das eine Mal handelt es sich bei den vermutlich auslösenden Faktoren um Karzinogene (Ruß), das andere Mal um sogenannte Risikofaktoren (bestimmte Verhaltensweisen). In den vierziger Jahren unseres Jahrhunderts stellten israelische Wissenschaftler ein auch heute noch gültiges Modell der Krebsentstehung vor, das aus zwei Stufen besteht: Erstens die *Initiation* (Auslösung) und zweitens die *Promotion* (Förderung). Man versteht heute unter Initiation eine kurzfristige und unwiderrufliche Wechselwirkung zwischen dem Karzinogen (das ist der krebsauslösende Faktor, z.B. Ruß) und dem Genmaterial der betroffenen Zellen. Es kommt dabei zu einer Veränderung der Molekularstruktur oder einer Mutation (Erbsprung), einige Zellen können bösartig entarten, ohne daß dadurch schon ein erkennbarer Tumor entstünde. Hierzu kommt es erst, wenn die sogenannten Promotoren (Förderer) die umgewandelten Zellen dazu bringen, sich stark zu vermehren und eine bösartige Geschwulst zu bilden. Die Promotoren sind für sich alleine nicht krebsauslösend und sie müssen ständig vorhanden sein, um eine biologisch nicht umkehrbare Wirkung zu erzielen. Bei dem Karzinogen kann dagegen ein einmaliger Kontakt ausreichen, um eine Mutation auszulösen (z.B. radioaktive Strahlen). Durch das Einwirken eines oder mehrerer Promotoren kann dann ein Tumor auftreten, wobei zwischen Mutation und Erkennen des Tumors eine Latenzzeit, eine Zeit des Schlummerns der Krankheit, von bis zu 20 Jahren liegen kann.

Die Latenzzeit ist das große Problem bei Krebserkrankungen. Wie soll man bei solch langen Zeitspannen Ursache und Folgen zusammenbringen?

Leider hat man bisher daher nur wenige Initiationsfaktoren eindeutig identifizieren können, etwa Asbest bei einer speziellen Lungengeschwulst und das Eppstein-Barr-Virus beim Burkitt-Lymphom, einer Tumorerkrankung des Lymphsystems. Bei den wichtigen Krebsarten der westlichen Welt, dem Brust-, Dickdarm-, Bauchspeicheldrüsen-, Gebärmutter- und Eierstockkrebs, die z. B. 48 % der Todesfälle bei Frauen ausmachen, kennt man bisher die Initiatoren nicht. Lediglich beim Lungenkrebs hat man einen relativ genau bestimmbaren Faktor gefunden, den inhalierten Tabakrauch. Es ist also nicht möglich, die meisten Krebsarten allein dadurch zu verhüten, daß man die auslösenden chemischen oder physikalischen Initiatoren erkennt und beseitigt. Bis auf weiteres bleibt uns deshalb nichts weiter übrig, als die Promotoren der Krebserkrankungen zu suchen und einmal erkannte Promotoren zu meiden.

Zu den uns bekannten Promotoren gehören: Nahrungsfette, Alkohol, Nikotin, Nitrat, Nitrit, Nitrosamine, Substanzen, die beim Ultrahocherhitzen von Nahrungsmitteln entstehen und die von bestimmten Schimmelpilzen erzeugt werden, wie zum Beispiel das Aflatoxin von *Aspergillus flavus*. Dies ist schon in kleinen Dosen garantiert krebsauslösend. Hinweise darauf bekam die Wissenschaft durch die erstaunliche Häufung von Darmkrebs bei Völkern, die extrem viele Erdnüsse zu sich nehmen. In Erdnüssen besteht die Gefahr des Befalls nach der Ernte, weil der Schimmelpilz sich besonders am Boden ausbreitet. Auch Pistazien sollten deshalb nur frisch, d. h. wenn sie unter dem Häutchen noch grün sind, gegessen werden, da sich in letzter Zeit bei Untersuchungen deutliche Überschreitungen der Aflatoxin-Höchstwerte fanden. Auch falsch geerntete Feigen – sie dürfen bei der Ernte nicht mit dem Boden in Berührung kommen – können Aflatoxine enthalten.

Nahrungsfette

Durch weltweite Studien, die die Todesfälle infolge von Krebserkrankungen in verschiedenen Ländern untersucht haben, gab es erste Hinweise auf die Rolle, die die Nahrungsfette bei der Entstehung von Brust-, Dickdarm- und Prostatakrebs spielen. Diese Krebsarten sind zum Beispiel in den USA sehr häufig, in Japan dagegen selten. Durch Daten japanischer Auswanderer in den USA konnte eine genetische Ursache ausgeschlossen werden. Eine weitere geographische Vergleichsstudie wurde Anfang der sechziger Jahre durchgeführt. Sie zeigte eine enge Verbindung zwischen Höhe des Fettkonsums und dem Auftreten von Brustkrebs. Auffällig war, daß Griechenland und Spanien trotz relativ hohem Fettverzehr eine geringe Rate an Brustkrebs aufwiesen. Eine Erklärung schien darin zu liegen, daß in diesen beiden Ländern vor allem Olivenöl als Nahrungsfett verwandt wird. Insgesamt läßt sich eine lineare Korrelation zwischen Fettverbrauch und Todesfällen durch Brustkrebs aufzeigen.

Die Erklärung dafür ist relativ einfach. Der mit steigendem Fettverzehr zunehmende Bedarf an Gallensäuren führt zu einer vermehrten Ausscheidung von Gallensäuren und zur Entstehung kanzerogener Abbauprodukte, wie der Desoxycholsäure und der Lithcholsäure, wobei gilt, je länger die Verweildauer der Speisen im Verdauungstrakt ist, desto länger ist damit auch die Einwirkzeit der Karzinogene auf die Darmwand. Während in den Entwicklungsländern bis zu 80 % der Kalorien aus komplexen Kohlenhydraten gewonnen werden, verschiebt sich die Kalorienaufnahme mit zunehmender Industrialisierung und wirtschaftlichem Wohlergehen in Richtung auf tierische Fette, pflanzliche Öle und isolierte Zucker. Vergleicht man nun die Werte alter Statistiken mit heutigen Untersuchungen, so findet man, daß auch in Ländern wie Italien, Griechenland, Spanien und den Entwicklungsländern die Zahl der Erkrankungen an Brust- und Dickdarmkrebs zunimmt, da sich dort die Ernährungsweise entsprechend geändert hat.

Bei der Häufigkeitsverteilung des Herzinfarktrisikos fanden wir außerdem einen geschlechtsspezifischen Faktor, der auch für das Brustkrebsrisiko gilt. In Amerika stellten Wissenschaftler fest, daß brustkrebskranke Frauen viel häufiger als gesunde Frauen eine stammbetonte männliche Fettverteilung haben (vgl. *Abb. 3, Seite 15*).

Als Faustregel gilt daher, je stärker das Übergewicht am Bauch ausgeprägt ist, um so höher ist das Risiko, an Brustkrebs zu erkranken.

Nitrosamine

Diese Stoffe zählen zu den am stärksten karzinogen wirkenden Substanzen. Sie befinden sich in gepökelten und erhitzten Fleischwaren, außerdem werden sie im Magen aus Nitrat oder Nitrit und Aminen, die sich in eiweißhaltiger Nahrung befinden, gebildet. Obwohl in den vergangenen Jahren der Verzehr an gepökelten und geräucherten Fleischprodukten zurückgegangen ist, droht heute eine neue Gefahr, und zwar durch eine Verseuchung unseres Trinkwassers mit Nitrat durch intensive Landwirtschaft. Das Nitrat in unserem Trinkwasser hat dann die gleiche Wirkung wie das Pökelsalz im Schinken. Es ist unserer Meinung nach ein Skandal, der seinesgleichen sucht, daß wir durch die Überproduktion landwirtschaftlicher Produkte, die dann z.T. vernichtet werden, unser wichtigstes Grundnahrungsmittel, das Wasser, ungenießbar machen. So sterben heute zwar bedeutend weniger Menschen an Magenkrebs, da das Kühlen und Gefrieren als Konservierungsmethode das Pökeln und Räuchern weitgehend verdrängt hat, doch droht uns vom Trinkwassernitrat eine erneute Steigerung der Erkrankungsrate. Auch im Gewächshausgemüse und Salat können bis zu 3 g Nitrat pro kg enthalten sein. Dr. Ohlenschläger von der Universität Frankfurt empfiehlt daher Vegetariern, viel Vitamin-C-reiches Obst oder Obstsäfte oder gleich reines Vitamin C bis zu 4 g aufzunehmen, um die Nitrosaminbildung zu verhindern. Das abendliche Bier kann auch sehr viel Nitrat enthalten und bedarf eines Vitamin-C-Schutzes.

Aber auch ein überhöhter Fleischkonsum kann Darmkrebs auslösen, denn beim Verdauen von Fleisch entstehen im Darm stets krebserzeugende Stoffe, die allerdings durch Ballaststoffe weitgehend gebunden werden können. Die Häufung von Darmkrebs in Amerika wird unter anderem auf überhöhten Fleischkonsum und zu wenig ballaststoffreiche Nahrung zurückgeführt. Auch dies ergibt sich unter anderem aus einem Vergleich von japanischen Auswanderern in Kalifornien mit Amerikanern. In der ersten Generation – die Ernährungsgewohnheiten hatten sich noch nicht angepaßt – war die Darmkrebsrate wie in Japan äußerst gering.

Nach zwei Generationen paßte sie sich aber nahtlos an die amerikanische Quote an. Die Wissenschaftler gehen deshalb davon aus, daß das reichlich genossene amerikanische Steak, ob als T-bone-Steak oder Hamburger, eine nicht geringe Schuld an dieser Entwicklung trägt.

Alkohol und Nikotin

Diese beiden „Genußgifte" gelten schon seit Jahren als Ursache für die Bildung von Tumoren im Mund-, Rachen- und Lungenbereich, und in ihrer Kombination potenzieren sie ihre Gefährlichkeit, da Alkohol als Ko-Karzinogen die kanzerogenen Bestandteile des Zigarettenrauches löst und ihr Eindringen in die Schleimhautzellen erleichtert. Harte Trinker, die lebenslang etwa einen halben Liter „Hochprozentiges" zu sich nehmen, tragen ein achtfach erhöhtes Risiko, an Speiseröhrenkrebs zu erkranken. Die Ursache wird in einer falschen Ernährung dieser Personen gesehen, die mit einem starken Mangel an den antitumorös wirkenden Vitaminen A und C einhergeht.

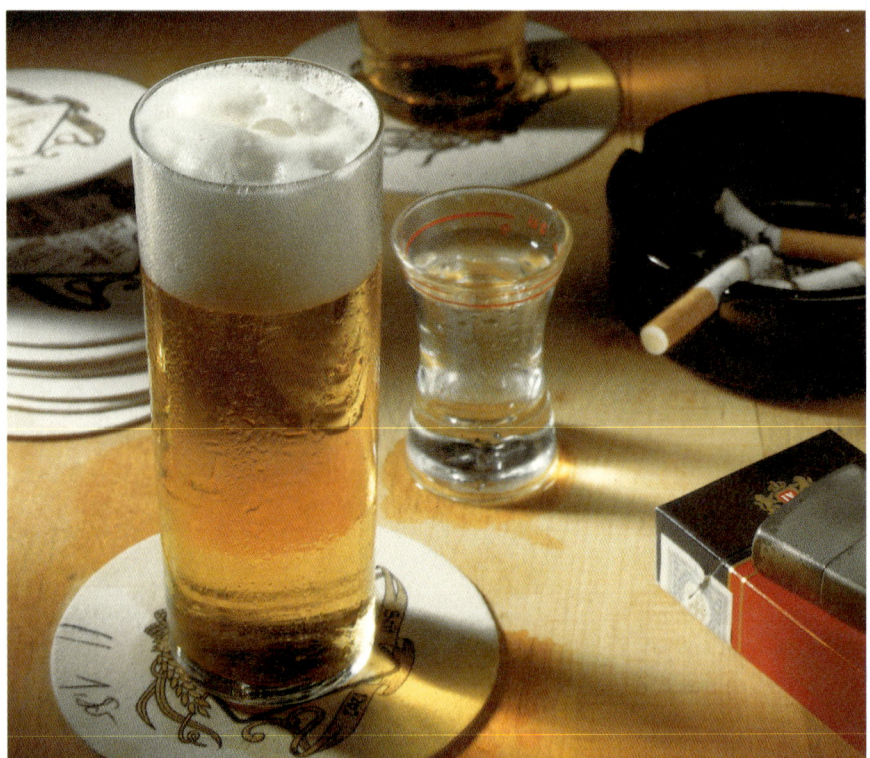

Abb. 6: Alkohol und Nikotin: In Kombination potenzieren sie ihre Gesundheitsgefährdung, da Alkohol die kanzerogenen Bestandteile des Zigarettenrauchs löst und ihr Eindringen in die Schleimhautzellen erleichtert.

Heterozyklische Amine

Sie entstehen beim starken Erhitzen von Aminosäuren und Proteinen, also beim Braten, Rösten und Grillen von proteinreichen Lebensmitteln. Der genaue Mechanismus ist noch nicht erkannt. Dies gilt jedoch nicht für H-Milch.

Aflatoxin

Das Aflatoxin ist ein von einem bestimmten Schimmelpilz (*Aspergillus flavus*) produziertes hochkanzerogenes Toxin. Feuchtwarme Lagerung von Getreide und Nüssen bieten die besten Wachstumsbedingungen. Vor allem in Afrika wird das häufige Auftreten von Leberkrebs mit dem Verzehr verschimmelter Erdnüsse in Verbindung gebracht.

Krebshemmende Stoffe

Gott sei Dank gibt es aber auch Stoffe in unserer Nahrung, mit deren Hilfe wir uns vor Krebserkrankungen schützen können. Diese Stoffe werden Antipromotoren genannt und haben vor allen Dingen bei Labor- und Tierversuchen einen eindeutigen krebshemmenden Effekt gezeigt. Die wichtigsten unter diesen Antipromotoren (Bremser) sind die Vitamine A, C, E und das Selen, Zink

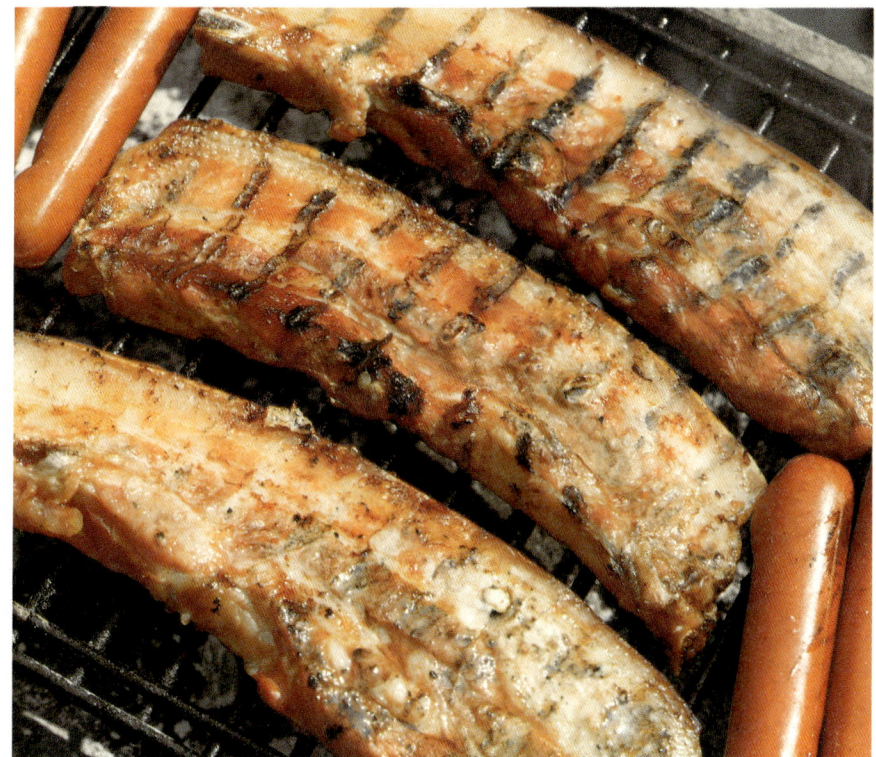

Abb. 7: Je knuspriger das Grillfleisch ist, desto besser schmeckt es. Leider ist dies äußerst ungesund, denn beim Braten und Grillen bilden sich heterozyklische Amine, die im Verdacht stehen, Krebserkrankungen auszulösen.

und die sogenannten Retinoide. Alle diese Stoffe sind Bestandteile oder Katalysatoren wichtiger Enzyme, oder sie greifen direkt in wichtige Bioreaktionen ein, wie zum Beispiel das Vitamin C, und verhindern die Entstehung von Krebs.

Leider sind die Wissenschaftler noch nicht so weit, daß sie uns genaue Dosierungsschemata geben können. Wir haben dennoch auf Grund der neuesten Forschungsergebnisse eine Antioxidanzmischung entwickeln lassen.

Für die fettlöslichen Anteile ist eine Kapsel vorgesehen, die 12 mg reines Beta-Carotin, 36 mg Vitamin E und 50 mg Selenhefe, entsprechend 50 µg Selen enthält. Wir haben dem Poodukt den Namen *Antix* gegeben. Nehmen Sie die Kapsel einmal am Tag – am besten zu einer Mahlzeit – ein. Das wasserlösliche Vitamin C gibt's als Pulver. Nehmen Sie davon pro Tag 250–500 mg in einem Limonaden- oder Fruchtsaftgetränk zu sich. In Laborversuchen hat sich der krebshemmende Effekt von

Flavonoiden, Indolen und Thiocyanaten gezeigt, allerdings bisher nur bei chemisch ausgelösten Tumoren. Diese Substanzen sind in der Regel sekundäre Pflanzenstoffe von Kreuzblütlern (z. B. Kümmel, Fenchel, Kohl, Broccoli). Eine ähnliche Wirkung scheinen bestimmte Substanzen in Bohnen und anderen Pflanzensamen zu haben, es handelt sich dabei um sogenannte Protease-Inhibitoren. Sie unterdrücken die Wirkung der Enzyme, die das Eindringen eines Tumors in benachbarte Gewebe unterstützen.

Ballaststoffe

Durch die Verhinderung des Kontaktes der Zellen mit Kanzerogenen bzw. der Verkürzung der Kontaktzeit wirken auch Ballaststoffe als Krebshemmer. Auf der einen Seite beschleunigen sie die Darmpassage, auf der anderen Seite binden sie kanzerogene Stoffe wie Gallensäuren und deren Abbauprodukte. Zuerst wurden diese Feststellungen in Afrika durch den englischen Epidemiologen Dennis P. Burkitt getroffen. Er fand außerdem heraus, daß Bevölkerungsgruppen mit hoher Faserstoffaufnahme vor Blinddarmentzündung und anderen Darmentzündungen scheinbar geschützt waren. In der Zwischenzeit gibt es Hinweise dafür, daß die Sterblichkeit bei Darmkrebs umgekehrt proportional zur Menge der Körnernahrung ist, Obst und Gemüse scheinen diesen Schutz nicht zu bieten. Man hat sogar eine ganz bestimmte Gruppe von Ballaststoffen herausgefunden, die dafür verantwortlich zu sein scheinen: die *Pentosane*.

Prostaglandine

Eine wichtige Rolle bei der Entstehung von Karzinomen scheinen auch die Prostaglandine zu spielen, eine Gruppe biologisch aktiver Fettkörper, die der Körper selbst aus Fettsäuren, insbesondere der Linolsäure, aus der Nahrung aufbaut. Prostaglandine haben einen hormonartigen Charakter und wirken bei der Kontraktion der glatten Muskulatur, bei Entzündungsreaktionen und bei der Immunabwehr des Körpers. Bei verschiedenen Brustkrebsarten findet man große Mengen von Prostaglandinen, die möglicherweise durch Unterdrückung der Immunreaktion auf den Verlauf der Erkrankung einwirken. Die Synthese der Prostaglandine scheint sich diätetisch beeinflussen zu lassen, bestimmte Fischfette wirken hemmend, sie greifen in die Umwandlung von Linolsäure zu Prostaglandinen ein (vgl. *Seite 90*).

Ernährungsempfehlungen zur Krebsvorbeugung

Wir sind gespannt, was die Wissenschaftler uns in Zukunft für aufregende Neuigkeiten über das Thema „Ernährung und Krebs" mitteilen werden, einstweilen können wir Ihnen, ausgehend vom heutigen Wissensstand, eine Ernährungsempfehlung zur Tumorprophylaxe von *H. Kasper* mit auf den Weg geben. Sie enthält folgende Forderungen:

1. Verringerung des Verzehrs von Fetten mit gesättigten und ungesättigten Fettsäuren auf weniger als 30 % der Gesamtenergiezufuhr.
2. Bevorzugung von Lebensmitteln, die reich an komplexen Kohlenhydraten und Ballaststoffen sind.
3. Normalisierung des Körpergewichts.
4. Abwechslungsreiche Kost, die reich an Gemüsen und Früchten ist und eine optimale Zufuhr von Vitaminen, Mineralstoffen und Spurenelementen sichert.
5. Reduzierung der Kochsalzzufuhr auf etwa 5 g pro Tag.
6. Bevorzugung von frischen Lebensmitteln. Auf gesalzene, gepökelte oder geräucherte Lebensmittel nach Möglichkeit verzichten, oder nur auf kleine Geschmackshappen reduzieren.
7. Alkohol nur mäßig trinken oder ganz meiden, vor allem auf harte, hochprozentige Getränke verzichten, ein Gläschen Wein oder Bier in Ehren sind sicher nicht gefährlich.
8. Denken Sie an unsere Antioxidanzmischung.

Vollwerternährung

Wir leben in einem Schlaraffenland. Die Auswahl an Nahrungsmitteln ist schier unüberschaubar. Wir haben genug Geld, um uns satt zu essen. Bei uns muß niemand hungern. Dennoch sterben in Deutschland über die Hälfte der Menschen an ernährungsbedingten Erkrankungen.

Immer mehr Menschen suchen deshalb einen Ausweg in der Vollwerternährung.

Die sogenannten „Vollwertler" haben unsere Lebensmittel neu bewertet. Die Gießener Wissenschaftler Dr. Karl von Koerber, Thomas Männle und Professor Claus Leitzmann zum Beispiel teilen alle Lebensmittel in vier Wertstufen ein. Die Palette reicht dabei von sehr empfehlenswerten bis zu nicht empfehlenswerten Produkten (vgl. *Tabelle 10*).

Durch die richtige Auswahl der Nahrungsmittel will der „Vollwertler" den Körper mit allen wichtigen Stoffen versorgen und ihn auf diese Weise gesunderhalten und gegen Krankheiten schützen. Bei der Vollwertkost stehen pflanzliche Lebensmittel im Vordergrund. Propagiert wird jedoch keine streng vegetarische Kost, sondern eine *ovo-lakto-vegetabile*, das heißt, Eier und Milcherzeugnisse sind erlaubt. Auch mäßiger Fleischverzehr wird toleriert.

Weiterhin fordern die „Vollwertler" Lebensmittel, die möglichst naturbelassen sind. Sie gehen davon aus, daß jeder Verarbeitungsschritt in der Regel mit einem Verlust an wichtigen Inhaltsstoffen einhergeht. Wichtig ist den „Vollwertlern" dabei auch der Erhalt solcher Inhaltsstoffe, deren Existenz und Bedeutung uns bis heute nicht bekannt sind. Ein wesentlicher Grundsatz lautet deshalb: Nahrungsmittel so natürlich wie möglich belassen! Dieser Lehrsatz ist übrigens bereits in der Antike von Hippokrates verkündet worden, der Begriff *Vollwert* wurde aber erst in den fünfziger Jahren dieses Jahrhunderts von dem Mediziner und Ernährungsforscher *Werner Kollath* geprägt. Er soll verdeutlichen, daß weniger verarbeitete Lebensmittel noch nahezu ihren *vollen Wert* haben.

Nach den Richtlinien der Vollwerternährung sollte man deshalb etwa die

	I Sehr empfehlenswert	II Empfehlenswert	III Weniger empfehlenswert	IV Nicht empfehlenswert
	Unerhitzte Lebensmittel	Erhitzte Lebensmittel	Stark verarbeitete Lebensmittel	Isolierte Lebens- mittelsubstanzen
	Etwa die Hälfte der Nahrung	Etwa die Hälfte der Nahrung	Nicht täglich verzehren	Möglichst vermeiden
Getreide	Gekeimtes Getreide Rohes Vollkornschrot (z. B. Frischkornmüsli)	Vollkornprodukte (z. B. Vollkornbrot, -gebäck, -nudeln)	Auszugsmehlprodukte Weißbrot, Graubrot Weißer Reis	Isolierte Stärke Isoliertes Protein Isolierte Ballaststoffe
Gemüse und Obst	Rohes Gemüse (auch milchsauer) Rohes Obst Gekeimte Hülsenfrüchte	Erhitztes Gemüse Gemüse- und Obstsäfte Kartoffeln Erhitzte Hülsenfrüchte	Gemüsekonserven Obstkonserven, Nektare, Kartoffelprodukte	Isolierte Zucker Isolierte Vitamine Weitere Isolate
Ölfrüchte, Pflanzensamen, Nüsse	Nüsse, Samen (auch gekeimt) Kaltgepreßte, unraffinierte Öle ungehärtetes Kokosfett	Ungehärtete Pflanzenmargarine mit hohem Anteil an Kaltpreßölen	Extrahierte, raffinierte Fette und Öle	Produkte aus isolierten Substanzen: Süßigkeiten Nährstoffpräparate Schlankheitspräparate
Milch	Vorzugsmilch Rohmilchprodukte	Pasteurisierte Milch (-produkte) Butter (mäßige Menge)	H-Milch Milchpulver	Sterilmilch
Fleisch, Fisch, Eier		Fisch Mäßig, wenn überhaupt: Eier, Fleisch	Fleischwaren Wurstwaren Fleischkonserven	Innerein Schweineschmalz
Getränke	Natürliches Mineralwasser	Leitungswasser Kräuter-, Früchtetee Malz- (Getreide-) Kaffee Kakao (ungezuckert)	Schwarzer Tee Bohnenkaffee Bier, Wein	Fruchtsaftgetränke Limonaden Cola-Getränke Instant-Getränke Spirituosen
Gewürze	Frische Kräuter und Samen Jodiertes Meersalz (wenig)	Erhitzte Kräuter und Samen Meersalz, Jodiertes Kochsalz (wenig)	Gewürzextrakte	Isolierte/künstliche Aromastoffe Kochsalz
Süßungsmittel	Rohes, süßes Obst Eingeweichtes Trockenobst	Mäßig und verdünnt: Honig, Apfel- und Birnendicksaft	Zuckerrübensirup, Melasse Ahornsirup	Isolierte Zucker Künstliche Süßstoffe

Tabelle 10: Einteilung der Lebensmittel nach Wertstufen (in Anlehnung an *Kollath*, 1960).

Hälfte der Lebensmittel unerhitzt, also roh aufnehmen. Durch den längeren Kauvorgang roher Lebensmittel wird zudem schneller ein Sättigungseffekt erreicht. Infolgedessen ißt man letztlich weniger. Übergewicht ist unter „Vollwertlern" schon deshalb weniger verbreitet. Generell abgelehnt werden Lebensmittelzusatzstoffe, wie etwa Konservierungs-, Farb-, Geschmacks- und Aromastoffe, künstliche Antioxidantien oder Dickungsmittel. Hiermit möchte man jede zusätzliche Aufnahme eventuell gefährdender Stoffe vermeiden. Schon deshalb plädieren die „Vollwertler" für Grundnahrungsmittel und lehnen Fertigprodukte ab. Auch sollten möglichst keine isolierten Lebensmittelstoffe aufgenommen werden. Deshalb meiden „Vollwertler" Süßwaren, Fertigsaucen, Cola-Getränke, Nuß-Nougat-Erzeugnisse, isolierten Zucker oder Proteine (vgl. *Tabelle 10*).

Spitzenreiter in der Vollwerternährung sind hingegen völlig naturbelassene, unveränderte Lebensmittel wie gekeimtes Getreide, frisches Obst und Gemüse, Nüsse, Vorzugsmilch bzw. Rohmilch, oder Mineralwasser. Empfohlen werden zudem Lebensmittel, die bearbeitet, z. B. gemahlen, geschrotet, geschnitten, kalt gepreßt oder entsaftet, aber nicht erhitzt werden, und Lebensmittel, bei denen Dünsten, Dämpfen, Kochen, Pasteurisieren oder andere Hitzebehandlungen sowie Tiefgefrieren sinnvoll oder notwendig sind. Zu diesen Gruppen gehören etwa Vollkornmehl, Frucht- und Gemüsesäfte, eingeweichtes Trockenobst wie Rosinen, Feigen, Datteln oder Aprikosen, Kräuter- und Früchtetees, Brot, Kuchen, Zwieback, Kekse, erhitzte Gemüse, Hülsenfrüchte und Kartoffeln,

Milchprodukte wie Dickmilch, Joghurt, Sahne, Buttermilch oder Käse, naturbelassene, ungehärtete Fette, erhitztes mageres Fleisch, erhitzte Eier und erhitzter Fisch.

Als weniger empfehlenswert anzusehen sind schließlich alle Lebensmittel, die z.B. gebraten, geröstet, ultrahocherhitzt, sterilisiert, mit Alkohol, Pökelsalz, Zucker oder anderen Mitteln konserviert, gebleicht oder geschönt sind. Der Verzehr von Konserven, Wurstwaren, Innereien, H-Milch, Bohnenkaffee, schwarzem Tee, Bier und Wein sollte deshalb eingeschränkt werden.

Die Vertreter der Vollwerternährung wollen aber noch mehr: Sie fordern eine ökologische und sozialverträgliche Ernährungsweise. „Vollwertler" wollen ihre Umwelt schonen, indem sie Produkte aus kontrolliertem biologischem Anbau bevorzugen, Lebensmittelverpackungen auf ein Mindestmaß reduzieren, den Einsatz umweltverträglicher Technologien in Industrie, Verkehr und im Haushalt propagieren und indem sie Obst und Gemüse möglichst aus regionalem Anbau und entsprechend der Jahreszeit kaufen. Diese Forderung wird auch vom Bundesgesundheitsamt anscheinend voll unterstützt, denn hier hat man gerade herausgefunden, daß Äpfel von Oktober bis März, Erdbeeren von Juni bis August und Kopfsalat zwischen April und September am empfehlenswertesten sind, denn dann stammen sie aus einheimischer Produktion, müssen deshalb für die langen Transportwege aus fernen Ländern nicht aufwendig chemisch präpariert werden und finden auch hier zu dieser Zeit die besten Wachstumsbedingungen für einen schonenden Anbau. Zudem

dürfen in anderen Ländern, wie etwa in den Niederlanden, Spritzmittel eingesetzt werden, die in Deutschland verboten sind.

Ein wesentlicher Kritikpunkt der „Vollwertler" ist zudem die Verschwendung von potentiellen Nahrungsmitteln durch Verfütterung an Tiere. Durch diese sogenannte Veredlung gehen enorme Nahrungsmittelberge verloren, die bei Reduzierung des Fleischverbrauchs den Hunger in der Welt mindern könnten. Der Import von Futtermitteln aus Entwicklungsländern wird ebenfalls kritisiert. Denn hierfür werden zum Teil erhebliche landwirtschaftliche Flächen benötigt, so daß die restlichen Flächen im Einzelfall nicht mehr zur Versorgung der heimischen Bevölkerung mit Nahrungsmitteln ausreichen. Zudem wird die Lebensmittelvernichtung, wie sie systematisch in der Europäischen Gemeinschaft betrieben wird, abgelehnt sowie weltweit die Existenzsicherung kleinerer und mittlerer bäuerlicher Betriebe gefordert.

Auch die konservative Deutsche Gesellschaft für Ernährung (DGE) sieht die Vollwerternährung als eine wertvolle Kostform an. Sie plädiert in Übereinstimmung mit den „Vollwertlern" für eine Bevorzugung von Vollkornprodukten, für einen erhöhten Verzehr von Gemüse, Salat und Obst, für eine Einschränkung des Fleischverzehrs sowie für die Reduzierung von Zucker und Süßwaren. Im Gegensatz zu den „Vollwertlern" glauben sie aber nicht an die Vorteile von Rohmilch, kaltgepreßten Ölen oder von Produkten aus ökologischem Anbau. Die DGE gesteht diesen Produkten daher keine ernährungsphysiologischen Vorteile zu. Die Vermutung der „Vollwertler", daß sich in unseren Lebensmitteln noch unbekannte, möglicherweise essentielle Substanzen verbergen, meinen sie mit den Erfolgen, die man heute mit künstlicher Ernährung erzielt, widerlegen zu können.

Ökologischen und sozialen Argumenten gegenüber sind sie verschlossen, denn im Gegensatz zu den „Vollwertlern" ist für sie richtige Ernährung Gegenstand eines eng begrenzten Wissenschaftsgebietes.

Die DGE bezeichnet ihre propagierte Kostform deshalb in Abwandlung als *vollwertige* Ernährung.

Ob vollwertige oder Vollwertkost, wir von der Hobbythek glauben, daß man mit einer solchen Ernährung viel für seine Gesundheit tun kann, wir haben auch nichts gegen Zusatzpräparate, wenn sie beim Abnehmen Mangelzustände beheben helfen (siehe z. B. Multivitaminpulver HT, Multimineralpulver HT, Reinlecithin P usw.). Auch Süßstoffe besonders ausgewählter Art scheinen häufig ein kleineres Übel als Zucker und andere glucose-, fruktose- oder saccharosehaltige Ersatzsubstanzen zu sein wie z. B. Honig, Ahornsirup usw.

Die wichtigsten Nahrungsmittel und ihre gesundheitliche Bewertung

Fleisch und Fleisch-produkte

Uns geht es verdammt gut, das läßt sich schon allein an unserem Fleischverbrauch ablesen. In der Bundesrepublik Deutschland hat der Fleischverbrauch seit dem letzten Krieg drastisch zugenommen. Während er im Jahre 1950 noch bei rund 35 kg pro Person und Jahr lag, futtern wir heute schon knapp 70 kg.

Die Produktion von Fleisch ist ein Luxus, den sich nur reiche Völker leisten können, denn zur Erzeugung einer „tierischen Kalorie" müssen im Durchschnitt sieben „pflanzliche Kalorien" eingesetzt werden. Die übrigen sechs Kalorien gehen als sogenannte Veredlungsverluste durch den Stoffwechsel der Tiere verloren.

Fleisch und Fleischprodukte sind ohne Zweifel für uns sehr gute Lieferanten einzelner Nährstoffe. Dazu zählen insbesondere das *Eiweiß*, das *Vitamin B*, und das *Eisen*. Das Eisen aus tierischen Lebensmitteln wird vom menschlichen Körper wesentlich besser aufgenommen als die vergleichbare Menge Eisen aus pflanzlichen Lebensmitteln. Das Eiweiß in tierischen Produkten ist günstiger als das pflanzlicher Erzeugnisse zu bewerten, da seine biologische Wertigkeit in der Regel höher liegt (vgl. *Seite 40 ff.*). Sie liegt beim Rind-, Schweine- und Hühnerfleisch durchschnittlich bei 90, beim Weizen hingegen nur bei 56.

Dennoch bemühen sich die Ernährungswissenschaftler seit Jahren um eine Reduzierung des Fleischverzehrs. Das Argument, daß wir das Eiweiß des Fleisches bräuchten, ist nämlich längst hinfällig, da es bei uns Eiweißmangel praktisch gar nicht mehr gibt. Im Gegenteil, wir Deutschen essen viel zuviel Eiweiß. Was aber immer mehr vorkommt, sind Erkrankungen, die durch den hohen Konsum von Fleischprodukten ausgelöst werden können.

Gegen Fleisch und Fleischprodukte sprechen vor allem ihr hoher Gehalt an *Fetten*, *Cholesterin* und *Purinen*. Diese Stoffe können etwa zum Risikofaktor Übergewicht, zur Arterienverkalkung, zu Gicht und Nierensteinen führen. (Genauere Ausführungen dazu finden Sie in dem Kapitel „Das Lexikon der bösen Folgen" und im Kapitel „Ernährung und Krebs".) Deshalb wird heute empfohlen, wöchentlich höchstens zwei bis drei Fleischmahlzeiten einzunehmen und außerdem den Verzehr von Wurstwaren einzuschränken. Denn gerade in der Wurst verstecken sich oft ungeheure Mengen an Fett. Fettarm sind insbesondere Schweinefilet, Tatar, Wildfleisch, Hähnchen, Geflügelwurst, deutsches Corned beef und verschiedene Sülzen. Wegen des hohen Gehaltes an Schadstoffen, vor allem an Schwermetallen wie Blei und Cadmium, sollten Nieren höchstens alle 14 Tage gegessen werden. Leber hingegen ist weniger belastet. Sie hat zudem den Vorteil, daß sie mit den verschiedensten Vitaminen geradezu vollgestopft ist, da sie die Funktion eines Reserveorgans übernimmt.

Wir möchten Ihnen an dieser Stelle aber auch nicht die Ergebnisse verschweigen, die im letzten Jahr von amerikanischen Wissenschaftlern gewonnen wurden. Sie wollen festgestellt haben, daß der regelmäßige Verzehr von Rind-, Schweine- oder Lammfleisch das Risiko erhöht, an Dickdarmkrebs zu erkranken. Über einen Zeitraum von sechs Jahren wurden die Verzehrgewohnheiten und die Krankheiten von insgesamt 88 000 Krankenschwestern erfaßt. Dabei hat sich herausgestellt, daß Frauen, die täglich sogenanntes rotes Fleisch aßen, zweieinhalbmal häufiger an Dickdarmkrebs erkrankten als die Gruppe der Frauen, die gar kein rotes Fleisch zu sich nahmen. Die Wissenschaftler vermuten nun, daß das Fett des Fleisches für diese Erkrankungen verantwortlich ist. Die Wissenschaftler wollen auch her-

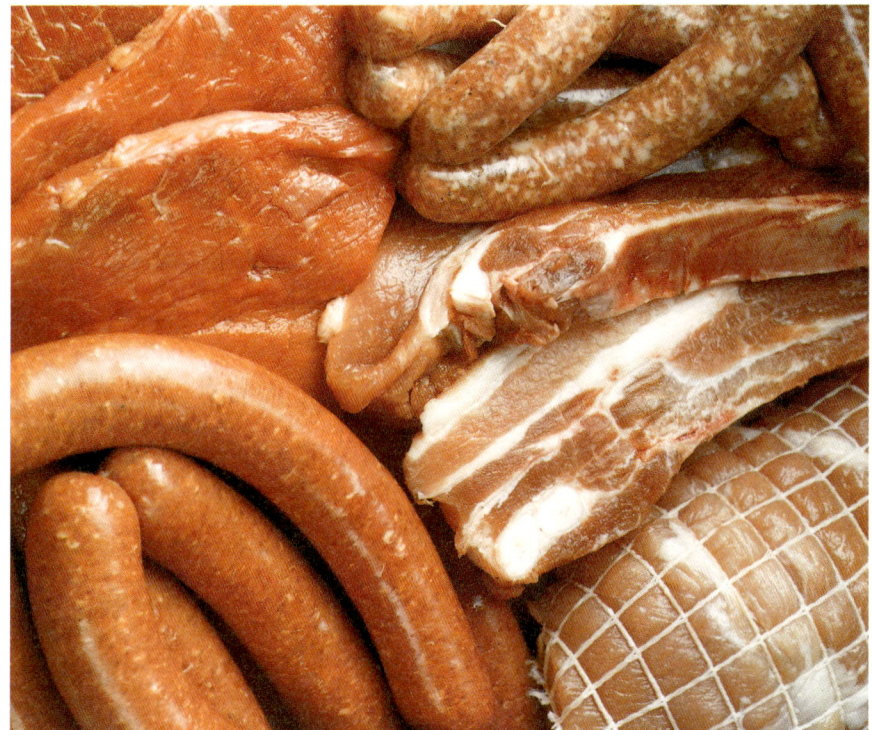

Abb. 1: Fleisch und Fleischprodukte liefern uns wichtige Nährstoffe, zum Beispiel Eiweiß, Vitamin B$_1$ und Eisen. Gegen einen übermäßigen Fleischverzehr spricht hingegen der hohe Gehalt an Fetten, Cholesterin und Purinen.

ausgefunden haben, daß Obst, Fisch und Hühnchen, sofern ohne Haut gegessen, das Risiko an Dickdarmkrebs zu erkranken, verringert. Sie vertreten außerdem die Ansicht, daß die Ergebnisse ihrer Studie auch auf Männer zu übertragen sind.

Zu ähnlichen Ergebnissen ist man auch im Krebsforschungszentrum (DKFZ) in Heidelberg gekommen. Hier hat man über einen Zeitraum von 11 Jahren 858 Männer und 1046 Frauen begleitet. Drei bis vier Prozent von ihnen waren

konsequente Vegetarier, 1160 ernährten sich zusätzlich zu den pflanzlichen Erzeugnissen auch von Milch, Milchprodukten und Eiern. Der Rest, 740 Personen, gönnten sich hin und wieder ein Stück Fleisch oder eine Scheibe Wurst. Die Ergebnisse waren auch hier verblüffend. Das Risiko, an einer Herz-Kreislauf-Erkrankung zu sterben, war bei den Vegetariern offensichtlich um mehr als die Hälfte reduziert. Auch die Verdauungsorgane waren vor allem bei den Frauen weniger von Tumoren be-

fallen. Durchschnittlich hatten die Vegetarier eine höhere Lebenserwartung als die Nicht-Vegetarier. Dennoch weisen die Heidelberger Forscher darauf hin, daß es nicht nur die Ernährung sei, die für den allgemein guten Gesundheitszustand der Probanden verantwortlich ist, denn Vegetarier leben meistens allgemein gesünder. Sie treiben mehr Sport, sind meist schlanker, und die Vegetarier der Versuchsgruppe rauchten auch weniger als die „Mischköstler". Aber die Heidelberger Wissenschaftler meinen auch festgestellt zu haben, daß diejenigen Vegetarier, die sich hin und wieder ein Stückchen Fleisch oder Fisch erlaubt haben, das geringste Sterberisiko tragen.

Wir glauben, daß die DGE in dieser Frage einen goldenen Mittelweg gefunden hat. Deshalb möchten wir Ihnen dringend raten, wöchentlich durchschnittlich höchstens zwei- bis dreimal Fleisch zu essen. Auf diese Weise kommen Sie in den Genuß der wertvollen Bestandteile des Fleisches und können gleichzeitig die Gefahren, die im Fleisch stecken, auf ein unbedenkliches Maß reduzieren.

An dieser Stelle möchten wir Ihnen zu guter Letzt einen Tip weiterreichen, den wir kurz vor Druck dieses Buches noch in der Presse auffangen konnten: In der Universität Boston haben sich Ernährungswissenschaftler einen ganz verblüffend einfachen Trick ausgedacht, um das Cholesterin aus dem Fleisch zu ziehen: Sie braten das Fleisch zunächst in einem linolsäurereichen Öl, zum Beispiel Distelöl. Anschließend wird es in ein Sieb gegeben und kurz in kochendes Wasser getaucht. Dann wird das oben schwimmende Fett abgeschüttet. Damit geht

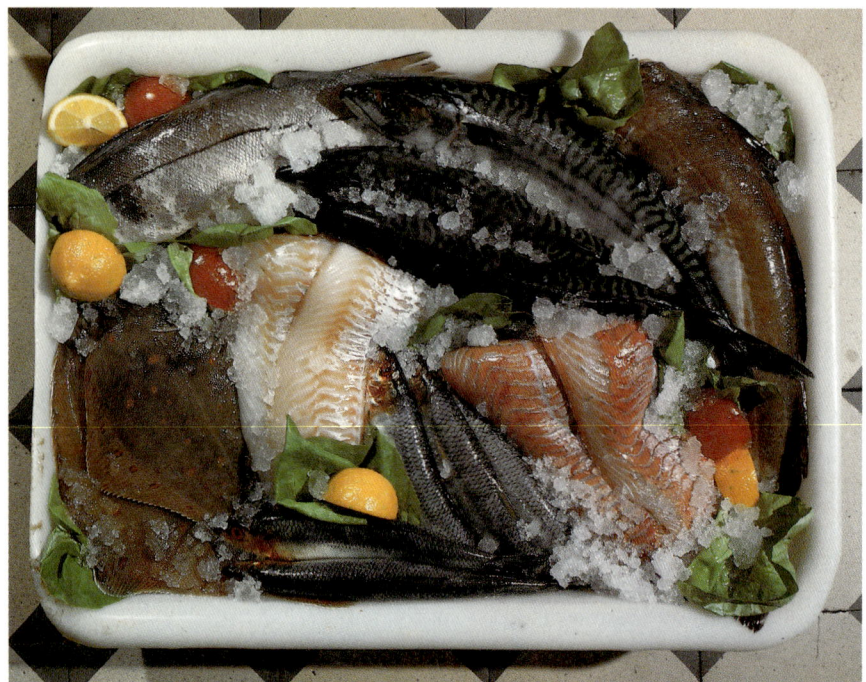

Abb. 2: Seefische enthalten biologisch hochwertiges Eiweiß und zahlreiche Vitamine und Mineralstoffe, unter anderem viel Jod.

ein großer Teil des Cholesterins verloren. Anschließend kann das Fleisch zu Ende zubereitet werden. Die Wissenschaftler wollen festgestellt haben, daß das so behandelte Fleisch nur noch 40 % des ursprünglichen Cholesterinwertes aufweist.

Fisch

Bei uns werden vor allem die Seefische Hering, Seelachs, Kabeljau und Rotbarsch verzehrt. Sie, wie auch die meisten anderen Fische, sind ernährungsphysiologisch als sehr wertvoll anzusehen. Fische, insbesondere Seefische, enthalten biologisch hochwertiges Eiweiß. Zudem enthält Fischfleisch zum Teil bedeutende Mengen an den Vitaminen A, B_1, B_6, Niacin, C und D sowie die Mineralstoffe Kalium, Eisen und Selen. Von besonderer Bedeutung ist zudem der Gehalt an Jod im Seefisch. Denn Jodmangel ist in Deutschland besonders ausgeprägt. Wer Seefisch nur selten auf dem Speiseplan hat, sollte jodiertes Speisesalz verwenden.

Omega-3-Fettsäure: ein Hoffnungsträger?

In der letzten Zeit stehen die Omega-3-Fettsäuren immer wieder im Mittelpunkt der Diskussion.

Dabei findet insbesondere die Eicosapentaensäure Aufmerksamkeit. Omega-3-Fettsäuren sollen den Fettspiegel im Blut senken, die Fließgeschwindigkeit des Blutes erhöhen und dadurch letztendlich dem Herzinfarktrisiko wirksam vorbeugen können. Diese Fettsäuren sind vor allem in den sogenannten Fettfischen enthalten. Dazu zählen z. B. Hering, Makrele und Dorsch. Ihr Fettgehalt liegt bei rund 15–20 %.

Um den Bedarf an Omega-3-Fettsäuren zu decken, nehmen viele Menschen heute bereits regelmäßig Fischölkapseln ein. Die Hobbythek wird sich bemühen, Ihnen dieses Fischöl preiswert zugänglich zu machen.

Neben diesen Fettsäuren hat in letzter Zeit auch eine andere Fettsäure, die *Gammalinolensäure*, für Aufsehen in der Forschung gesorgt. Wissenschaftler nehmen an, daß manchen Menschen, die unter Neurodermitis leiden, mit dieser Fettsäure geholfen werden kann. Lesen Sie dazu bitte *Seite 120 ff.*

Die Königin in Weiß: Milch

Nahezu genial, was sich alles in der Milch verbirgt. Schon mit einem halben Liter Vollmilch pro Tag können 75 % der empfohlenen Zufuhr an Calcium, 56 %

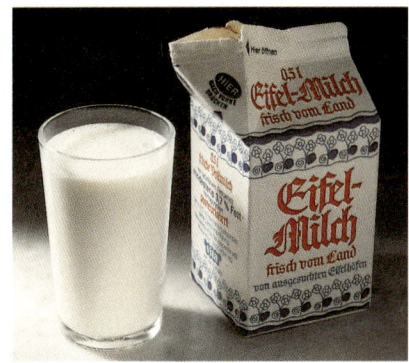

Abb. 3: Schon mit einem halben Liter Vollmilch decken Sie einen großen Teil Ihres Tagesbedarfs an Vitaminen und Mineralstoffen.

an Vitamin B_2, 42 % an Vitamin B_{12}, 33 % an Jod und 16 % an Vitamin B_1 gedeckt werden. Außerdem enthält die Milch 3,5 % Fett, 4,8 % Kohlenhydrate (Milchzucker bzw. Lactose) und 3,3 % Eiweiß.

Leider verträgt nicht jeder Mensch Milch, insbesondere unbehandelte. Der Grund hierfür ist recht einfach. Rund 10–15 % der erwachsenen deutschen Bevölkerung leiden unter der häufigsten Nahrungsmittelunverträglichkeit, einer Lactoseintoleranz.

Viele wissen dies kaum. Wenn Sie ein starkes Völlegefühl bis hin zum Durchfall nach einem Glas Milch haben, dann könnten Sie zu dieser Gruppe gehören. Bei der Lactoseintoleranz kann der Milchzucker, die Lactose, nicht verdaut werden. Die Folge sind die angesprochenen Verdauungsstörungen. Normalerweise wird die Lactose im Dünndarm durch das Enzym Lactase in seine Bestandteile, in Glucose und Galactose, zerlegt, damit es anschließend vom Körper aufgenommen werden

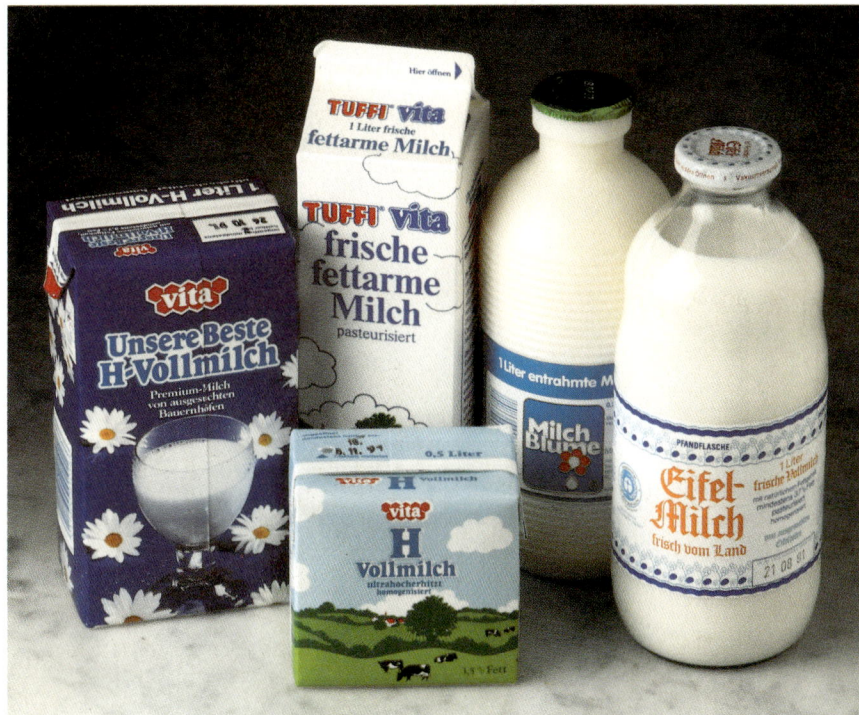

Abb. 4: Sich im Wirrwarr der verschiedenen, im Handel angebotenen Milcharten zurechtzufinden, ist gar nicht so einfach.

kann. Bei der Lactoseintoleranz ist die Lactaseaktivität hierfür aber zu gering, im Extremfall fehlt sie völlig. Eigentlich ist die Menschheit zu 80–100 % lactoseintolerant. Daß bei uns immerhin 85–90 % der Menschen Milch vertragen können, ist ein Ergebnis aus Evolutionsprozessen, denn in den Bevölkerungsgruppen, in denen es traditionell Milchwirtschaft gibt, hat der Mensch sich genetisch angepaßt.

Demjenigen, der Milch gut verträgt, können wir sie allerdings nur wärmstens empfehlen, denn das Eiweiß der Milch ist, ähnlich wie das des Hühner-

eis, ernährungsphysiologisch besonders günstig. Seine biologische Wertigkeit liegt mit 85 sehr hoch. Bereits mit einem halben Liter Vollmilch können daher 30 % des täglichen Eiweißbedarfs gedeckt werden.

Wenn man von „der Milch" spricht, dann meint man eigentlich immer Vollmilch von der Kuh. Sie ist bei uns in der Regel *homogenisiert*. Bei diesem Verfahren werden die Eiweißtröpfchen durch Druck mechanisch zerkleinert, wodurch sie sich gut in der Milch verteilen. Das Fett setzt sich nicht mehr als Rahm oben ab, und die Milch schmeckt zudem vollmundiger. Im Milchfett verbergen sich neben den fettlöslichen Vitaminen übrigens auch das wertvolle Lecithin und das leidige Cholesterin (ungefähr 110 mg pro l Milch). Um dem Cholesterin und den fettigen Kalorien auszuweichen, sind auch die fettarme (1,5–1,8 % Fett) oder die entrahmte Milch (maximal 0,3 % Fett) zu empfehlen.

Zum Abtöten der Fäulnisbakterien und Krankheitserreger wird die Milch erhitzt. Das schonendste Verfahren ist die *Pasteurisierung*. Die Milch wird dazu rund 40 Sekunden auf 71–74 °C erwärmt.

Seitdem der Ruf nach „Bio" und „Natur" wieder lauter geworden ist, greifen auch wieder mehr Menschen nach Rohmilch oder Vorzugsmilch.

Rohmilch ist eine völlig unbehandelte Mich, die einen Mindestfettgehalt von 3,5 % aufweisen muß. Da die Milch ein idealer Krankheitsüberträger ist – früher war zum Beispiel die Übertragung der Tuberkulose durch Trinkmilch ein großes Problem –, wird die Rohmilch besonders sorgfältig von den Gesundheitsbehörden überwacht. Außerdem wird empfohlen, diese Milch vor dem Trinken zunächst einmal abzukochen. Dies gilt insbesondere, wenn Babys oder Kleinkinder diese Milch trinken sollen, aber dann können Sie auch auf die teure Rohmilch verzichten. Betriebe, die diese Milch „Ab Hof" verkaufen, müssen die Kunden hierauf deutlich aufmerksam machen.

Allerdings sollten Sie bedenken, daß die Vitaminverluste durch Kochen der Rohmilch größer sind als durch die industrielle Pasteurisierung in der Molkerei (vgl. *Tabelle 11*).

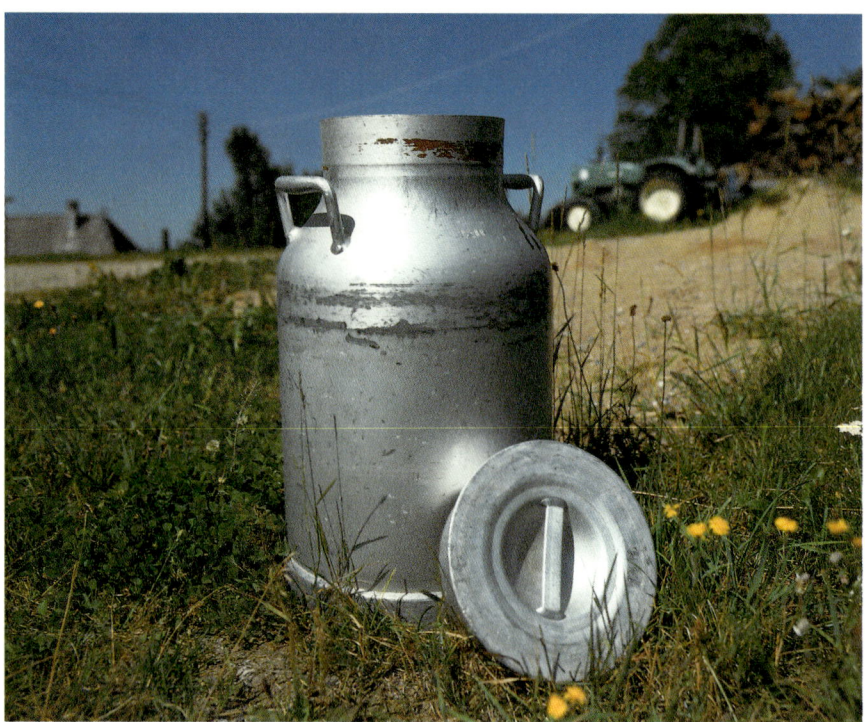

Abb. 5: Bei manchen Bauern kann man auch heute noch Rohmilch direkt auf dem Hof kaufen. Aber Vorsicht: Unbehandelte Milch ist ein idealer Krankheitsüberträger!

Vorzugsmilch ist Rohmilch, die im Handel erhältlich ist. Sie unterliegt höchsten hygienischen Kontrollen. Deshalb kann sie auch von dem, der sie verträgt, ohne vorheriges Abkochen getrunken werden.

Ultrahocherhitzte Milch, die H-Milch, wird im Vergleich zur pasteurisierten Milch nur wenige Sekunden erhitzt, allerdings bei Temperaturen von 135–150 °C. Dadurch wird H-Milch bis zu sechs Wochen haltbar. Bei dieser Behandlung werden die Eiweißbausteine leicht geschädigt. Man spricht von der „Denaturierung" des Eiweißes.

Bisher ging man davon aus, daß dies ernährungsphysiologisch gesehen keine bedeutenden Auswirkungen habe. Brandneue Forschungen, die in der Universität Lausanne unter Professor Bernhard Blanc betrieben wurden, zeigen jedoch erstaunliche neue Ergebnisse. Zunächst hat man über neun Generationen hinweg Ratten entweder Rohmilch, pasteurisierte Milch oder ultrahocherhitzte Milch zusätzlich zum üblichen Futter gegeben. Die Wissenschaftler stellten fest, daß die Ratten, die stets mit Rohmilch versorgt wurden, mehr Nachkommen hatten. Zudem schienen sie widerstandsfähiger zu sein. Die Ratten, die die ultrahocherhitzte Milch bekommen hatten, bekamen weniger Junge, zeigten geringeres Wachstum und waren infektionsanfälliger. Diese Ergebnisse ließen Professor Blanc und seine Arbeitsgruppe nicht ruhen, sie untersuchten daraufhin das Blut von ausgewählten Studenten jeweils eine bestimmte Zeit, nachdem sie entweder Rohmilch oder ultrahocherhitzte Milch getrunken hatten. Auch hier fand man Unterschiede.

Im Blut der „Rohmilchtrinker" war die Zahl der Lymphozyten, das sind Zellen, die für unser Immunsystem wichtig sind, höher als in der Vergleichsgruppe der „Ultrahocherhitzten-Milch-Trinker". Die Wissenschaftler scheuen noch davor, hieraus weitere Schlüsse zu ziehen. Wir müssen deshalb wohl noch ein paar Jahre warten, um Genaues zu erfahren.

Außerdem müssen durch die Pasteurisierung auch einige Vitamine daran glauben. Da die fettlöslichen Vitamine A, D und E nicht so hitzempfindlich sind, sind vor allem die wasserlöslichen Vitamine der B-Gruppe betroffen. Aber auch beim Vitamin C müssen erhebliche Einbußen hingenommen werden. Damit Sie sich einen schnelleren Überblick verschaffen können, haben wir die Verluste bei den verschiedenen Erhitzungsverfahren in der *Tabelle 11* dargestellt.

Sterilisierte Milch schließlich ist wohl die schlechteste Lösung, wenn Sie Ihrem Körper etwas Gutes tun wollen. Durch die massive Wärmebehandlung, die sterilisierte Milch wird durchschnittlich 20 Minuten lang auf 110–120 °C erhitzt, werden Vitamin C und verschie-

Vitaminverluste in der Milch bei verschiedenen Erhitzungsverfahren

Erhitzungsverfahren	Thiamin B_1	Pyridoxin B_6	Cobalamin B_{12}	Folsäure	Ascorbinsäure C
Pasteurisierung	<10	0–8	<10	<10	10–25
Ultrahocherhitzung	0–20	<10	10–20	5–20	5–30
Kochen	10–20	10	5–10	15	15–30
Sterilisierung	20–50	20–50	20–100	30–50	30–100

Tabelle 11: Verluste in %

dene Vitamine der B-Gruppe bis zu 100 % zerstört.

Vertreter der Vollwertkost weisen zudem darauf hin, daß die Erhitzung der Milch auch die Milchinhaltsstoffe Eiweiß, Fett, Kohlenhydrate und Enzyme nachteilig beeinflusse. Enzyme und die aus Eiweiß aufgebauten Hormone verlören ihre biologische Aktivität. Deshalb plädiert man in diesen Kreisen für den Verzehr der Roh- bzw. Vorzugsmilch. Doch auch die gute Rohmilch verliert ihren Wert, wenn sie im Haushalt gekocht oder in der Mikrowelle erhitzt wird. In Wien hat jedenfalls eine Forschergruppe festgestellt, daß die in Milch befindlichen Aminosäuren Hydroxyprolin und Prolin unter zehnminütiger Einwirkung der Mikrowelle ihre Struktur ändern. Sie gehen in ihre – höchst fachlich bezeichneten – „D-Formen" über. Diese Aminosäuren werden normalerweise von unserem Körper nicht verwertet. Die Wiener Wissenschaftler folgerten daraus, daß die Aufnahme dieser D-Formen bedenklich sein könnte. Wenn sie in unserem Eiweiß eingebaut würden, so könnten sie dieses eventuell verändern. Das Bundesgesundheitsamt hat Entwarnung

gegeben. Es begründete seine Auffassung mit der zu geringen Menge dieser Aminosäuren. Allerdings scheint noch nicht klar zu sein, ob sich D-Aminosäuren bei normalen Eßgewohnheiten nachteilig auswirken.

Übrigens, falls auch Sie sich schon mal gewundert oder gar geärgert haben, daß die „moderne" Milch nicht mehr automatisch nach längerem Stehen zu Dickmilch wird, die Erklärung hierfür ist ziemlich einfach. Zum einen kommt die Milch heute im Kuhstall nicht mehr in Kontakt mit der dortigen Stalluft, denn die Milch wird direkt aus dem Euter in die Kühlapparatur der Melkmaschine gezogen. Deshalb können die Säuerungsbakterien, die die Raumluft im Stall sozusagen ausfüllen, nicht mehr in die Milch gelangen. Zum anderen wird unsere Milch ja in der Molkerei zusätzlich erhitzt, wodurch die wenigen Milchsäurebakterien noch weiter dezimiert werden, während andere Keime, insbesondere Schimmelsporen, diese Behandlung recht gut überstehen. Diese können sich dann rasch vermehren und führen so zu Fehlgärungen. Das Ergebnis ist häufig muffigfaulig schmeckende Milch.

Milchprodukte

Wenn Sie selbst Käse, Quark oder Joghurt herstellen möchten, dann müssen Sie die Milch mit Milchsäurebakterien versetzen. Eine solche Säuerung der Milch wird auch technisch genutzt. Viele Milcherzeugnisse kommen dadurch zustande: die saure Sahne, Créme fraîche, Joghurt, Bioghurt, Dickmilch und Kefir. Zusätzlich zu den Milchsäurebakterien kommen aber auch Hefepilze, zum Beispiel beim Kefir, zum Einsatz. Kefir enthält nebenbei bemerkt auch eine kleine Menge Alkohol, immerhin mindestens 0,05 %.

Bei der Milchsäuregärung wird der Zucker der Milch, die Lactose, in Milchsäure umgewandelt. Gleichzeitig gerinnt dadurch das Eiweiß – das Produkt wird dick.

Der große Vorteil der Säuerung: Da die Lactose bei den Säuerungsprodukten von den Mikroorganismen sozusagen aufgefressen wird, können diese Erzeugnisse von vielen lactoseintoleranten Menschen problemlos gegessen werden.

Links- oder rechtsdrehende Milchsäure, D(–) oder L(+), das ist die Frage

Schon seit Jahrtausenden genießen die Menschen unbeschadet Milchprodukte, in denen linksdrehende Milchsäure enthalten ist. Trotzdem ist diese mit D(–) gekennzeichnete Milchsäure in den letzten Jahren – wie wir heute wissen völlig zu Unrecht – in Verruf geraten. Die Milchindustrie hatte sich sehr schnell werbewirksam darauf eingestellt und beschriftet ihre Dickmilch–, Joghurt- oder Kefir-

becherchen heute noch mit Vermerken wie „enthält überwiegend L(+)- rechtsdrehende Milchsäure" oder „frei von D(–)-Milchsäure".

Wie Sie auf Abbildung 6 erkennen können, sind beide Milchsäuretypen, D(–) und L(+), recht einfach aufgebaute organische Säuren. Sie unterscheiden sich voneinander wie die rechte von der linken Hand. Die Eigenschaft rechtsdrehend besagt, daß diese Säure die Schwingungsebene polarisierten Lichtes nach rechts dreht. Bei der linksdrehenden Säure gilt dies entsprechend umgekehrt. Der Chemiker kann mit Hilfe dieses optischen Tests die beiden Stoffe sehr schnell unterscheiden und bestimmen.

Beide Typen gelangen in die Milchprodukte, da sie bei der Umsetzung von Milchzucker gebildet werden. Durch die Wahl des Bakterienstammes kann man also entscheiden, ob rechts- oder linksdrehende Milchsäure gebildet werden soll. Ohne Eingriff des Menschen stellt sich stets ein Gemisch der verschiedenen Bakterienarten ein, so daß links- und rechtsdrehende Milchsäure nebeneinander vorliegen.

Doch einige Wissenschaftler meinten herausgefunden zu haben, daß nur die L(+)-Milchsäure im menschlichen Körper produziert und umgesetzt wird. Statthalter war der Münchner Professor Dr. Kandler.

L(+)-Milchsäure spielt tatsächlich, da besteht kein Zweifel, eine wesentliche Rolle im Kohlenhydratstoffwechsel. Die D(–)-Milchsäure hingegen stelle, so glaubte man, eine Sackgasse im Stoffwechsel dar, die zu gesundheitlichen Schädigungen durch Übersäuerung führen könne. Sogar die Weltgesundheitsorganisation (WHO) ließ sich über-

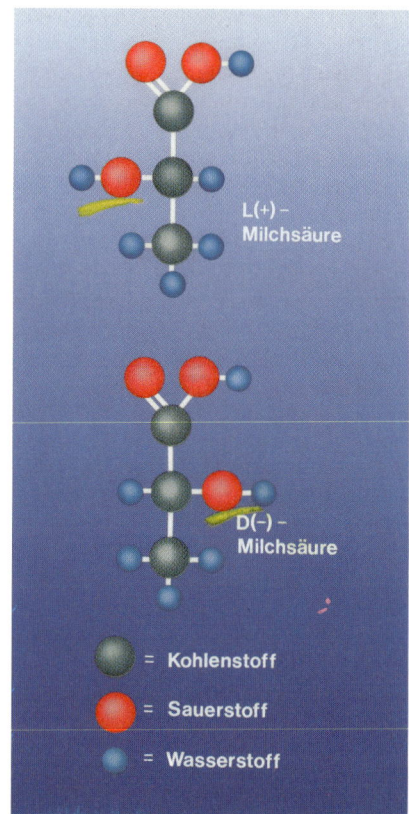

Abb. 6: Linksdrehende und rechtsdrehende Milchsäure unterscheiden sich quasi wie die rechte von der linken Hand.

zeugen und empfahl deshalb schon im Jahre 1967, die tägliche Aufnahme von D(–)-Milchsäure beim Erwachsenen auf 100 mg pro kg Körpergewicht zu begrenzen. Um diese Menge zu sich zu nehmen, müßte ein 70 kg schwerer Erwachsener rund 11 Becher Joghurt am Tag essen. 7 Jahre später, im Jahre 1974, hob die WHO diese Empfehlung jedoch ersatzlos wieder auf, denn die angebliche gesundheitsfördernde Wirkung der L(+) und die schädliche der D(−) stellte sich als eine größten Enten der Forschung heraus. Allerdings gilt weiterhin die Empfehlung, daß Säuglinge im ersten Lebensjahr D(−)-milchsäurefrei ernährt werden sollen.

Heute weiß man, daß der Körper durchaus auch D(−)-Milchsäure bilden und genauso verarbeiten kann wie die L(+)-Milchsäure. Prof. Kandler und die Industrie haben mittlerweile kräftig an ihrer These verdient, denn er hatte sich ein Bakterium, das L(+)-Milchsäure erzeugt, sozusagen patentieren lassen. Eigenartig, daß auch heute noch einige Wissenschaftler entgegen der WHO-Empfehlung an einer Obergrenze festhalten, die deutlich unter 65 mg pro kg Körpergewicht und Tag liegt.

D(−)-Milchsäure gelangt übrigens nicht nur über Dickmilch, Kefir und Joghurt in unseren Körper – auch unsere Darmbakterien produzieren diese Säure. Zudem enthalten Käse, Mixed-Pickles, Sauerkraut, Rotwein, Wurstwaren und, da als Gemisch mit der L(+)-Milchsäure nach der Zusatzstoffordnung als Zusatzstoff erlaubt, vermutlich auch verschiedene Getränke, essigsaures Gemüse, Eiklarpulver, Milchpulver sowie Obst- und Gemüseprodukte D(−)-Milchsäure. Der „Quark" mit der L(+)-Milchsäure sollte damit behoben sein.

Käse

Die Käseherstellung ist im Grunde sehr einfach. Milchsäurebakterien und/oder Lab, ein Ferment aus Kälbermägen, Extrakte aus Pflanzen oder auch von Bakterien gebildete Lab-Enzyme, werden der Milch zugesetzt. Diese bewirken, daß das Eiweiß der Milch, vor allem das Casein, gerinnt. Das Ergebnis ist der Quark- oder Käsebruch. Von ihm kann die überschüssige Flüssigkeit, die Molke, abgetrennt werden. Aus dem Quarkbruch, der mit Hilfe von Milchsäurebakterien erzeugt wird, können Speisequark, Schichtkäse, Harzer Käse oder Kochkäse hergestellt werden. Bei Verwendung von Lab entstehen z. B. Weichkäse wie Camembert oder Brie, Schnittkäse wie Tilsiter oder Gouda und Hartkäse wie Emmentaler oder Parmesan.

Wie die Milch, so ist Käse besonders reich an *Eiweiß*, *Calcium* und an den *Vitaminen A, D und B*. Mit 100 g Hart- oder Schnittkäse, wie Chester, Emmentaler, Gouda oder Tilsiter können Sie bequem Ihren Tagesbedarf an diesen Nährstoffen sichern. Mit 190 g Harzer Korbkäse lassen sich 100 % des täglichen Eiweißbedarfs decken. Dieser schwankt je nach Käse zwischen 10 und 35 %. Der Fettgehalt pendelt zwischen 0,3 % bei magerem Speisequark und 34 % beim Camembert (60 % Fett i.Tr.). Zwar enthält das Fett die Vitamine A und D, dennoch sollten Sie bei Übergewicht oder bei Problemen mit Cholesterin auf die fettärmeren Sorten zurückgreifen.

Übrigens, in Grenzen schützt Käse auch vor Karies, und er „schließt" den Magen. Der Brauch der Franzosen, mit Käse eine Mahlzeit abzuschließen, ist also dem süßen Nachtisch, der bei uns üblich ist, vorzuziehen. Insbesondere säurearme Käsesorten wie Mozarella, Brie, Camembert und Hartkäse, in Grenzen auch entwässerter Quark, dazu gehört Hüttenkäse ebenso wie Frischkäse, sind hier zu empfehlen. Es scheint, daß der Calcium-, Phosphat- und Caseingehalt die Demineralisierung der Zähne vermindert.

Der ovale Kraftprotz: Das Ei

Es steckt schon eine ganze Menge im Ei. Das ist eigentlich gar nicht verwunderlich, wenn man bedenkt, daß ein Ei von der Natur nicht zur Ernährung des Menschen, sondern zur Versorgung eines neuen Lebens ersonnen wurde. In alten Kulturen galt wohl auch deshalb das Ei als Symbol der Fruchtbarkeit. In der Hoffnung auf eine bessere Ernte legten Bauern daher im Frühjahr Eier auf die Felder.

In einem Hühnerei der Gewichtsklasse 4 (55–60 g) sind rund 6 g *Fett*, geringe Mengen an *Kohlenhydraten* und rund 7 g *Eiweiß* enthalten. Dabei ist das Hühnerei-Eiweiß das wertvollste unter den Lebensmitteln. Allerdings verbirgt sich im rohen Hühnerei-Eiweiß der Stoff Avidin. Durch ihn wird das Vitamin Biotin gebunden, so daß es für den Körper nutzlos wird. Zudem sind rohe Eier sehr schlecht verdaulich. Deshalb sollten sie möglichst gekocht oder gebraten auf den Tisch.

Auch Mineralstoffe sind im Ei reichlich vorhanden. *Calcium, Phosphor* und *Eisen* sind vor allem im Eigelb, *Natrium* und *Kalium* im Eiweiß verborgen. Eier sind reich an den *Vitaminen A, B_1, B_2, D* und *E*. Sie befinden sich überwiegend im Eigelb. Wie auch die Milch enthalten Eier zudem viel *Lecithin* und *Cholesterin*. Bereits ein Ei enthält rund 270 mg an Cholesterin. Wegen dieses

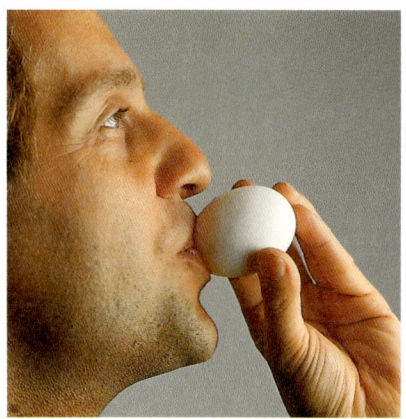

Abb. 7: Der Genuß von rohen Eiern ist nicht so gesund, wie landläufig angenommen wird: Zum einen befindet sich im rohen Ei der Stoff Avidin, der das Vitamin Biotin bindet, zum anderen sind rohe Eier schlecht verdaulich.

hohen Gehaltes an Cholesterin sollten Sie daher den Eierkonsum begrenzen. Auf Ihr Frühstücksei brauchen Sie als gesunder Mensch nicht zu verzichten, Sie sollten es allerdings nicht häufiger als zwei- oder dreimal pro Woche genießen.

Der Streit um die richtige Haltung der Hühner ist bis heute nicht beendet. Die Spanne bei der Haltung reicht von „Bio-Hühnern", die nach Lust und Laune im Freien scharren und picken dürfen, bis hin zu den Legebatterie-Hühnern, die als Platz zum Leben gerade mal die Fläche eines Din-A4-Blattes unter den Füßen haben und oftmals zusammen mit 30 000 Leidensgenossen ihr Lebensjahr unter Kunstlicht in riesigen Hallen fristen. Die Argumente für oder gegen einzelne Haltungsformen schießen natürlich weit über die Frage nach der Qualität des Eies als Nahrungsmittel

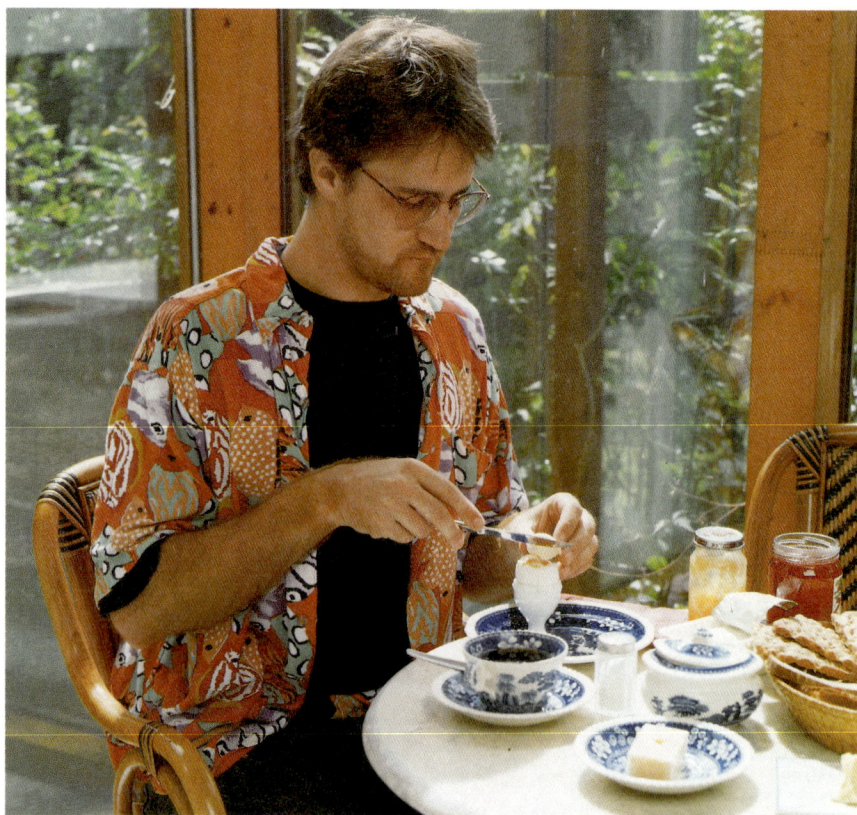

Abb. 8: Auch wenn der Genuß von Eiern heute stark im Kreuzfeuer wissenschaftlicher Erkenntnisse steht: Zwei- bis dreimal pro Woche dürfen Sie sich unbesorgt ein Frühstücksei gönnen.

hinaus. Deshalb muß letztendlich jeder selbst entscheiden, wieviel ihm ein richtiges „Bio-Ei" wert ist. Beweise für eine höhere Qualität des Bio-Eies konnten bis heute nicht erbracht werden.

Dennoch gibt es Unterschiede zwischen „Bio-Eiern" und „Industrie-Eiern": Schlägt man von jeder Sorte jeweils sechs Eier auf einen Teller auf, so wird man feststellen, daß die Industrie-Eier von den Bio-Eiern zu unterschei-

den sind, denn die Industrie-Eier gleichen sich alle, im wahrsten Sinne des Wortes, wie ein Ei dem anderen. Die sechs Bio-Eier hingegen variieren im Aussehen. Im Gegensatz zu den Industrie-Eiern haben alle ihre individuelle Farbnuance, je nachdem, wo und was das Huhn gerade gepickt hat. Die Färbung der Industrie-Eier hingegen ist völlig identisch, weil diese gleichzeitig mit dem Futter geliefert wird. Der Eier-

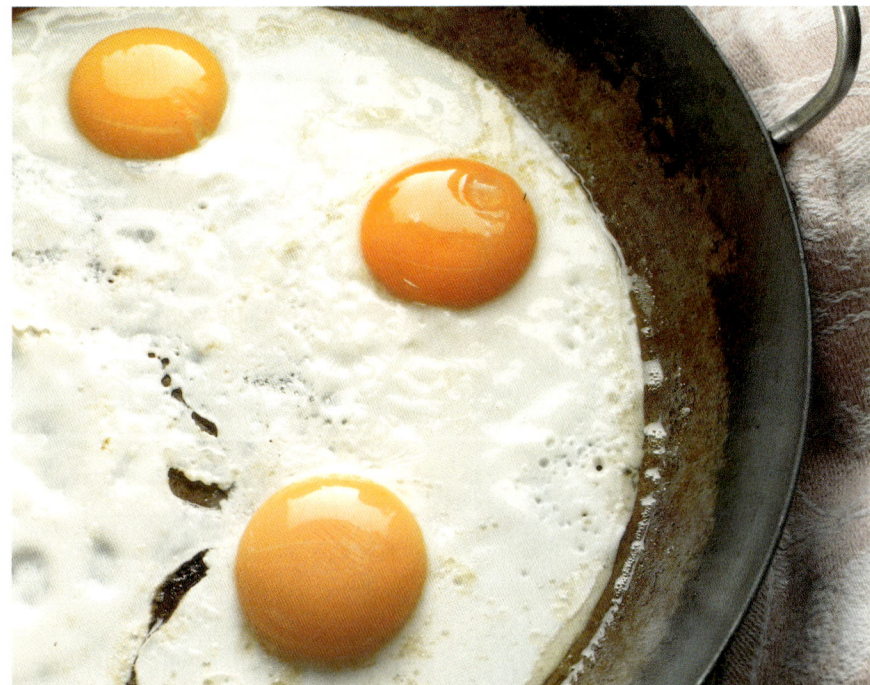

Abb. 9: Wenn die Dotter Ihrer Spiegeleier unterschiedliche Gelbtöne aufweisen, können Sie davon ausgehen, daß die Eier von frei herumlaufenden Hühnern stammen.

fabrikant entscheidet über die Farbe seiner Eier. Er kann in einem Farbfächer aussuchen, ob seine Eier z. B. gelblich, hellorange oder dunkelorange werden sollen. Gefärbt wird mit synthetischen und natürlichen Carotinoiden.

Wie die Farbe ist natürlich auch die übrige Futterzusammensetzung beim Industrie-Ei völlig identisch, so daß sich alle Eier geschmacklich gleichen. Die Bio-Eier hingegen, sofern es sich wirklich um solche handelt, haben alle ihren eigenen Geschmack. Eier der Handelsklasse EXTRA sind übrigens nicht außergewöhnlich groß, sondern besonders frisch. Sie dürfen nicht älter

als eine Woche sein. Natürlich muß man diese Frische auch teuer bezahlen. Dieses Geld können Sie sich aber sparen, wenn Sie Eier kaufen, die etwas älter als eine Woche sind. Das Verpackungsdatum ist immer vermerkt. Das Legedatum wird allerdings nicht genannt.

Generell werden Eier in der EG nach den Güteklassen A, das sind frische Eier, B, das sind haltbar gemachte Eier, und C, das sind Eier, die nur für die Nahrungsmittelindustrie freigegeben sind, sortiert. Bei uns im Handel befinden sich aber nur Eier der Handelsklasse A. Weiterhin ordnet man Eier

ihren Gewichtsklassen zu. Eier der Klasse 1 wiegen mindestens 70 g, Eier der Klasse 2 schwanken zwischen 65 und 70 g, Eier der Klasse 4 zwischen 55 und 60 g, Eier der Klasse 5 zwischen 50 und 55 g, Eier der Klasse 6 zwischen 45 und 50 g und Eier der Klasse 7 wiegen weniger als 45 g.

In den letzten Jahren hat es im Zusammenhang mit Eiern immer wieder Skandale gegeben. Neben Rückstandsproblemen verschiedener Medikamente waren wiederholt Salmonellen Ursache der Beanstandung. Verunreinigtes Futter, schlechte Hygiene und moderne Haltungsmethoden können hierfür als Gründe genannt werden. Probleme treten meistens aber erst dann auf, wenn das Ei nicht gekocht oder gebraten, sondern im rohen Zustand verzehrt wird. Durch eine ausreichende Erhitzung werden die Salmonellen aber vollständig abgetötet. Vielleicht haben Sie sich auch schon mal gewundert, warum Enteneier immer mit dem Aufdruck „Enteneier! 10 Minuten kochen" versehen sind? Diese Bestimmung wurde im Jahre 1954 in der „Verordnung über Enteneier" festgeschrieben, weil damals häufiger Salmonelleninfektionen von Enteneiern ausgingen.

Rezepte für Eierspeisen finden Sie im Hobbythekbuch „*Allerlei Getreide*".

Farbige Gesundheit auf den Tisch: Obst und Gemüse

Obst und Gemüse ist gesund, das wußten schon unsere Urgroßeltern. Jetzt ist

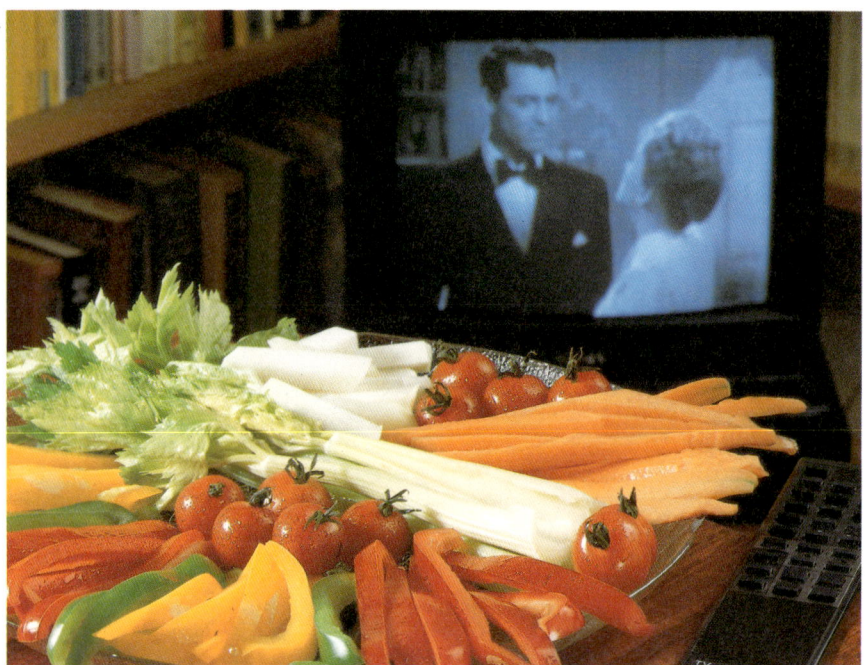

Abb. 10: Es müssen nicht immer Erdnüsse und Salzstangen sein: Mit einem solchen Knabberteller zum gemütlichen Fernsehabend tun Sie nicht nur etwas für Ihre Figur, sondern auch für Ihre Gesundheit.

es wissenschaftlich untermauert. In Obst und Gemüse ist die Dichte an *Vitaminen* und *Mineralstoffen* am höchsten. Jede Obstsorte und jede Gemüseart liefert dabei ihren eigenen Beitrag. Deshalb sollten Sie möglichst viele unterschiedliche Früchte in Ihren Speiseplan aufnehmen.

Täglich mindestens 250 g Gemüse verspeisen und zusätzlich noch frisches Obst essen, das fordern die Ernährungswissenschaftler. Denken Sie aber daran, daß Obst im Vergleich zu Gemüse durch den relativ hohen Zuckergehalt etwas kalorienreicher ist. Wenn Sie also die Qual der Wahl haben, dann greifen Sie lieber mal öfter zu einem „gemüsigen" Snack.

Mindestens einige der folgenden Frischgemüsesorten sollten Sie saisongerecht stets im Hause haben: Möhren, Tomaten, Fenchel, Chicorée, Paprika, Rettich, Kohlrabi und Sellerie. Sie alle lassen sich bequem zu mundgerechten Stückchen portionieren. Auch Saure Gurken und Cornichons sind empfehlenswert. Tischen Sie sie ruhig anstelle von Knabbergebäck, Nüssen, Rosinen oder Pralinen zum Fernsehen oder bei familiären oder freundschaftlichen Treffen auf. Auch geschäftliche Sitzungen lassen sich

damit besser ertragen, denn bei Nervosität greift man ja gern zu einer kleinen oralen Ersatzbefriedigung. Auch Studenten sollen angeblich häufig unter diesem Bedürfnis leiden. Mit sogenanntem Studentenfutter, einem Rosinen-Nüsse-Gemisch, reagiert der Handel und verdient sich eine goldene Nase mit diesen dickmachenden Kalorienbomben. Die oben genannten Gemüsehäppchen besitzen nur Bruchteile davon.

Zur Zeit verbraucht der deutsche Bundesbürger 82,8 kg Gemüse im Jahr, also rund 230 g pro Tag. Der Verzehr von Gemüse ist zur Zeit wieder leicht steigend.

Zwar bestehen rund 200 g der täglich verzehrten Menge von 230 g aus Wasser, dafür ist aber der restliche Teil um so wertvoller. Gemüse liefern uns bedeutende Mengen an *Kohlenhydraten*, *Ballaststoffen* und auch an *Eiweiß*. Gerade die Vegetarier sind ja auf pflanzliches Eiweiß angewiesen. Sie finden es insbesondere in den verschiedenen Hülsenfrüchten, wozu ja auch die Sojabohne gehört, deren Eiweiß von besonders hoher Qualität ist.

Außerdem versorgen Gemüse, gemeinsam mit Obst, die Bevölkerung zu mehr als 60 % mit *Vitamin C*. Rote Paprikaschoten enthalten übrigens 70 % mehr Vitamin C als die unreifen grünen. Sie lesen richtig: Die grüne Paprika ist die unreife Form der roten. Schon mit 60 g roter Paprika können Sie bequem Ihren Tagesbedarf an Vitamin C decken. Die gelbe ist eine andere Paprikaart. Allerdings besitzt sie etwas weniger Vitamin C als die rote. Auch der Fenchel hat es in sich. Schon 80 g reichen aus, um sich für einen Tag mit Vitamin C zu verpflegen,

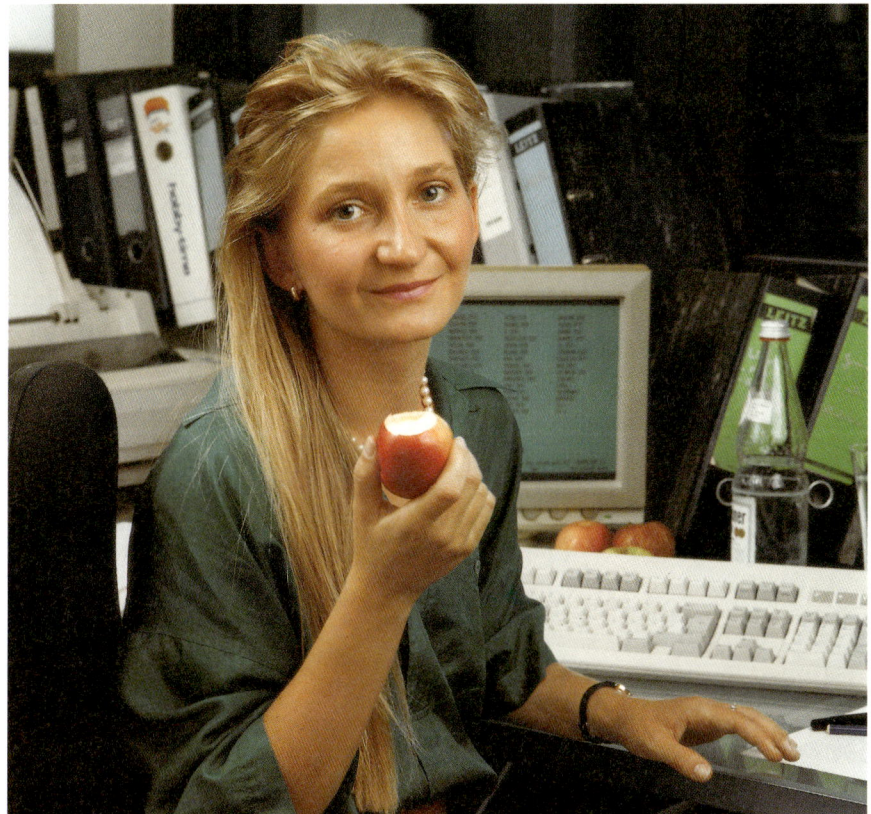

Abb. 11: Greifen Sie bei Frust, Arbeitsüberlastung, Langeweile u.ä. lieber zu einem Apfel als zu einer Tafel Schokolade!

Vitaminen und Mineralstoffen auch Stoffe, die gesundheitsfördernd oder sogar heilend wirken können. Leider sind die Kenntnisse über Nutzung und sinnvolle Anwendung von Gemüsen noch viel zuwenig verbreitet.

Schon deshalb haben wir uns hiermit diesem gleichzeitig gesunden und schmackhaften Thema gewidmet. Die Palette an Gemüsen, denen gesundheitsfördernde Wirkungen nachgesagt werden, ist außerordentlich groß: So meinen Wissenschaftler, daß der Grund für die Seltenheit eines bestimmten Gallenleidens, nämlich der Stein- und Griesbildung, in Süddeutschland auf den dort üblicherweise hohen Verzehr von *Rettich* zurückzuführen ist. Intensiv mit diesem Thema beschäftigt hat sich Professor Dr. D. Fritz vom Lehrstuhl für Gemüsebau an der Universität München. Er sieht die Heilwirkung von Rettichsaft bei manchen Gallenleiden als erwiesen an. Weiterhin führt er aus, daß 20 g *Meerrettich* am Tag desinfizierend auf den Verdauungstrakt wirken und daß die tägliche Einnahme von 10 g *Gartenkresse* das Wachstum von Krankheitserregern im Urin hemmt. Bekannt ist auch die hilfreiche Wirkung einer *Möhrendiät* (Pektin!) bei Durchfällen von Säuglingen oder die Verwendung von *Fenchel* als schleimlösendes und auswurfförderndes Mittel bei Erkrankungen der Atemwege.

Münchner Wissenschaftler, die einige sehr interessante Übersichtsartikel zum Thema „Gemüse als Arzneipflanzen" verfaßt haben, berichten auch über die heilsamen Wirkungen des Fenchel bei krampfartigen Störungen im Magen-Darm-Trakt, bei Blähungen und Magenbeschwerden. Blähungen

von einer Apfelsine müßten wir knapp doppelt soviel essen (150 g). Zudem versorgen uns Obst und Gemüse zu etwa 20 % mit *Beta-Carotin* (Provitamin A) und zu 7–12 % mit den verschiedenen *B-Vitaminen*. Darüber hinaus stammen 8–20 % der veschiedenen Mineralstoffe aus der „bunten Gesundheit". Hier sind vor allem *Kalium*, *Phosphor* und *Magnesium* zu nennen. Feldsalat, Grünkohl, Mangold,

Schwarzwurzeln, Spinat, Petersilie und Schnittlauch haben überdies noch nennenswerte Anteile an *Eisen*. Immerhin lassen sich allein mit Gemüse rund 10 % des Eisenbedarfs decken.

Gemüse als Arzneipflanzen

Gemüse ist „grüne Medizin", denn Gemüse enthält neben den zahlreichen

provozierende Speisen, wie z. B. frisches Brot, sind demnach zudem bekömmlicher, wenn gleichzeitig Fenchel verzehrt wird.

Die für diesen beruhigenden Effekt verantwortlichen Stoffe des Fenchels sind übrigens in allen Anwendungsformen enthalten. Der Körnerfenchel als Gewürz für Backwaren entfaltet seine positive Wirkung auf den Magen-Darm-Trakt demnach ebenso wie der Fenchel als Teezubereitung oder der Knollenfenchel als Gemüsebeilage.

Ich, Jean Pütz, kann diese Erkenntnisse nur voll bestätigen. Seit ich morgens zum Frühstück 1 Liter Fencheltee trinke, brauche ich keine Magenmedikamente mehr, und das ist schon fast zehn Jahre der Fall. Ich verwende entweder Fenchelsamenkörner, kurz vorher in einer Kaffeemühle mit rotierendem Schlagmesserwerk gemahlen, oder Fenchelextrakt (vgl. Hobbythekbuch „Gesundheit mit Käutern und Essenzen", *Seite 71*). Der Fencheltee kann ruhig etwas kräftiger sein, nehmen Sie etwa halb soviel, als wenn Sie Kaffee oder Kaffee-Extrakt nehmen. Interessant sind auch Gemüsearten, die der Familie der *Asteraceae* angehören. Dazu zählen etwa *Endivie*, *Chicorée* und *Kopfsalat*. Sie alle enthalten zum Teil hohe Mengen an Bitterstoffen. Zunächst sind sie sehr wertvoll, da sie den Appetit anregen und die Verdauung fördern. Sie können deshalb für Menschen mit sekretorischer Magenschwäche und Appetitlosigkeit sehr nützlich sein. Die Bitterstoffe üben zudem eine zentral beruhigende Wirkung aus. Die Stoffe, die dafür verantwortlich sind, hat man mittlerweile auch schon genauestens analysiert. Schon im Altertum wußten die Menschen um

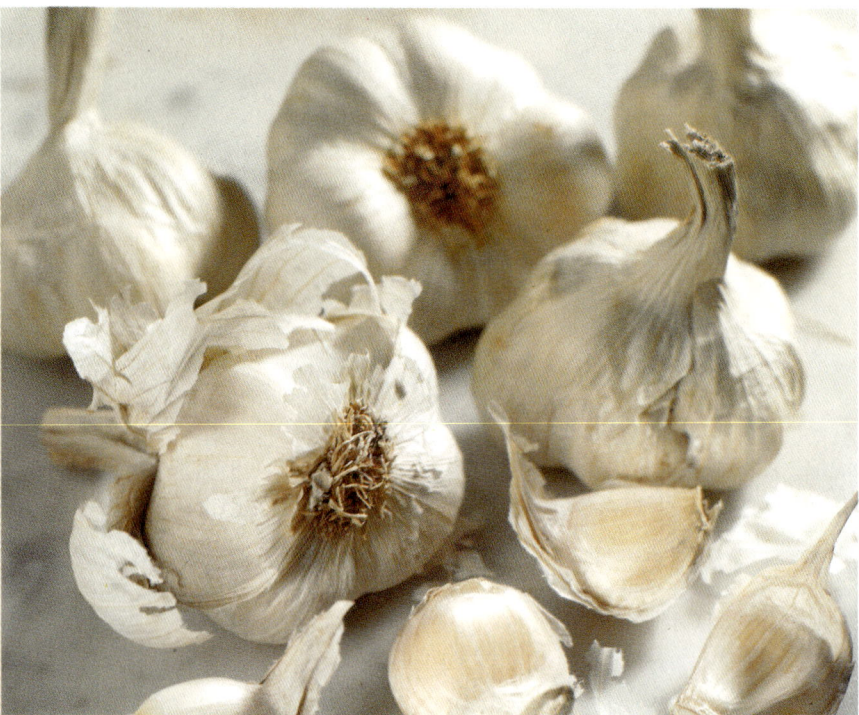

Abb. 12: Schon seit Jahrtausenden wird Knoblauch in der Volksmedizin eingesetzt. Heute weiß man, daß er sogar die Eigenschaften eines natürlichen Antibiotikums besitzt.

diese Wirkung. Deshalb war ehemals Salat als schlaffördernder Imbiß sehr beliebt.

Eine weitere Pflanzenfamilie ist besonders bekannt für ihre gesundheitlichen Wirkungen. Es handelt sich um die Familie der Liliengewächse. Zu ihr gehört der *Knoblauch*, die *Zwiebel*, der *Porree* aber auch der *Schnittlauch*. Dem Knoblauch wurde 1989 sogar eine ganz besondere Ehre zuteil: Er wurde vom Verband Deutscher Drogisten zur Arzneipflanze des Jahres gewählt, wahrscheinlich auch, weil mit Knoblauchpillen viel Geld zu verdienen ist.

Geruch pur: Knoblauch

Eine alte französische Erzählung erklärt, was es in Frankreich mit dem „Essig der vier Diebe" (*vinaigre des quatres voleurs*) auf sich hat: Im Jahre 1721, so die Legende, sollten vier verurteilte Diebe während einer fürchterlichen Seuche in Marseille die Toten begraben. Doch keiner der vier Totengräber erkrankte an der Seuche. Ihr Geheimnis lag in einer Mixtur, die sie sich aus Wein und zerstampftem Knoblauch zubereitet hatten. Sie wurde später als „Essig der vier Diebe" bekannt und soll noch heute in Frankreich zu kaufen sein.

Die Palette der Indikationen, bei denen dem Knoblauch eine positive Wirkung zugeschrieben wurde, ist nahezu unüberschaubar. So sollte er bei Heiserkeit, Gelbsucht, Wurmerkrankungen, Verstopfung, Infektionen, Flechten, Schlangenbissen und sogar bei Lungenentzündungen wirksam sein. Diesem ursprünglich reinen Volksglauben ist dann zunächst Mitte des vorigen Jahrhunderts der berühmte Wissenschaftler Louis Pasteur auf den Grund gegangen. Er wies nach, daß Knoblauch tatsächlich bakterien- und pilztötende Eigenschaften besitzt. Diese Erkenntnis wurde durch die moderne Wissenschaft weiter untermauert. Ganze Armeen nutzten bis ins 20. Jahrhundert hinein diese Entdeckungen. So wurde Soldaten Knoblauch verabreicht, um sie gegen Seuchen zu schützen – oder sollte so der Feind vertrieben werden? Mittlerweile weiß man, daß Knoblauch nicht nur zusätzlich gegen Blähungen und chronische Darminfektionen hilft, sondern sogar Eigenschaften eines natürlichen Antibiotikums besitzt. Dabei kann der Knoblauch außerdem helfen, den Blutdruck zu senken und Arterienverkalkung vorzubeugen. Den Stoff, der im wesentlichen für diese Wirkungen verantwortlich ist, hat man mittlerweile genauestens analysiert. Er befindet sich im ätherischen Öl des Knoblauchs und heißt *Alliin*. Er besitzt zunächst keineswegs den für viele so unangenehmen Knoblauchgeruch, denn er findet sich auch in frischem Knoblauch, der ja eigentlich fast geruchlos ist.

Die *Abbildung 13* zeigt die chemische

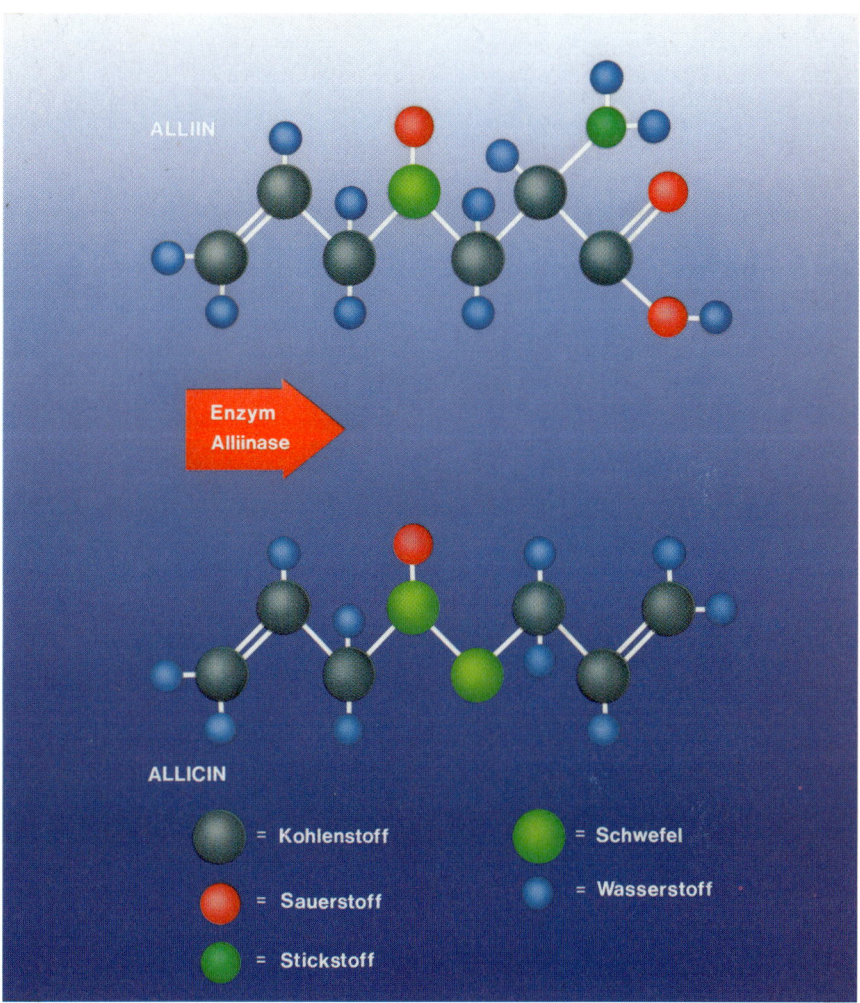

Abb. 13: Das Enzym *Alliinase* wandelt das *Alliin* des Knoblauchs – wenn es beim Zerdrücken oder Zerkauen einer Knoblauchzehe damit in Berührung kommt – zu dem eigentlichen Wirkstoff, dem *Allicin*, um.

Formel von Alliin. Chemiker erkennen an dieser Formel, daß es sich beim Alliin um eine Aminosäure, einen Grundbaustein des Lebens, handelt.

Diese besitzt ein eingebautes Schwefelatom.

Das Alliin allein entfaltet allerdings leider nicht die angesprochenen positiven Wirkungen. Es muß dazu erst mit Hilfe einer zweiten Substanz, die getrennt von dem Alliin ebenfalls in den Knoblauchzellen enthalten ist, umgewandelt werden. Heute weiß man, daß es sich bei dem zweiten Stoff um ein Enzym mit Namen *Alliinase* handelt. Die Alliinase baut das Alliin in *Allicin* um. Das geschieht aber erst, wenn die Zehe zerkaut oder zerdrückt wird und beide Substanzen zusammenkommen.

Da das Allicin außerordentlich penetrant ist, macht es sich langsam, aber sicher den Weg durch die Zellen unseres Körpers nach draußen frei. Das ist der Grund, daß Menschen, die viel Knoblauch essen, diesen Geruch nicht nur durch den Mund ausströmen.

Die positiven Wirkungen des Knoblauchs sind also vor allem auf die Einwirkung des geruchsstarken Allicins zurückzuführen. Wer Knoblauchpräparate kauft, auf denen steht, daß sie nicht riechen, kann's auch sein lassen, es bringt nämlich nichts. Wenn Sie also Knoblauch als Medizin verwenden wollen, dann gilt der Satz: Ohne Geruch keine Wirkung! Sie müssen nun mit sich selbst ausmachen, ob Sie mit Knoblauch alt werden, oder ohne Knoblauch weniger gesund leben wollen.

Das Bundesgesundheitsamt hat sogar eine ausführliche Monographie veröffentlicht. Da sie alle wesentlichen medizinischen Daten zum Knoblauch enthält, wollen wir sie an dieser Stelle kurz wiedergeben:

Monographie des Knoblauch

Bezeichnung des Arzneimittels:
Allii sativi bulbus – Knoblauchzwiebel

Bestandteil des Arzneimittels:
Knoblauchzwiebel, bestehend aus den frischen oder schonend getrockneten Sproßzwiebeln, die sich aus einer Hauptzwiebel und mehreren Nebenzwiebeln zusammensetzen, von *Allium sativum LINNE* sowie deren Zubereitungen in wirksamer Dosierung. Knoblauchzwiebeln enthalten Alliin und/oder dessen Abbauprodukte.

Anwendungsgebiete:
Zur Unterstützung diätetischer Maßnahmen bei Erhöhung der Blutfettwerte. Zur Vorbeugung altersbedingter Gefäßerkrankungen.

Gegenanzeigen:
Keine bekannt.

Nebenwirkungen:
Selten Magen-Darm-Beschwerden, allergische Reaktionen. Hinweis: Veränderung des Geruchs von Haut und Atemluft.

Wechselwirkungen mit anderen Mitteln:
Keine bekannt.

Dosierung:
Soweit nicht anders verordnet:
Mittlere Tagesdosis 4 g frischer Knoblauch (ca. 1 Zehe). Zubereitungen entsprechend.

Art der Anwendung:
Zerkleinerte Droge und deren Zubereitungen zum Einnehmen.

Wirkungen:
Antibakteriell, d. h. wirkt gegen Bakterien, antimykotisch, d. h. wirkt gegen Pilze, lipidsenkend, d. h. senkt die Blutfettwerte, Hemmung der Thrombozy-

tenaggregation, Verlängerung der Blutungs- und Gerinnungszeit, Steigerung der fibrinolytischen Aktivität, d. h. löst Blutgerinnsel auf.

Obgleich das Rohprodukt „Knoblauchzwiebel" die wirksamen Substanzen bis zum Verzehr optimal erhält, kann ein Knoblauchpräparat Vorteile bieten, denn wenn es um eine konkrete therapeutische Anwendung geht, kann man bei guten Knoblauchpräparaten den Gehalt der wirksamen Substanzen in der Packungsbeilage exakt nachlesen. Die Knoblauchzwiebel schwankt hingegen in ihren Alliingehalten ganz erheblich. Besonders reich an Alliin sind die Zwiebeln aus China. Eine Stichprobenuntersuchung ist an der Eidgenössischen Technischen Hochschule in Zürich unter Prof. Sticher erarbeitet worden. Danach schwankt der Alliingehalt im frischen Knoblauch in weiten Grenzen. Der niedrigste Gehalt wurde mit 0,09 % in der Frischsubstanz bemessen, der höchste Wert lag bei 1,15 % Alliin. Es gibt dennoch Wissenschaftler, die Knoblauch als Naturprodukt bevorzugen. Sie meinen, daß jeder chemische oder physikalische Eingriff in das Rohprodukt zwangsläufig auch negative Veränderungen in der ursprünglichen Zusammensetzung mit sich bringe. Richtig ist, daß der Gehalt an Vitaminen und Mineralstoffen durch die Behandlungen stark reduziert sein kann. Außerdem werden häufig biologisch wirksame Substanzen teilweise oder ganz zerstört. Dazu muß man wissen, daß im Knoblauch auch noch andere Substanzen enthalten sind, die neben dem Allicin mitverantwortlich für seine heilenden Wirkungen sind.

Da zu diesem Thema das letzte Wort noch nicht gesprochen wurde, möchten wir Ihnen im folgenden zumindest den unübersichtlichen Markt der Knoblauchpräparate etwas aufhellen.

Knoblauchpräparate

Zunächst unterscheidet der Fachmann zwischen drei verschiedenen Herstellungs- und Darreichungsformen:

1. *Ölmazerate*
   Die Ölmazerate werden hergestellt, indem die Wirksubstanzen aus frischen Knoblauchzehen mit pflanzlichen Ölen extrahiert werden. Da das Allicin fettlöslich ist, kann es sich leicht in dem Öl lösen. Leider zersetzt sich Allicin im Öl, so daß die auf diese Art hergestellten Präparate nach heutigem Kenntnisstand wenig taugen.
2. *Wäßrige Trockenextrakte in Tabletten- oder Drageeform*
   Diese Zubereitungen können aufgrund der Herstellung weder Alliin noch Alliinase enthalten, da bei der Zerkleinerung und anschließender Extraktion die wertvollen Inhaltsstoffe zerstört werden.
3. *Getrocknete Drogen in Tabletten- oder Drageeform*
   In der getrockneten Droge sind intaktes Alliin und intakte Alliinase enthalten. Das chinesische Knoblauchpulver scheint hier die günstigsten Zusammensetzungen aufzuweisen.

In der Deutschen Apotheker Zeitung ist am 9. 2. 1989 eine Untersuchung, die an der Universität Wien unter Professor

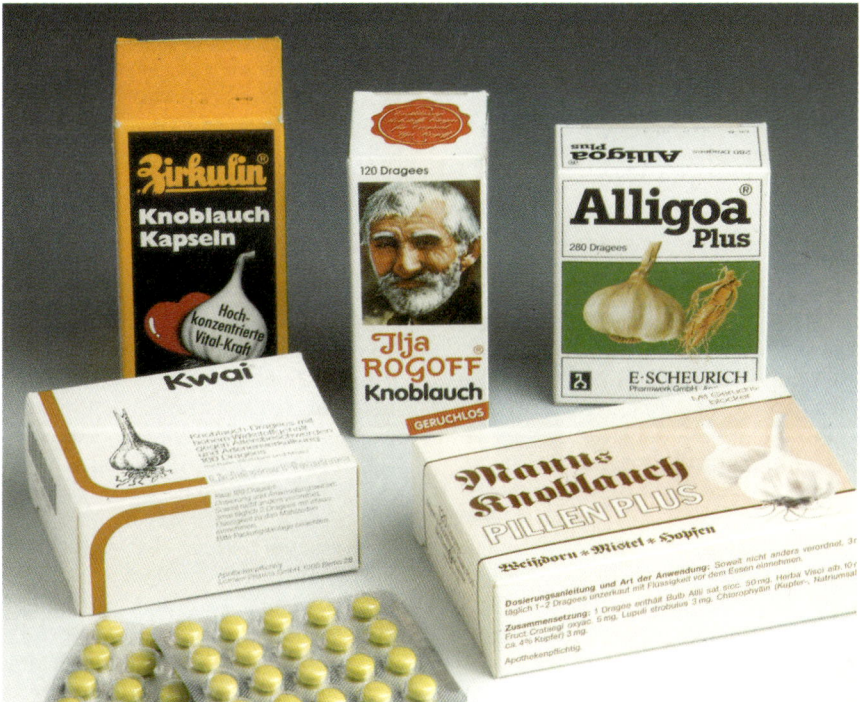

Abb. 14: Knoblauchpräparate gibt es in Hülle und Fülle, aber nicht alle erfüllen ihren Zweck.

Heinrich Koch und Walter Jäger durchgeführt wurde, veröffentlicht worden. Hierin sind sowohl frischer Knoblauch wie auch eine breite Palette Präparate auf ihren Gehalt an Allicin hin getestet worden. In frischem Knoblauch wurden Werte zwischen 39,4–78,8 mg Allicin pro 100 g gemessen. Die oben genannten Wissenschaftler definieren „guten Knoblauch" als eine Frischdroge, die mindestens 50 mg Allicin pro 100 g enthält.

Oftmals sind auf den Packungen der Knoblauchpräparate gar keine Gehalte angegeben. In diesem Fall sollten Sie lieber die Finger davon lassen. Der Hersteller hätte sicherlich genaue Angaben gemacht, wenn er den Gehalt garantieren könnte. Wenn ein Knoblauchpräparat den Rang eines Arzneimittels hat, aber geringere Allicin-Werte aufweist, als sie in der Monographie empfohlen werden, dann mußte der Hersteller eigene Untersuchungsergebnisse über die Wirksamkeit seines Präparates vorlegen. In jedem Fall haben Sie bei Medikamenten den Vorteil, daß die Inhaltsangaben genau vermerkt sind und Sie die gewünschte Dosierung genau bemessen können.

Geruchsdämpfer

Zwar haben wir schon ausgeführt, daß der Geruch beim Knoblauch ein ständiger Begleiter seiner Wirkung ist, dennoch haben sich verschiedene Firmen ein paar Tricks einfallen lassen, um dieses „Übel" zumindest etwas abzudämpfen. Sie überziehen z. B. Tabletten und Dragees mit einem magensaftresistenten Überzug. Die Wissenschaftler vermuten, daß das Allicin dadurch erst im Darm freigesetzt wird, wo es dann zum größten Teil über die Darmschleimhaut in den Körper aufgenommen werden kann. Aber wie gesagt, trotz dieser Methode gilt: Ohne Geruch keine Wirkung! Der Knoblauchgeruch kann vielleicht etwas abgemildert, auf keinen Fall aber beseitigt werden.

Aber auch hier möchten wir Sie nicht alleine lassen. Mittlerweile gibt es eine ganze Reihe Tips und Tricks, mit denen man dem unbeliebten Geruch an den Kragen gehen kann. Die Wirkungen dieser Mittelchen sind zwar wissenschaftlich nicht erhärtet, aber sie schaden auch in keinem Fall. Am besten, Sie probieren sie einfach mal durch und finden so Ihren individuellen „Geruchs-Schreck".

Die Mittelchen sind so unterschiedlich, wie die Menschen, die auf sie schwören. So wird das Kauen von frischer Petersilie, von frischem oder getrocknetem Majoran, Thymian oder Pfefferminzblättern empfohlen. Auch das genüßliche Kauen von gerösteten Kaffeebohnen oder Gewürznelken soll Abhilfe schaffen. Etwas angenehmer klingen dann schon die Ratschläge: Warme oder kalte Milch trinken, einen Löffel Honig essen, einen Becher Joghurt

verspeisen oder einen Apfel vertilgen. In Frankreich schwört man auf viel Rotwein, in der Türkei auf Ingwer und Kardamon.

Wenig, oder besser gesagt gar nichts, ist von Tips zu halten, nach denen man Knoblauch lange kocht oder in wäßrigem oder alkoholischem Sud einlegt. Bei diesen Methoden werden Sie nur eines mit Sicherheit erreichen: Die Wirkstoffe des Knoblauchs werden zerstört. Falls Sie aus diesem Sammelsurium das richtige Mittelchen gegen die zarte Knoblauchfahne für sich entdeckt haben, dann möchten wir Ihnen hier zudem noch einen Tip verraten, wie man zusätzlich noch den Geruch von der Haut runterbekommt. Hierbei sollen heiße Kräuterbäder mit dem Saft einer Zitrone oder einem Viertelliter Essig Abhilfe schaffen. Aber leider hilft diese Methode nur für ein kurzes Rendezvous, denn es kann über 24 Stunden dauern, bis auch die letzten Duftessenzen ihren Weg nach außen gefunden haben.

Übrigens, die ganze Liebesmüh' ist vergebens, wenn der verwendete Knoblauch zu alt ist. Spätestens nach sechs bis acht Monaten sollte Knoblauch immer verbraucht sein, denn dann hat er seine Wirkkraft eingebüßt. Kaufen Sie deshalb immer nur kleine Mengen ein. Wer trotz aller gesundheitlichen Vorteile Knoblauchduft partout nicht ertragen kann, dem empfehlen wir die Zwiebel, die allerdings nicht ganz so wirksam ist.

Die Zwiebel: Gewürz und Medizin

Wenn es die Zwiebel nicht gäbe, sie müßte schnellstens erfunden werden. Was wäre unsere Küche ohne sie? *Allium Chip*, die Küchenzwiebel, stammt ursprünglich aus Mittelasien. Heute ist sie rund um den Globus ein beliebtes Gewürz und Gemüse. Während wir Deutschen die kleinen, scharf schmeckenden Sorten bevorzugen, greifen andere Völker wie z. B. die Südeuropäer, aber auch die Engländer lieber zu den großen und milden Gemüsezwiebeln.

Nicht nur in der Küche, auch in der Heilkunde fand und findet die Zwiebel zahlreiche Anwendungen: Schon 1550 wurde die Zwiebel als Mittel gegen Wundinfektionen empfohlen. Denn genau wie der Knoblauch, so enthält auch die Zwiebel sogenannte

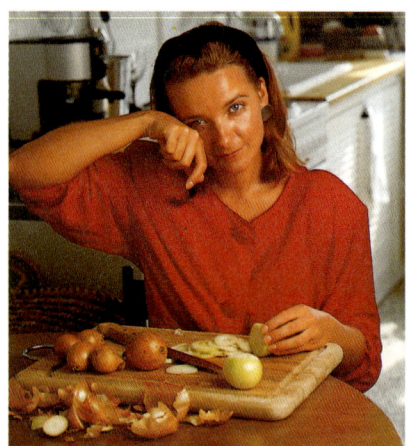

Abb. 15: Die Zwiebel: Ein tränenreicher Genuß! Aber wie der Knoblauch enthält auch sie gesundheitsfördernde Stoffe.

Phytonzide. Das sind – vereinfacht ausgedrückt – die Antibiotika der Pflanzen. Im Gegensatz zum Knoblauch ist der Phytonzidgehalt in den Zwiebeln jedoch geringer. Doch immerhin: Zwiebeln wirken appetitanregend, verdauungsfördernd und können cholesterinspiegelsenkend sein sowie die Arterienverkalkung verzögern. Sie sollen sogar Inhaltsstoffe besitzen, sogenannte Flavonoide, die sich positiv auf das Herz auswirken. Noch ein Positivum ist sowohl bei Knoblauch als bei der Zwiebel zu erwähnen: Sie verbessern die Aufnahme des Mangelvitamins B$_1$, deshalb kann das Würzen in der Küche mit Zwiebeln und rohem Knoblauch nur empfohlen werden. Außerdem kann die Zwiebel gerade im Frühling und Sommer sehr nützlich werden:

Zwiebeln helfen bei Insektenstichen!

In München hat ein in der Forschung beschäftigter Kinderarzt nachgewiesen, daß Zwiebelsaft hervorragend die Folgen von Bienen- und Wespenstichen lindern kann. Er hat festgestellt, daß der Zwiebelsaft das Insektengift regelrecht wieder aus der Haut herauszieht. Also: Halten Sie im Frühling und im Sommer stets eine Zwiebel parat. Im Fall des Falles legen Sie dann ganz schnell eine angeschnittene Zwiebel auf den Stich und pressen sie gut auf.

Zwiebeln in der Küche

Trotz dieser und anderer interessanten äußeren Anwendungen ist das wichtig-

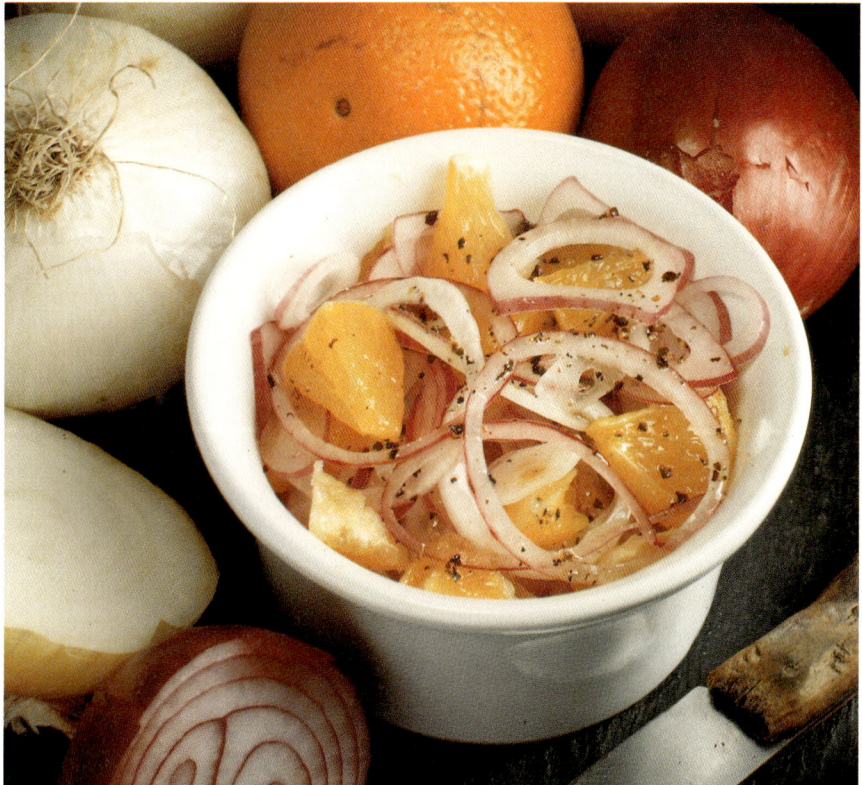

Abb. 16: Schnell und einfach zubereitet: Der Zwiebel-Orangen-Salat.

ste Feld der Zwiebel unbestritten die Küche. Sie ist nicht nur als Gewürz unentbehrlich, sondern auch als Gemüse eine absolute Delikatesse.
Aber auch zum Salat verarbeitet, ist die Zwiebel durchaus eine delikate Alternative. Wir haben für Sie ein ausgefallenes Rezept ausgesucht, das zudem den Vorteil bietet, daß die Zwiebeln ungekocht bzw. nur blanchiert verwendet werden und so ihre gesundheitsfördernden Inhaltsstoffe voll erhalten bleiben.

Zwiebel-Orangen-Salat

2 gr. Gemüsezwiebeln
2 kl. Orangen
4 Eßl. Pflanzenöl
2 Eßl. Essig
3 Eßl. Orangensaft
$\frac{1}{2}$ Eßl. Honig oder
$\frac{1}{2}$ Tabl. Lightsüß

Herstellung:
Die Zwiebeln in feine Ringe schneiden,

nach Geschmack kurz blanchieren. Die Orangen in Stücke schneiden, untermischen. Eine Sauce aus Öl, Essig, Orangensaft, Honig, Pfeffer und Salz darübergießen. Eventuell mit ein paar Oliven garnieren.

Grüne Verwandte: Porree und Schnittlauch

Nun gibt es Menschen, die Knoblauch partout wegen des Geruchs meiden und auch der Zwiebel nichts abgewinnen können. Auch sie lassen wir nicht allein. Porree und Schnittlauch haben nämlich ähnliche Wirkungen, wenn auch wesentlich schwächer. Das liegt daran, daß sie der gleichen Pflanzenfamilie angehören, den sogenannten Liliengewächsen.

Schnittlauch sollten Sie möglichst frisch einsetzen. Damit Sie ihn sozusagen immer griffbereit haben, empfiehlt es sich, ihn direkt auf der Fensterbank im Blumentopf heranzuzüchten, da wächst er wie toll. Bereits zum Frühstück können Sie ihn als vitamin- und mineralstoffreiche Zugabe zum Quark auftischen, aber auch auf Salat oder auf Suppen gibt er eine pikante frische Note.

Porree bzw. Lauch können Sie in Stangenform als Hauptgemüse dünsten und anschließend mit Sahne oder Sauce Bechamel anrichten.

Hervorragend schmeckt auch unsere Lauchtorte. Sie ist milder im Geschmack als eine Zwiebeltorte, aber dennoch sehr pikant, besonders wenn Sie den Belag noch mit Champignons oder Tomaten verfeinern. Hier kurz ein Rezept:

Lauchtorte:

Für den Teig:	300 g Vollkornmehl
	250 g Quark
	5 Eßl. Pflanzenöl
	1 Teel. Salz
Für den Belag:	4 Stangen Lauch
	3 Eier
	300 g Schmand
	Salz, Pfeffer, Muskat

Die Zutaten für den Teig gut mischen, in einer gefetteten Springform verteilen und gut andrücken. Den Lauch putzen, in Ringe schneiden, andünsten und auf den Teig geben. Die restlichen Zutaten verquirlen, würzen und über die Torte geben. Rund 45 Minuten bei 200 °C backen. Sie erhalten eine Art Quiche Lorraine in Grün, die sehr dekorativ aussieht.

Die gesundheitsfördernden Hauptsubstanzen in Knoblauch, Zwiebeln und Lauch zeichnen sich übrigens allesamt durch ihren Schwefelgehalt aus. Gemeint sind neben dem Allicin noch weitere scharf schmeckende Essenzen, darunter auch der Stoff der Zwiebel, der unsere Augen zu Tränen rührt. Die Substanz, die hierfür verantwortlich ist, konnte 1961 von dem finnischen Biochemiker Arturi Virtanen entlarvt werden. Interessanterweise ist dieser Stoff bis auf einen winzigen Unterschied mit dem Alliin des Knoblauch völlig identisch. Und genau wie beim Knoblauch ist auch hier das Enzym Alliinase nötig, um diese Substanz, das *Trans-(+)-S-(1-Propenyl)-L-cysteinsulfoxid*, in die eigentliche Wirksubstanz umzuwandeln. Das geschieht bei der Zwiebel, wie auch beim Knoblauch, durch das Zerstören der Zellen, also durch das Zerschneiden der Frucht. Bei der Zwiebel entsteht dabei eben der eigentliche „Tränenstoff". Wie so oft im Leben, so könnte man meinen, liegen auch bei der Zwiebel Lachen und Weinen eng beieinander.

Das Geheimnis des Sellerie

Voll aus dem Leben gegriffen ist der folgende Spruch, den sich nach unseren Informationen Verliebte gerne ins Ohr flüstern: „Fritzchen freu' Dich, Fritzchen freu' Dich, morgen gibt's Selleriesalat." Ja, was denken Sie, warum sich Fritzchen freuen soll?

Nun, in alten Volksweisheiten wird dem Sellerie eine aphrodisierende (liebesanregende) Wirkung nachgesagt. Neueste Forschungen haben tatsächlich gezeigt, daß dies nicht ganz von der Hand zu weisen ist, denn immerhin wurden in ihm hormonähnliche Substanzen entdeckt, allerdings in solch geringen Mengen, daß eine direkte Wirkung der gewünschten Art kaum vorstellbar ist. Aber der Glaube kann ja bekanntlich Berge versetzen, besonders auf diesem Gebiet. Schaden kann's nicht, denn Sellerie schmeckt ja sowohl im Salat als auch als Gemüse hervorragend. Im amerikanischen Waldorfsalat hat er sogar in die High Society Einzug gehalten. Allerdings ist der Waldorfsalat wegen seines hohen Gehaltes an Mayonnaise eine wahre Kalorienbombe. Damit Sie aber weiterhin nach Herzenslust Waldorfsalat schlemmen können, haben wir uns für Sie ein ganz besonders gesundes und zudem äußerst leckeres Rezept ausgedacht:

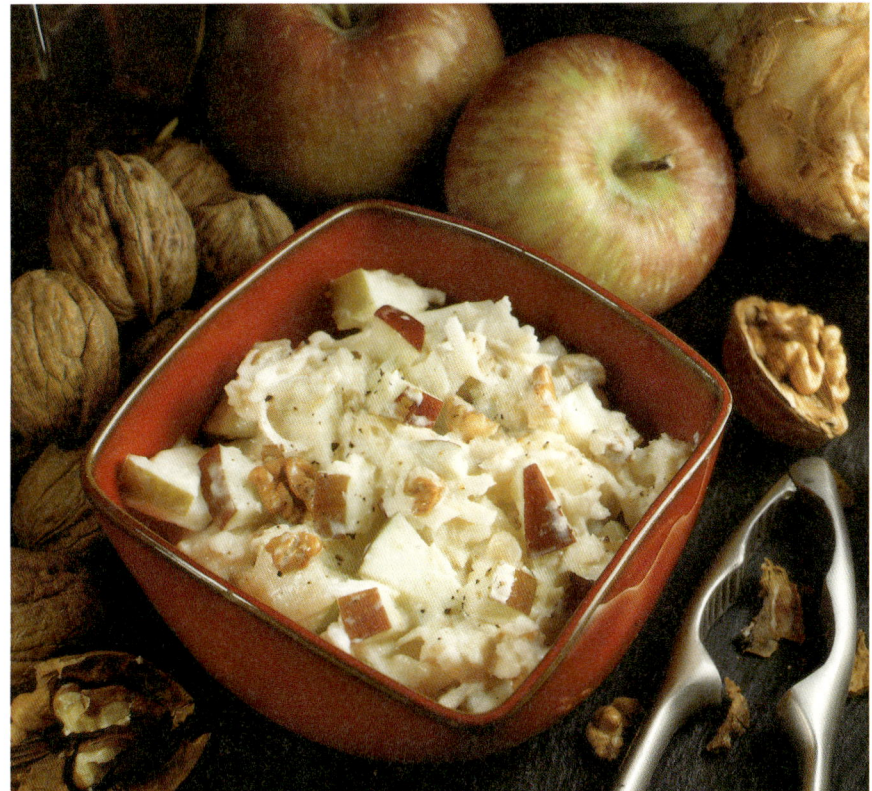

Abb. 17: Die leichte Alternative zum klassischen Waldorfsalat.

lorien, und zwar nur 21 kcal pro 100 g. 100 g Schweinekotelett weisen neunmal mehr und 100 g Toastbrot sogar zwölfmal soviel Kalorien auf. Wenn man dieses in Rechnung setzt, ist der Mineral- und Vitamingehalt wieder äußerst hoch. Insofern ist Sellerie ein Gemüse, das sich besonders bei einer Schlankheitsdiät anbietet. Und wenn Sie so wollen, schließt sich hier wieder der Kreis: Wenn schlank sexy sein soll, dann ist unter diesen Umständen Sellerie tatsächlich als Aphrodisiakum anzusehen, aber Sie wissen ja, dünn oder dick, alles ist eine Frage des Geschmacks.

Achtung:
Auch bei Gemüse und Obst gibt's Nebenwirkungen

Trotz dieser langen Lobeshymnen darf nicht vergessen werden, daß bestimmte Obst- und Gemüsearten gesundheitsschädliche Substanzen enthalten können. Im folgenden können Sie nachlesen, wo sich die Giftstoffe verbergen, wie sie wirken und wie Sie sich davor schützen können.

Hämagglutinine

Hämagglutinine sind Proteine, die in rohen Hülsenfrüchten, vor allem in Bohnen, vorkommen. Sie bewirken, daß sich die roten Blutkörperchen zusammenballen und verklumpen. Der Genuß *roher* Bohnen kann deshalb z. B. zu akuten Vergiftungen mit schwerer Darmentzündung und Kreislaufversagen führen. Um die Hämagglutinine

Waldorfsalat à la Hobbythek

250 g Sellerieknolle, geschält und geraspelt
2 Äpfel, säuerlich, ungeschält, kleingeschnitten
50 g Walnüsse
200 g Joghurt
1 Eßl. Öl
1 $\frac{1}{2}$ Eßl. Essig
3 Eßl. Orangen- oder Apfelsaft
1 Teel. Zucker

Alle Zutaten zusammengeben, umrühren, mit Salz und Pfeffer abschmecken, fertig.

Was Mineralstoffe und Vitamine anbelangt, besitzt Sellerie relativ viel *Kalium* und *Calcium* sowie *Vitamin B$_6$* und *Vitamin C*. 100 g Sellerie decken immerhin 10 % der von der Deutschen Gesellschaft für Ernährung empfohlenen Tagesdosen dieser Stoffe. Das ist zwar noch nicht genug, aber gleichzeitig hat der Sellerie nur ganz wenig Ka-

unschädlich zu machen, sollten alle Hülsenfrüchte mindestens 15 Minuten lang gekocht werden, dann sind die Stoffe zerstört und diese Früchte ein wichtiges Nahrungsmittel.

Auch durch Keimen werden die Hämagglutinine reduziert. Da der Abbau jedoch nicht vollständig erfolgt, sollten zum Beispiel gekeimte Kichererbsen in jedem Fall blanchiert werden, d. h. für zwei Minuten in kochendes Wasser gegeben und dann mit kaltem Wasser abgeschreckt werden. Auch in Sojabohnen sind im rohen Zustand diese gesundheitsschädlichen Substanzen enthalten. Sie müssen daher ebenfalls gekocht werden. Die oftmals als Sojabohnen verkauften kleinen, grünen Mungbohnen und Linsen müssen jedoch als Sprossen nicht unbedingt behandelt werden, wenn Sie sie nicht gerade pfundweise essen, aber auch hier ist ein kurzes Blanchieren in keinem Fall falsch.

Proteaseinhibitoren

Proteaseinhibitoren sind Stoffe, die ebenfalls in Samen der Hülsenfrüchte wie Erbsen, Bohnen, Linsen usw. und in Getreidekörnern vorkommen. Sie hemmen Enzyme, die für den Abbau bestimmter Eiweißbausteine notwendig sind. Dazu gehört zum Beispiel das eiweißspaltende Enzym Trypsin, das in der Bauchspeicheldrüse gebildet wird. Deshalb spricht man auch häufig von „Trypsinhemmern".

Auch hier können die Proteaseinhibitoren durch Einweichen der Keime oder durch Kochen und Backen der Samen und Körner unschädlich gemacht werden.

Phytinsäure

Sie befindet sich ebenfalls in rohen Hülsenfrüchten und in Getreide. Die Phytinsäure bildet zusammen mit verschiedenen Mineralstoffen schwerlösliche Komplexe. Dadurch wird vor allem die Aufnahme von Calcium, Magnesium, Eisen und Zink behindert. Im Extremfall kann auf diese Weise ein Mangel an einzelnen Mineralstoffen entstehen. Auch Phytinsäure wird wiederum durch Einweichen, Keimung oder Erhitzung abgebaut.

Blausäure

In den Kernen von Steinobst, wie z. B. in den bitteren Mandeln, in Leinsamen, Cassava (Maniok oder Tapioka), in Holunderbeeren, Bambussprossen, Kleearten und in Süßkartoffeln halten sich Spuren von Verbindungen mit Blausäure und Kohlenhydraten versteckt. Getrocknete Hülsenfrüchte sollten deshalb über Nacht eingeweicht werden. Während dieser Zeit wird die Blausäure freigesetzt und kann am nächsten Morgen bequem mit dem Wasser weggegossen werden. Das Wasser von eingemachten Konserven, z. B. das der beliebten Bambussprossen, sollte nicht zum Kochen verwandt werden. Bei den stärkereichen Cassava-Knollen kann darüber hinaus der Gehalt an Blausäure durch sorgfältiges Putzen und anschließendes Kochen, Rösten oder Dämpfen auf ein unbedenkliches Maß vermindert werden. Von all diesen, hier angeführten Nahrungsmitteln sollte möglichst nicht allzuviel auf einmal gegessen werden. Vergiftungen mit Blau-

säure, auch chronische, treten immer wieder auf.

Solanin

Das Solanin hat im Grunde einer ganzen Pflanzenfamilie einen eigentlich traurigen Namen gegeben, obwohl sie dem Menschen letztlich äußerst nützlich wurden. Es sind die Nachtschattengewächse (Solanaceae), zu denen z. B. Tomaten und Kartoffeln gehören. Der Name soll auf die Giftigkeit des Solanins hindeuten, das in allen Pflanzen dieser Familie enthalten ist und im schlimmsten Fall in den Nachtschatten – sprich zum Tod – führen kann. Zwar ist die Gefahr bei weitem nicht so groß, wie es diese düstere Geschichte vermuten läßt, dennoch sollten Sie die Aufnahme von Solanin gering halten. Da es sich in grünen Teilen der Pflanzen verbirgt, ist sein Aufspüren schon optisch möglich. Bei den Tomaten warten Sie deshalb auf die mit der Reife zunehmende Rotfärbung, denn der Solaningehalt nimmt dabei gleichzeitig ab. Bei Kartoffeln müssen alle grünen Stellen sorgfältig weggeschnitten werden.

Durch Kochen ist das Solanin nicht zu beseitigen, allerdings geht ein Teil des Solanins in das Kochwasser über und kann so weggegossen werden.

Thiocyanate

Thiocyanate sind Stoffe, die eine Kropfbildung begünstigen oder verstärken. Das geschieht, indem die Thiocyanate die Aufnahme von Jod in der Schilddrüse hemmen. Dadurch entsteht ein Mangel, der sich letztendlich im Anwach-

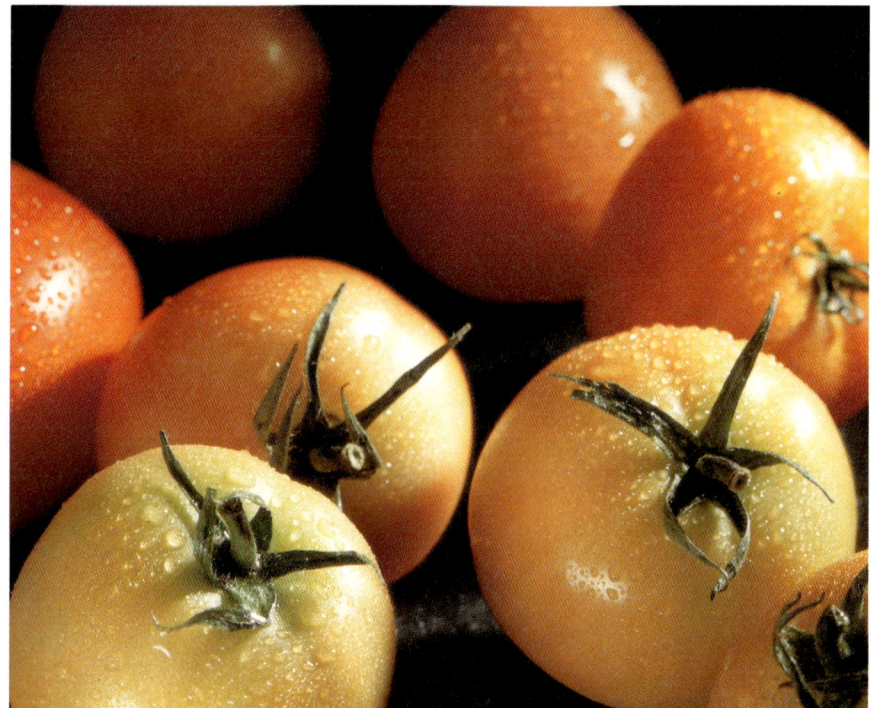

Abb. 18: Unreife Tomaten enthalten noch relativ viel Solanin. Sie sollten deshalb mit dem Verzehr warten, bis die Tomaten richtig schön rot sind.

Oxalsäure

Gemüse wie Spinat, Rote Bete, Mangold und vor allem der delikate Rhabarber besitzen diesen Inhaltsstoff. Oxalsäure kann auf die Dauer zu Nierensteinen führen.

Doch mittlerweile ist gewiß, daß das gelegentliche Essen von oxalsäurereichem Gemüse bei gesunden Menschen kaum die Gefahr der Steinbildung in sich birgt. Verstärkt wird die Steinbildung allerdings durch einen Mangel an Calcium. Bei einer genügenden Calciumversorgung kann die Oxalsäure gefahrlos ausgeschieden werden, dazu bildet das Calcium zusammen mit der Oxalsäure schwerlösliche Verbindungen. Der Verbrauch von Calcium steigt also mit zunehmendem Gehalt an Oxalsäure in der Nahrung an. Bei uns ist die Versorgung mit Calcium in weiten Kreisen der Bevölkerung ohnedies nicht gesichert. Um das Problem zu entschärfen, sollten Sie unbedingt auf eine genügende Zufuhr von Milchprodukten achten, denn in ihnen ist reichlich Calcium vorhanden. Auch Calcium können Sie zusätzlich Ihrer Nahrung beigeben, z. B. in Form von Calciumcitrat HT oder unseres Multimineralpulvers (vgl. *Seite 135*). Streuen Sie es einfach in das Gemüse oder die Suppe. Pro Tag und Person genügen etwa ein Meßlöffel à 2,5 ml oder ein knapper Teelöffel. Auch gegen eine Calciumtablette hin und wieder ist nichts einzuwenden.

Gesunde Menschen brauchen wegen des Gehaltes an Oxalsäure aber wie gesagt auf Rhabarber und Spinat nicht zu verzichten. Falls Sie jedoch bereits unter einer Steinbildung leiden, sollten Sie den Empfehlungen Ihres Arztes folgen.

sen der Schilddrüse äußert. Unterstützt wird dieser Mechanismus durch einen gleichzeitigen Jodmangel in der Nahrung.

Da Thiocyanate vor allem in Kohlarten vorkommen, spricht man im Volksmund auch von einem „Kohlkropf". Thiocyanate finden sich ebenso im Weißkraut, Rotkraut, Wirsing und im Blumenkohl wie auch in Speiserüben, Rettich, Zwiebeln, Gartenkresse oder in weißem Senf und im Meerrettich. Allerdings müßten schon über einen langen Zeitraum täglich etwa 0,4–

2,5 kg Weißkohl oder 2,8–12,5 kg Rettich oder 2–6,7 kg Chinakohl aufgenommen werden, um damit einen solchen Kohlkropf auszulösen. Bei normalen Ernährungsgewohnheiten ist das daher nahezu ausgeschlossen. In jedem Fall lohnt es sich, jodiertes Speisesalz zum Salzen der Speisen zu verwenden, denn Jodmangel ist in Deutschland häufig anzutreffen, vor allem in Süddeutschland, weil dort der Meeresfischverzehr geringer ist. Mit jodiertem Salz läßt sich diesem aber wirksam begegnen.

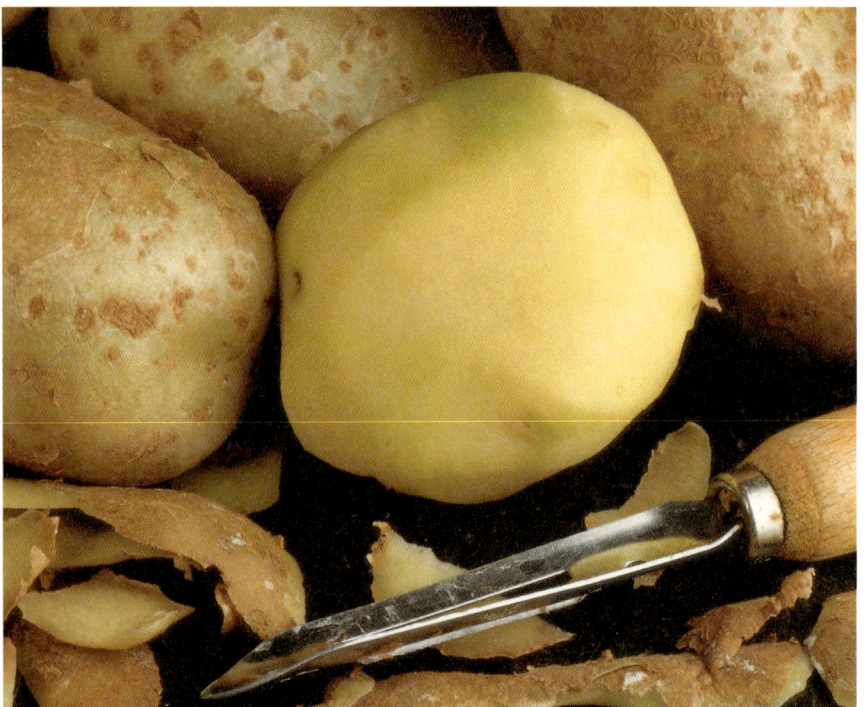

Abb. 19: Bei Kartoffeln müssen alle grünen Stellen sorgfältig weggeschnitten werden, da in ihnen das schädliche Solanin enthalten ist.

Viele Vitamine gehen durch falsche Lagerung verloren. Die beste Möglichkeit, wertvolle Inhaltsstoffe zu zerstören, ist daher, Obst und Gemüse dekorativ in der Küche aufzuhängen oder hinzulegen. Denn Licht, aber auch Wärme und Sauerstoff sind die Feinde der meisten Vitamine. Zur besseren Orientierung können Sie in *Tabelle 12* nachlesen, wie empfindlich die Vitamine im einzelnen sind.

Wenn möglich sollten Obst und Gemüse sofort zubereitet werden. Ansonsten empfiehlt sich die Lagerung in einer dunklen und kühlen Speisekammer oder im Kühlschrank. Hierzu ein Beispiel: Bei unsachgemäßer Lagerung ist im Blumenkohl bereits nach einer Woche nur noch weniger als die Hälfte des Vitamin C enthalten. Demgegenüber reduziert sich der Vitamin-C-Gehalt in der gleichen Zeit nur um 9 %, wenn Sie den Blumenkohl im dunklen Keller bei 4 °C lagern. Noch größer sind die Vitaminverluste beim Spinat. Aber auch bei Bohnen, Rosenkohl und Wirsing sowie beim Obst entstehen durch falsche Lagerung enorme Vitamineinbußen.

Interessanterweise halten sich die Vitamine im Tiefkühlfach besonders gut. Nach zwei Monaten liegt der durchschnittliche Vitamin-C-Verlust noch bei knapp 10 %, der des Vitamin B_1 bei 7 % und der des B_2 sogar nur bei 4 %. Selbst nach 6 Monaten sind noch mehr Vitamine enthalten als bei falsch gelagertem Gemüse nach einer Woche.

Dazu noch ein weiteres Beispiel: Erdbeeren, frischgepflückt und anschließend im hellen Zimmer gelagert, verlieren schnell über 30 % ihrer Vitamine.

Übrigens kann die Oxalsäure beim Rhabarber zum größten Teil durch gutes Schälen entfernt werden.

Damit Vitamine und Mineralstoffe nicht wirkungslos verpuffen

Immer noch werden viele vermeidbare Fehler im Umgang mit frischem Obst und Gemüse gemacht, die zu hohen Verlusten führen können. Zwischen Ernte und Verzehr liegt oft ein langer Weg. Die vermeintliche Gesundheit in Grün kann dabei längst zu leeren Eßhülsen degeneriert sein. Bis zu 90 % der Vitamine und Mineralstoffe können durch falsche Lagerung und Zubereitung verlorengehen. Im folgenden geben wir einige nützliche Tips zum richtigen Umgang mit Gemüse.

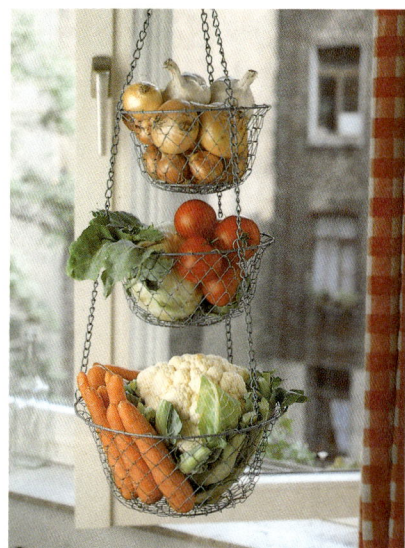

Abb. 20: Diese Art der Vorratshaltung von Obst und Gemüse ist nicht sehr sinnvoll, denn Licht, Wärme und Sauerstoff sind die größten Feinde der meisten Vitamine.

Empfindlichkeit der einzelnen Vitamine

Vitamine	Sauer-stoff	Licht	Hitze
Vitamin A	++	++	–
Vitamin D	++	+	–
Vitamin E	++	+	–
Vitamin K	–	++	–
Vitamin B$_1$	+	–	++
Vitamin B$_2$	–	++	+
Vitamin B$_6$	–	++	+
Vitamin B$_{12}$	+	+	–
Folsäure	–	+	++
Niacin	–	–	–
Pantothensäure	–	–	++
Biotin	–	–	–
Vitamin C	+	+	+

– = unempfindlich + = empfindlich ++ = sehr empfindlich

Tabelle 12

Gibt man sie nach der Ernte sofort in die Tiefkühltruhe, dann haben sie nach einem Jahr noch etwa die gleiche Vitaminmenge.

Vitamin- und mineralstoffraubend kann auch eine falsche Zubereitung sein, und das fängt schon beim Waschen und Säubern an.

Die richtige Zubereitung von Gemüse

Obst und Gemüse sollten auf keinen Fall längere Zeit gewässert werden. Ausgenommen hiervon sind natürlich Hülsenfrüchte, die am besten über Nacht eingeweicht werden. Waschen Sie Obst und Gemüse kurz und gründlich in einer großen Schüssel oder unter fließendem Wasser. Das Ausmaß der Verluste verdeutlichen wiederum einige Beispiele: Blumenkohl, der wie oben beschrieben gesäubert und anschließend weiterverarbeitet wird, verliert kaum etwas an Vitaminen und Mineralstoffen. Dem steht ein Verlust von 7 % an Vitamin C nach 15 Minuten Wässerung und sogar 20 % nach einer Stunde entgegen. Kartoffeln, geschält und geviertelt, gehen nach 1 Stunde Wässerung etwa 8 % allein an Vitamin C verloren. Aber nicht nur die Vitamine leiden unter der Wässerung, auch den Mineralstoffen geht es an den Kragen: Kartoffeln verlieren z. B. rund 6 % ihres Kalium- und 30 % ihres Calciumgehaltes, wenn sie 1 Stunde im Wasser liegen. Bei Mangold sieht es noch dramatischer aus: Hier werden in der gleichen Zeit 20 % des Kaliums und 50 % des Calciums ausgewaschen.

An dieser Stelle noch ein paar Informationen zum Unterschied zwischen Vitaminen und Mineralstoffen: Während die Vitamine durch Licht, Sauerstoff, Hitze und andere Einflüsse zerstört werden können, bestehen diese Gefahren bei den Mineralstoffen nicht, denn diese sind chemisch höchst primitive Substanzen. Im Grunde handelt es sich um die kleinsten Einheiten, um Atome, die in Lebensmitteln, aber auch in unserem Körper meist in ionischer Form (als Salz) vorliegen. Da sie so einfach aufgebaut sind, können sie auch nicht zerstört werden. Sie können deshalb „nur" verlorengehen, wie das z. B. beim Waschen oder, wie später noch angeführt wird, beim Kochen der Fall sein kann. Das ist übrigens auch der Grund, weshalb Kantinenessen nicht immer vitamin- und mineralstoffreich ist. Denn bei der Massenverpflegung am laufenden Band sind schonende Verfahren schwer einzuhalten.

Kochen ist „out"

Vom Kochen sollte man eigentlich gar nicht mehr reden, denn Kochen ist sozusagen „out". Nicht ersetzbar ist es natürlich in einigen Spezialfällen, in denen es nicht nur um den reinen Garprozeß, sondern auch um die Zerstörung giftiger Substanzen geht. Dies gilt etwa für Hülsenfrüchte. Was sich hier positiv auswirkt, ist für das übrige Obst und Gemüse von großem Nachteil. Denn gekocht wird in einer großen Menge Wasser, das anschließend mitsamt der Vitamine und Mineralstoffe in den Abfluß wandert. Wie groß die Verluste bei dieser Zubereitungsart sein können, verdeutlicht die *Tabelle 13*. Viel sinnvoller ist es daher, Gemüse zu dämpfen oder zu dünsten. Der dabei

Vitaminverluste durch Kochen von Lebensmitteln

Vitamin A:	10–30%
Vitamin D:	gering
Vitamin E:	50%
Vitamin K:	gering
Vitamin B_1:	30–50%
Vitamin B_2:	0–50%
Vitamin B_6:	0–20%
Vitamin B_{12}:	gering
Folsäure:	0–90%
Niacin:	0–30%
Pantothensäure:	0–45%
Biotin:	0–70%
Vitamin C:	20–80%

Tabelle 13

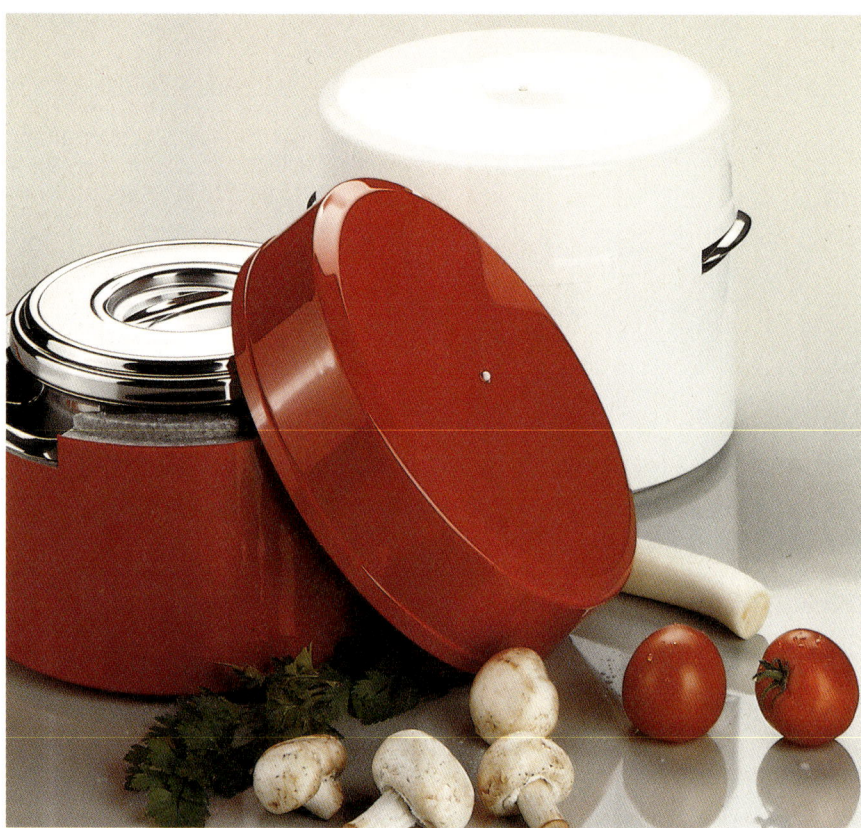

Abb. 21: In einer solchen Kochkiste können Sie fast alle Gemüse- und Getreidesorten besonders schonend und energiesparend garen.

anfallende Gemüsesaft kann zu schmackhaften Saucen verarbeitet werden, die zudem einen hohen Gehalt an Vitaminen und Mineralstoffen haben. Heute gibt es bereits eine große Palette an Spezialtöpfen. Beim Kauf ist darauf zu achten, daß der Boden die Wärme gut leitet und dennoch eine optimale Speicherung möglich ist. Deshalb sollte der Boden auch nicht zu dünn sein. Einen Qualitätskochtopf erkennt man übrigens auch daran, daß sein Boden im kalten Zustand leicht nach innen gewölbt ist, denn durch die Erwärmung auf der Heizplatte dehnt sich das Metall aus, so daß der Boden schließlich glatt aufliegt. Der Deckel sollte dicht schließen und ziemlich schwer sein, damit möglichst wenig Wasserdampf entweicht.

Empfehlenswert sind auch Schnellkochtöpfe, die sich ebenfalls zum vitaminschonenden und mineralstoffbewahrenden Garen eignen. Außerdem sind sie äußerst energiesparend,

was heutzutage ja auch ein wichtiger Aspekt ist. In der Schweiz gab es in Kriegszeiten deshalb sogar ein Gesetz, das die Haushalte zum Einsatz von Schnellkochtöpfen verpflichtete.

Die Kochkiste

Eine Methode unserer Großeltern ist leider in Vergessenheit geraten, ob-

wohl sie geradezu in idealer Weise den Aspekt des Energiesparens mit dem der vitamin- und mineralstoffschonenden Kochweise vereint. Sie belegt auch die Tatsache, daß Garen mit Kochen nicht gleichgesetzt werden darf. Es reicht eigentlich, wenn die Wassertemperatur zwischen 80 und 90 °C liegt. In der Kochkiste können daher ohne Probleme mit minimalem Energieeinsatz Kartoffeln, Reis, Nudeln, aber auch die meisten Gemüse gegart werden.

Die Kochkiste ist eigentlich ein normaler Kochtopf, der, nachdem das Kochgut zu sieden begonnen hat, von der Heizplatte heruntergenommen und anschließend sofort in eine Spezialkiste gestellt wird. Diese ist nichts anderes als ein primitiver Thermobehälter, der die Abkühlung verhindert. Die Temperatur im Topf bleibt so bis zu einer Stunde über 80 °C. Die Wärme hat genügend Zeit, selbst in den Kern der dicksten Knolle einzudringen oder quasi alle Getreidearten körnig garen zu lassen.

Ein exzellentes Fabrikat stellt die Firma Josef Schulte-Ufer in Sundern (Sauerland) her. Probieren Sie es einmal aus. Wir sind sicher, daß auch Sie danach nie mehr auf eine solche Gerätschaft verzichten möchten.

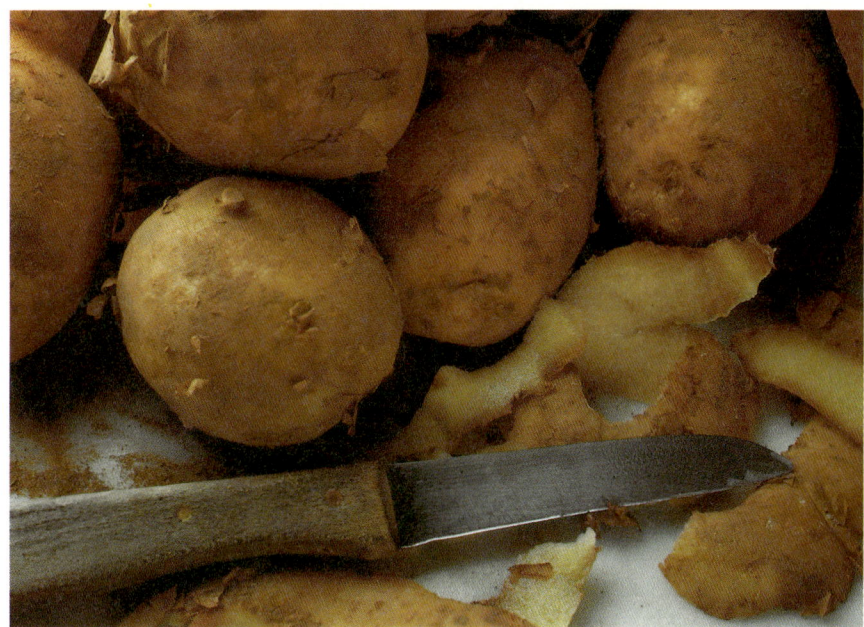

Abb. 22: Die Kartoffel, lange Zeit als „Dickmacher" verschrien, erlebt zur Zeit eine Renaissance in der Nouvelle Cuisine.

Vielseitig, schmackhaft, gesund: Kartoffeln

Die Reise der Kartoffel begann in den Anden Südamerikas. Dort, rund um den Titicacasee, wurde sie schon vor 4000 bis 6000 Jahren kultiviert. Bis heute ist noch strittig, ob der Eroberer des Inkareiches Francisco Pizarro oder der britische Seefahrer Sir Francis Drake im 16. Jahrhundert die Kartoffel über den Ozean nach Europa brachte. Ihren Siegeszug durch Mitteleuropa verdankte sie Ende des Jahrhunderts nicht zuletzt der Verbreitung durch den damals bekannten Botaniker Carolus Clusius. Weil ihm die Blüten und das Laub der Kartoffelpflanze so gut gefielen, sorgte er für ihren Anbau. Erst im

18. Jahrhundert bewirkten der Siebenjährige Krieg und anschließende Hungersnöte, daß die Kartoffel zum Volksnahrungsmittel avancierte. Ihren festen Platz auf dem Feld errang die Kartoffel jedoch erst um die Wende des 18. zum 19. Jahrhundert.

Heute, rund 100 Jahre später, ist das Ansehen der Kartoffel äußerst zwiespältig. Auf der einen Seite ist die Kartoffel als Dickmacher und als Essen der Armen verschrien, auf der anderen Seite erlebt gerade die Kartoffel zur Zeit eine Renaissance in der Nouvelle Cuisine.

Das Vorurteil, daß die Kartoffel dick mache, sollte längst ausgeräumt sein, denn in 100 g gekochten Kartoffeln

sind gerade 72 kcal enthalten. Die meisten werden von den 16 % Kohlenhydraten, die als Stärke vorliegen, geliefert. Im Gegensatz zur Getreidestärke ist übrigens die Kartoffelstärke ungekocht sehr schlecht verdaulich. Deshalb kommt man bei dieser Frucht um ein Garen nicht herum. Weiterhin enthält die Kartoffel bedeutende Mengen an Ballaststoffen und Mineralstoffen, darunter vor allem Kalium und Eisen sowie zahlreiche Vitamine. Neben den Vitaminen B_1, B_2 und Niacin enthält sie Vitamin C, dessen Gehalt erstaunlich hoch ist: Schon mit 200 g Kartoffeln läßt sich der bisher angesetzte Tagesbedarf an diesem Vitamin knapp zur Hälfte decken.

Ein großer Teil der Mineralstoffe und Vitamine gehen bei der Kartoffel leider oft durch falsche Zubereitung verloren. Langes Waschen und Kochen sollten vermieden werden. Kurzes, aber gründliches Waschen und anschließendes Dämpfen der Kartoffeln ist viel sinnvoller. Da die meisten Mineralstoffe zudem direkt unter der Schale verborgen sind, ist außerdem die Zubereitung von Pellkartoffeln eine ernährungsphysiologisch äußerst sinnvolle Alternative.

Das Eiweiß der Kartoffel hat eine gute biologische Wertigkeit von 70. Diese Wertigkeit ist sogar noch wesentlich verbesserungsfähig, wenn Kartoffeln in Kombination mit Eiern angerichtet werden (vgl. *Seite 43*).

Insgesamt gibt es rund 130 verschiedene Kartoffelsorten, die alle ihre individuellen Eigenschaften haben. Sie unterscheiden sich in Reifezeit, in Form, Farbe und in Geschmack. Die Ernte beginnt Anfang Juni und endet Ende Oktober. Die sehr frühen Ernten sind nicht zur Einkellerung geeignet, denn ihr Wassergehalt liegt zu hoch und der Stärkegehalt zu niedrig. Bei den späten Sorten verhält es sich genau umgekehrt. Deshalb eignen sich diese besonders gut zur Lagerung, allerdings nur im dunklen, kühlen Keller.

Doch Kartoffeln sollten nicht nur über den Winter kühl und dunkel aufbewahrt werden, das gilt generell. Bei Kartoffeln ist diese Lagerung noch wichtiger als bei anderen Obst- und Gemüsesorten: Wenn Kartoffeln zu hell liegen, bilden sie grüne Stellen. Hier bildet sich eine giftige Substanz, das Solanin (vgl. *Seite 108*). Werden die Kartoffeln trotzdem verarbeitet, können die Folgen

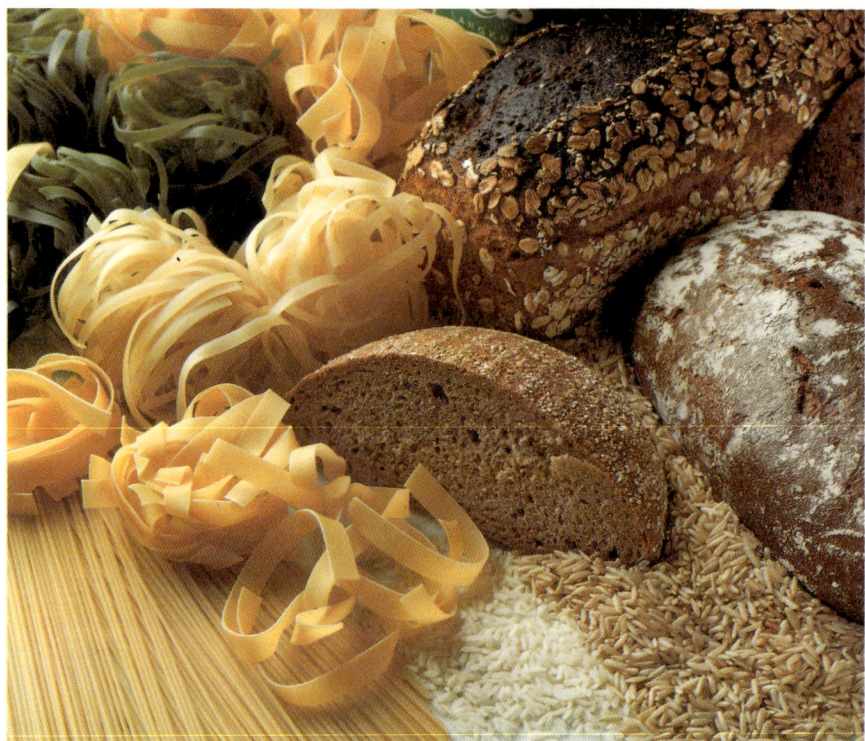

Abb. 23: Getreide und Getreideerzeugnisse sind die wichtigsten Nahrungsquellen. Sie liefern dem Körper entscheidende Mengen Fett, Eiweiß und Kohlenhydrate.

Kopfschmerzen, Erbrechen, Magenschleimhautentzündung, Durchfall und Krämpfe sein. Schneiden Sie deshalb grüne Stellen und die Kartoffelaugen, in denen sich Solanin ebenfalls ansammelt, stets besonders gut weg. Falls die Kartoffeln schon vollständig grün sind, werfen Sie sie sicherheitshalber ganz weg. Dämpfen oder Kochen können dem Solanin leider, wie erwähnt, gar nichts anhaben. Allerdings geht beim Kochen ein Teil des Solanins in das Kochwasser über. Schütten Sie dieses deshalb am besten immer weg.

Getreide und Getreideerzeugnisse

Ob wir zum Frühstück Müsli, Croissants oder Pumpernickel essen, ob wir zum Mittagessen Nudeln oder Reis verspeisen, ob wir am Nachmittag Kuchen oder Plätzchen genießen, oder ob wir den Tag mit Grieß, Graupen oder Grütze abschließen – am Getreide kommen wir nicht vorbei. Denn Getreide und Getreideerzeugnisse sind die wichtig-

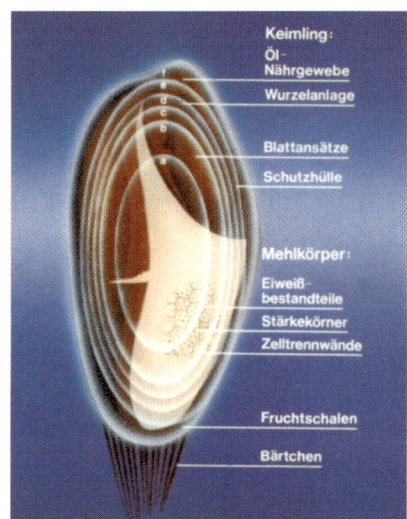
Abb. 24: Der Aufbau eines Weizenkorns.

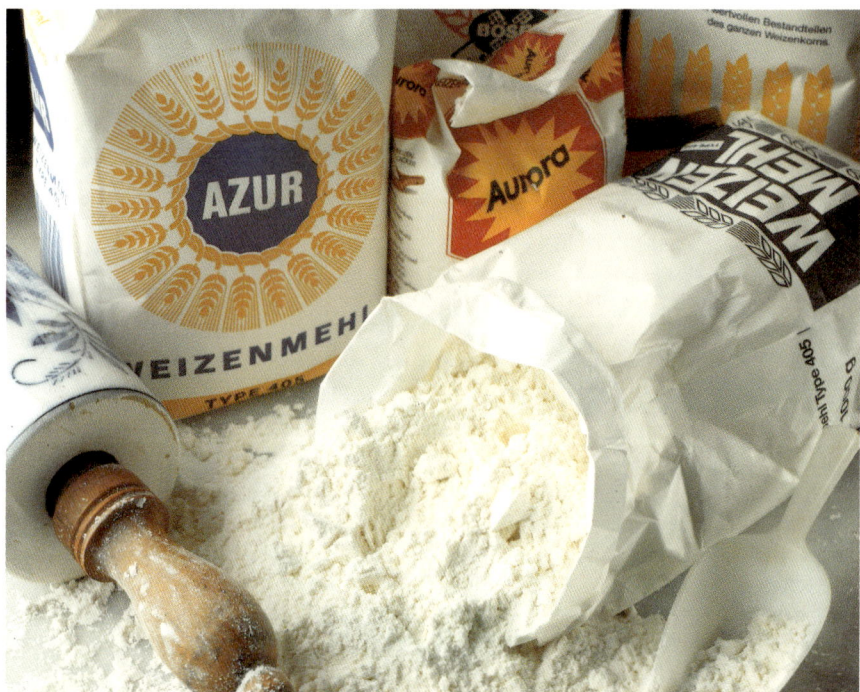
Abb. 25: Heutzutage wird fast nur noch Weizenmehl der *Type 405* verwandt, obwohl bei diesem niedrigen Ausmahlungsgrad der größte Teil der wertvollen Inhaltsstoffe bereits verlorengegangen ist.

sten Nahrungsquellen für die Weltbevölkerung überhaupt. Für die Versorgung mit *Fett* liefern sie 9 %, beim *Eiweiß* 45 %, an Kalorien 50 % und an *Kohlenhydraten* 64 %. Nach Weizen und Reis spielen insbesondere Mais, Gerste, Hirse, Hafer und Roggen eine große Rolle. Zudem sind die relativ unbekannten Getreidearten Quinoa, Amaranth, Buchweizen und Dinkel interessante Alternativen.

Der Aufbau eines Getreidekorns ist sehr interessant, da mit diesem Wissen auch leichter die Bedeutung von Vollkornerzeugnissen erfaßt werden kann. Im wesentlichen besteht das Korn aus dem Mehlkörper, dem sogenannten Endosperm, dem Keimling bzw. Embryo, und den dunklen Randschichten. In den Randschichten wiederum sind die eiweißhaltige Aleuronschicht, die Samenschale und die Fruchtschale untergebracht. Der Mehlkörper be-

steht, wie es der Name vermittelt, vor allem aus Stärke. Daneben ist beim Weizen noch das Kleberprotein im Mehlkörper enthalten. Dieses ist wichtig für das Backen. Der Keimling ist prall gefüllt mit Vitaminen, Mineralstoffen, Enzymen, Fett und hochwertigem Eiweiß. Diese Inhaltsstoffe finden sich auch in den Randschichten. Zusätzlich sind hier noch Ballaststoffe eingelagert. Da wir viel zuwenig Ballaststoffe zu uns nehmen, empfiehlt die DGE, auch den Verzehr von Vollkornprodukten auszudehnen. Sechs Scheiben Brot am Tag seien nicht zuviel.

An Vitaminen ist im Korn neben vielen Vitaminen der B-Gruppe und dem Vitamin E vor allem das Vitamin B_1 von großer Bedeutung. Schon in 100 g Weizen sind durchschnittlich 0,14–1,08 mg enthalten, die empfohlene Tageszufuhr beträgt 1,1 mg Vitamin B_1.

Vollkornerzeugnisse sind auch eine äußerst wichtige Mineralstoffquelle. Hier sind etwa Kalium, Eisen, Magnesium, Calcium oder Selen zu nennen. Doch die meisten der wichtigen Inhaltsstoffe des Getreides kommen uns in der Regel gar nicht zugute, denn obwohl Getreide von den Menschen

115

schon seit Jahrtausenden genutzt wird, hat sich in unserem Jahrhundert Entscheidendes getan. Das dunkle nahrhafte Mehl von einst ist einem weißen, minderwertigen Erzeugnis gewichen. In den Mühlen nämlich wird die Kleie vom Mehl getrennt. Und gerade in der Kleie sind die ernährungsphysiologisch wichtigen Inhaltsstoffe enthalten, denn die Kleie besteht aus dem Keimling und aus den Randschichten. Wir haben uns längst an die Mehltype 405 gewöhnt. Die Mehltype gibt Auskunft über den Gehalt an Mineralstoffen im Mehl, sie muß auf jeder Packung angegeben sein. Je höher die Typenzahl ist, desto höher ist auch der Ausmahlungsgrad, das heißt um so mehr ist von dem ganzen Korn im Endprodukt Mehl auch enthalten. Die Typenzahl 405 bedeutet, daß in 100 g Mehl durchschnittlich 405 mg Mineralstoffe enthalten sind. Beim Weizenmehl gibt es Ausmahlungsgrade von 405 bis 2000, beim Roggen von 610 bis 1800. Beim Vollkornmehl schließlich entfällt die Typenbezeichnung, da das Getreide nicht mehr ausgemahlen wird, so daß die Inhaltsstoffe des vollen Korns fast gänzlich erhalten bleiben. Im Vergleich zwischen dem Weizenmehl 405 und dem ganzen Korn ist bei Kalium 74 % Verlust hinzunehmen, beim Calcium 66 %, beim Zink 73 % und beim Selen sogar bis zu 100 %. Auch die Vitamine werden in Mitleidenschaft gezogen. In der Mehltype 405 sind etwa 88 % weniger Vitamin B$_1$, 79 % weniger Vitamin B$_2$ und 80 % weniger Folsäure enthalten als im ganzen Korn.

Und natürlich fehlen in diesem Mehl auch die meisten Ballaststoffe. Doch glücklicherweise läßt sich in den letzten Jahren ein Umdenken in der Bevöl-

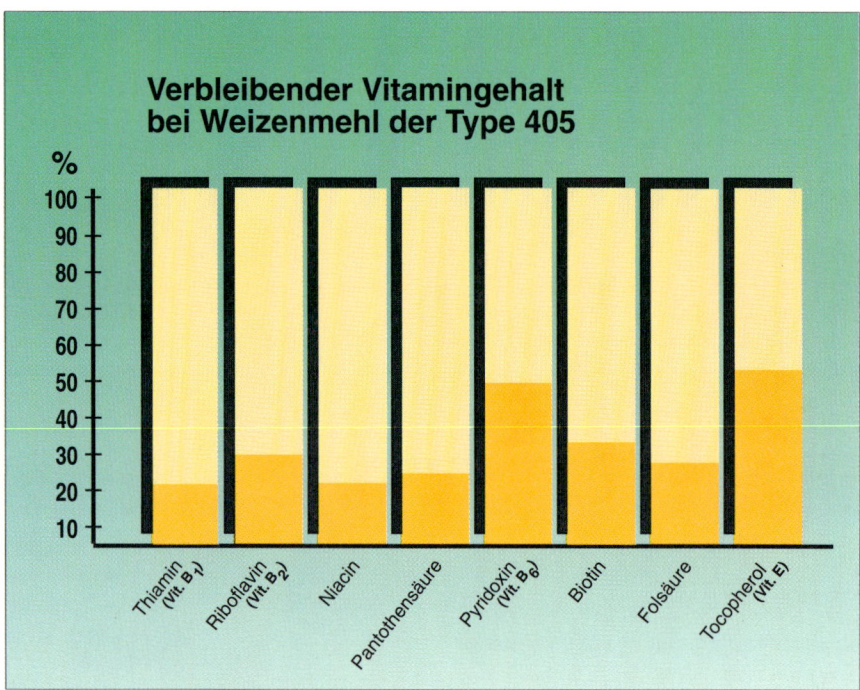

Abb. 26: Die Grafik macht deutlich, wie gering der Gehalt der einzelnen Vitamine nach der Ausmahlung des Mehls im Vergleich zum ursprünglichen Korn ist.

kerung erkennen. Es werden wieder vermehrt Vollkornerzeugnisse gekauft. Leider stößt sich der Handel durch etwa 2–3fach höhere Preise des Vollkornmehls gegenüber der Type 405 gesund. Übrigens, die Gründe für die große Verbreitung an Auszugsmehlen sind ziemlich simpel: Weiße Mehle können wesentlich länger gelagert werden, denn ihnen fehlen die Fette, die mit der Zeit ranzig werden könnten. Deshalb sollten Sie auch zu Hause Vollkornmehl schneller verbrauchen.

Nicht nur Weizenbrot und Weizenmehl gibt es als Vollkornprodukte zu kaufen. Auch Nudeln und vor allem Reis, der

sogenannte Naturreis, sind im Handel erhältlich.

Daß der Verzehr von minderwertigen Nahrungsmitteln auf Dauer zu echten Erkrankungen führen kann, zeigt ein klassisches Beispiel aus Ostasien. Dort hatte das Polieren von Reis katastrophale Auswirkungen. Beim Polieren werden dem Korn die Randschichten mit dem Silberhäutchen samt dem Embryo abgeschliffen. Eingeführt wurde der weiße Reis, weil er als besonders schick galt, denn früher konnten sich nur die Reichsten im Lande weißen Reis leisten. In der Konsequenz erkrankten ganze Teile der Bevölkerung an der Beri-Beri, der klassischen Vitamin-B$_1$-Mangelerkrankung.

Bei uns gibt es solche krassen Mangelerkrankungen in der Regel nicht mehr, dennoch könnten auch wir unseren Speiseplan noch erheblich verbessern. Getreide wie Weizen oder Roggen lassen sich übrigens genauso wie Vollkornreis durch Kochen zubereiten. Besonders einfach geht das in der Kochkiste (vgl. *Seite 112 f.*). Die Garzeit beträgt dann etwa 45 Minuten. Generell läßt sich mit Getreide eine ganze Menge anstellen. Schauen Sie doch mal in unseren Rezeptteil, dort finden Sie sicherlich eine ganze Menge weiterer schmackhafter Anregungen.

Fette und Öle

Um es direkt vorweg zu sagen: Wir essen zuviel Fett. Täglich verspeist der Bundesbürger durchschnittlich rund 140 g. In der zweiten Hälfte des letzten Jahrhunderts waren es nur 25 g. Daß die Folgen nicht ausbleiben, wundert niemanden. Übergewicht, Stoffwechselstörungen und Herz-Kreislauf-Erkrankungen sind die Kehrseite der Wohlstandsmedaille. Die Deutsche Gesellschaft für Ernährung (DGE) empfiehlt deshalb jungen Männern, täglich nicht mehr als 85 g Fett aufzunehmen, junge Frauen decken ihren Fettbedarf schon mit 70 g ab. Je älter ein Mensch wird, um so geringer ist auch sein Bedarf an Fetten. Deshalb sollten ältere Männer höchstens 60 g und ältere Frauen maximal 55 g verzehren.

Doch Fette sind nicht immer so leicht zu erkennen, sie machen sich oftmals regelrecht unsichtbar.

Vorsicht Falle – unsichtbare Fette!

Stellen Sie sich vor, Sie würden alle Öle und Fette radikal aus Ihrer Küche verdammen. Kein Gramm Butter oder Margarine würde Ihr morgendliches Brot schmackhaft machen. Kein Spritzer Fett würde dem deftigen Steak das Schmoren in der Pfanne erleichtern. Und dennoch, Sie nähmen immer noch soviel Fett zu sich, wie es die Ernährungswissenschaftler gerade tolerieren. Die Erklärung ist ganz einfach. Wir nehmen rund 50 % aller Fette versteckt auf. In 100 g magerem Rindfleisch ist z. B. ebensoviel Fett wie in knapp 30 g Halbfett-Margarine oder wie in 13 g Butter enthalten. In einem Glas Vollmilch (200 ml) verbergen sich genauso viele fettige Kalorien wie in 175 g Rotbarschfilet.

Aber nicht nur diese unsichtbaren Fette machen uns Probleme, schwierig ist auch die Wahl des richtigen sichtbaren Fettes. Denn wer kennt die Unsicherheiten beim Einkauf nicht: Ist nun das kaltgepreßte Öl besser als das hochraffinierte? Und was bedeutet Fetthärtung, wie z. B. bei der Margarine?

Kaltgepreßt oder raffiniert?

Öle können entweder durch Pressen oder durch eine Extraktion aus den Ölfrüchten und -samen gewonnen werden. Zunächst wird das Pflanzenmaterial zerkleinert und gedämpft oder geröstet. Dadurch werden die Zellen aufgeschlossen, und das Öl kann besser herausgelöst werden. Verbunden

Durchschnittlicher Gehalt an „verstecktem" Fett

Lebensmittel/ Speise	Durchschnittliche Portion	Fett
	g	g
Schweineschnitzel (mager)[1]	125	13
Schweineschnitzel (fett)[1]	125	27
Rinderfilet, gebraten	125	3
Bratwurst, gebraten	100	23
Fleischwurst, gebraten	100	27
Leberwurst (fett)	50	20
Mettwurst	50	25
Corned beef (deutsch)	100	6
Brathähnchen, gebraten[2]	350	37
Ente, gebraten[2]	200	29
Gans, gebraten[2]	200	55
Seelachsfilet (gedämpft)	200	2
Fischstäbchen, gebraten[1]	200	36
Heringsfilet	125	19
1 Glas Vollmilch (3,5 % Fett)	200	7
1 Glas teilentrahmte Milch (1,5 % Fett)	200	3
Trinkmilch-Joghurt	150	6
Magermilch-Joghurt	150	–
Magerquark	50	–
Sahnequark (40 %)	50	5
Erdnüsse	100	49
Haselnüsse	100	62

[1] paniert; [2] mit Knochen

Tabelle 14: Rund 50 % aller Fette nehmen wir unbewußt als „versteckte" Fette auf.

ist das aber mit dem Verlust von wärmeempfindlichen Inhaltsstoffen.

Wenn Öle durch einfaches Pressen – ohne zusätzliche Wärmezufuhr – gewonnen werden, bezeichnet man diese als *kaltgepreßt* oder *kaltgeschlagen*. Da die Ölausbeute hierbei gering ist, wendet man allerdings oft Verfahren an, die dem Ernteprodukt auch den letzten Tropfen abringen sollen. Dazu wird das Preßgut auf rund 80 °C erwärmt und mit einem Extraktionsmittel, z. B. Leichtbenzin, versetzt. Das Extraktionsmittel hilft, das Öl aus dem Pflanzenmaterial herauszulösen. Nach der Pressung müssen derart gewonnene Öle natürlich aufwendig gereinigt werden. Das geschieht mit Hilfe einer Raffination. Fruchtrückstände, Schleimstoffe, Extraktionsmittel und andere unerwünschte Inhaltsstoffe müssen wieder entfernt werden, deshalb wird entschleimt, entsäuert, gebleicht und desodoriert. Allerdings können bei der Raffination auch Schwermetalle, Pflanzenschutzmittelreste oder mikrobielle Verunreinigungen beseitigt werden, die bei kaltgepreßten Ölen mit in der Salatschüssel landen. Auf der anderen Seite werden bei der Raffination aber wertvolle Inhaltsstoffe in Mitleidenschaft gezogen. So vermindert sich der Vitamin-E-Gehalt um rund 10–20 %. Auch die Carotinoide werden durch diese Prozedur zerstört.

Trotzdem sagt die DGE, daß raffinierte Öle unbedenklich seien. Viel entscheidender wäre hingegen die Wahl der richtigen Ölsorte, etwa um den täglichen Bedarf an ungesättigten Fettsäuren zu decken. Danach ist ein Schuß Distelöl im Salat dem Eßlöffel Erdnußöl vorziehen.

Ob raffinierte Öle tatsächlich mit kaltgepreßten mithalten können, möchten wir jedoch bezweifeln. Kaltgepreßte Oliven-, Avocado-, Mandel-, Nuß- und Sonnenblumenöle sind durchaus eine Delikatesse und wesentlich vitaminreicher. Allerdings lohnt sich der Einsatz nur, wenn Sie

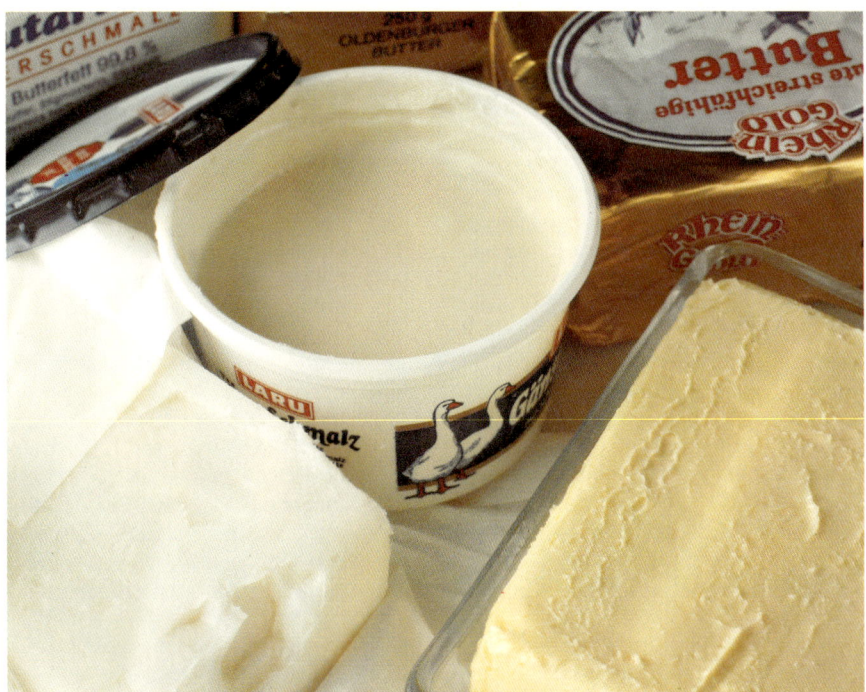

Abb. 27:   Tierische Fette

das Öl bei der Zubereitung nicht erhitzen, sondern z. B. als Salatöl oder zur Zubereitung von Mayonnaise usw. verwenden. Zum Backen, Braten und Kochen sind raffinierte Öle, die ja in der Regel erheblich billiger sind, besser geeignet.

Gesundheitlich äußerst wichtig ist aber auch, daß Öle frei von Peroxiden sind. Öle mit hohem Peroxidgehalt werden in der Umgangssprache als „ranzig" bezeichnet. Peroxide sind Substanzen, die selbst als Radikale anzusehen sind oder solche Radikale auslösen können. Radikale sind aber gefährliche Krebsauslöser, so daß ranzige Öle in der Küche nichts zu suchen haben.

Gutes Öl hält sich normalerweise bei Zimmertemperatur bis zu 6 Monaten. Öle mit hohem Anteil von ungesättigten Fettsäuren und kaltgepreßte Öle verderben schneller. Solche hochwertigen Öle sollten Sie daher immer im Kühlschrank aufbewahren.

Gegen Ranzigwerden: Antiranz

Wir haben aber auch ein Mittel in unserem Angebot, das die Haltbarkeit von Ölen erheblich verlängert, nämlich um etwa 6 Monate: unser Antiranz. Wir nutzen dabei die Tatsache, daß Vitamine Radikale einfangen und damit auch die Entstehung von Peroxiden verhindern.

Vitamin E und C sind deshalb in hoher Dosierung enthalten. Zusätzlich ist noch etwas Lecithin und, damit das Antiranz sowohl in Wasser als auch in Öl löslich wird, eine geringe Menge eines Speiseemulgators enthalten. Bereits 4 Tropfen Antiranz auf 100 g Pflanzenöl oder 28 Tropfen für 0,7 l reichen aus, um frisch gekaufte Öle vor zu schnellem Ranzigwerden zu schützen. Antiranz sollten Sie unbedingt im Kühlschrank aufbewahren.

Fetthärtung

Die Fetthärtung hat zum Ziel, aus flüssigen Ölen streichfeste Fette zu machen. Das Prinzip hierbei ist denkbar einfach: Fette sind um so flüssiger, je höher ihr Anteil an ungesättigten Fettsäuren ist (vgl. *Seite 49*). Bei der Fetthärtung nutzt man diese Tatsache aus, indem man gezielt aus ungesättigten Fettsäuren gesättigte macht. Dies wird durch eine Anlagerung von Wasserstoff an die Moleküle erreicht. Solche gehärteten Fette verbergen sich in den Endprodukten Margarine, Koch-, Brat-, Back- und Siedefett. Sie sind auch in Fettglasuren und in Süßwaren enthalten.

Die DGE weist darauf hin, daß bis heute keine Anzeichen für gesundheitsgefährdende Reaktionsprodukte gefunden wurden. Andere Wissenschaftler machen jedoch auf ein anderes Problem aufmerksam: Ein großer Nachteil bei der Fetthärtung wie auch bei vielen anderen technologischen Verarbeitungsschritten natürlicher Fette und Öle sei, daß die wertvolle Linolsäure in eine wertlose Form überführt werde. Nach einer Untersuchung können bei

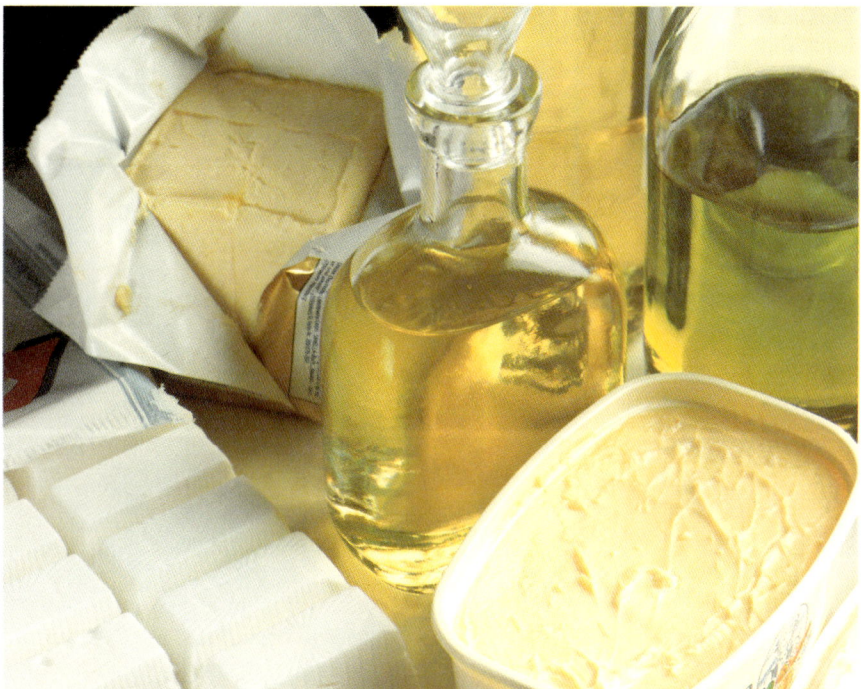

Abb. 28: Pflanzliche Fette

der Margarine 24 % des angegebenen Linolsäuregehaltes in Wirklichkeit wertlose „isomere Formen" der Linolsäure sein. Bei den Pflanzenbratfetten kann der Anteil dieser minderwertigen Form der Linolsäure bis zu 88 %, bei Speiseölen bis zu 5 % und bei der Butter bis zu 55 % betragen. Auf den Etiketten der Ölflaschen und Fettpackungen ist jedoch der Gesamtgehalt an wirksamen und unwirksamen Linolsäuren deklariert. Der Grund für diese falsche Ausweisung der vermeintlichen essentiellen Linolsäure liegt, wie die Interessenvertreter behaupten, wie so häufig am Geld. Denn eine analytische Differenzierung zwischen den einzelnen Linolsäure-Typen wäre wesentlich teurer. Wir meinen, daß dies eine Schutzbehauptung ist, die auf Kosten der Verbraucher geht. Ein anderes Verfahren zur Härtung der Fette besteht in der Umesterung. Bei dieser Behandlung werden die Fette mit Hilfe eines Katalysators bei hohen Temperaturen (ca. 200 °C) gerührt. Dabei findet ein „Bäumchen-Wechsel-Dich-Spiel" statt, denn die drei Fettsäuren, die jeweils an einem Glycerinmolekül anhängen (vgl. *Abb. 14, Seite 47*), lösen sich zunächst von ihm ab und verbinden sich dann an einer anderen Stelle wieder neu. Dadurch können Fette mit genau definierten Eigen-

Gehalt an Linolsäure und Linolsäure-Isomeren von verschiedenen Nahrungsfetten

Nahrungsfett-gruppe	Durchschnittlicher Anteil der Linolsäure am Gesamtfettsäure-gehalt in %	Schwankungs-breiten der Anteile der Linolsäure-Isomeren	Beispiel
Pflanzliche Fette Margarine Pflanzenbratfette Speiseöle	33,0 10,5 60,3	0–24 0–88 0– 5	–0–24 % der Linolsäu-re in der Margarine kann wertlos sein. –0–88 % der Pflan-zenbratfette . . .
Tierisches Fett Butter	1,5	4–55	Achtung: Bis zu 24 % von Linolsäure in Margarine kann wertlos sein.

Tabelle 15: Achtung: Bis zu 24 % der wertvollen Linolsäure in der Margarine kann durch die Fetthärtung zu einem Isomer überführt werden und somit wertlos sein.

schaften erzeugt werden. Im Gegen-satz zur oben beschriebenen Fett-härtung werden hierbei die Fettsäuren in ihrem Aufbau nicht verändert, aber allein die hohen Temperaturen tun ihr eigenes, um das Öl zu „denaturieren".

Die Gretchenfrage: Butter oder Margarine?

Auch für uns wird diese Gretchenfrage zu einer wahren Gratwanderung, eine klare Antwort ist eigentlich nicht mög-lich. Jeder muß sich schon die Mühe machen, die Vor- und Nachteile beider Produkte individuell abzuwägen: Der Vorzug der Butter ist zunächst ihre Naturbelassenheit. Hinzu kommt, daß das Kuhmilchfett aufgrund seiner Zu-sammensetzung vom Menschen sehr gut verdaut werden kann. Die Margari-ne hingegen muß mit zahlreichen Stof-fen wie Emulgatoren, Säuremitteln, Aromastoffen, Farbstoffen und manch-mal auch mit Konservierungsstoffen usw. versetzt werden, um ihr die ge-wünschten Eigenschaften zu verlei-hen. Achten Sie also auf die auf dem Etikett angegebenen Zusatzstoffe! Weiterhin enthält die Margarine häufig, wie oben beschrieben, gehärtetes Fett. Dabei entstehen eine ganze Reihe so-genannter Transfettsäuren, die phy-siologisch eventuell eine andere Wir-kung haben als die ursprünglichen Fettsäuren. Hierzu eine Anmerkung: Im Rahmen einer wissenschaftlichen Un-tersuchung hat sich Dr. E. Nagel von der Universität Hannover mit der Frage beschäftigt, inwieweit gehärtete Fette bei der Entstehung und dem Verlauf von *Morbus Crohn*, einer Erkrankung

der Darmschleimhaut, beteiligt sind. Das Ergebnis lautet: Chemisch auf-bereitete Fette können die Schleim-hautbarriere des Darms aller Voraus-sicht nach schädigen, was bei Dauer-einwirkung unter Umständen zu der Ausbildung mehr oder weniger schwe-rer Krankheitsbilder führen kann. Unsere Empfehlung deshalb: Sicher-heitshalber sollten Personen mit leichten oder auch chronischen Darmbeschwer-den auf die Aufnahme von chemisch umgewandelten Fetten verzichten. Da diese selbst in sogenannter Gesund-heitsmargarine enthalten sind, sollten diese Personen sich also für Butter ent-scheiden. Ein Vorzug der pflanzlichen Öle und Fette, zu denen ja die Margarine gehört, ist, daß sie im Gegensatz zu tierischen Fetten, wie eben der Butter, kein Cholesterin enthalten.

Gamma-Linolensäure (GLS)

Bereits mehrfach haben wir erwähnt, daß einer der wertvollsten Inhaltsstoffe der Fette und Öle die Linolsäure ist. Aus ihr entsteht durch Umwandlung im Kör-per die Gamma-Linolensäure. Sie wird auch als Omega-6-Fettsäure bezeich-net und ist verwandt mit der Omega-3-Fettsäure (vgl. *Seite 90*). Es handelt sich auch hier um eine mehrfach un-gesättigte Fettsäure. Nach neuesten wissenschaftlichen Er-kenntnissen, die vor allem von Profes-sor Gert Plewig und Dr. Bodo Melnik von der Düsseldorfer Hautklinik ge-wonnen wurden, soll diese Substanz eine neue Hoffnung für Personen dar-stellen, die unter einer schlimmen Hautkrankheit, der *Neurodermitis*, lei-

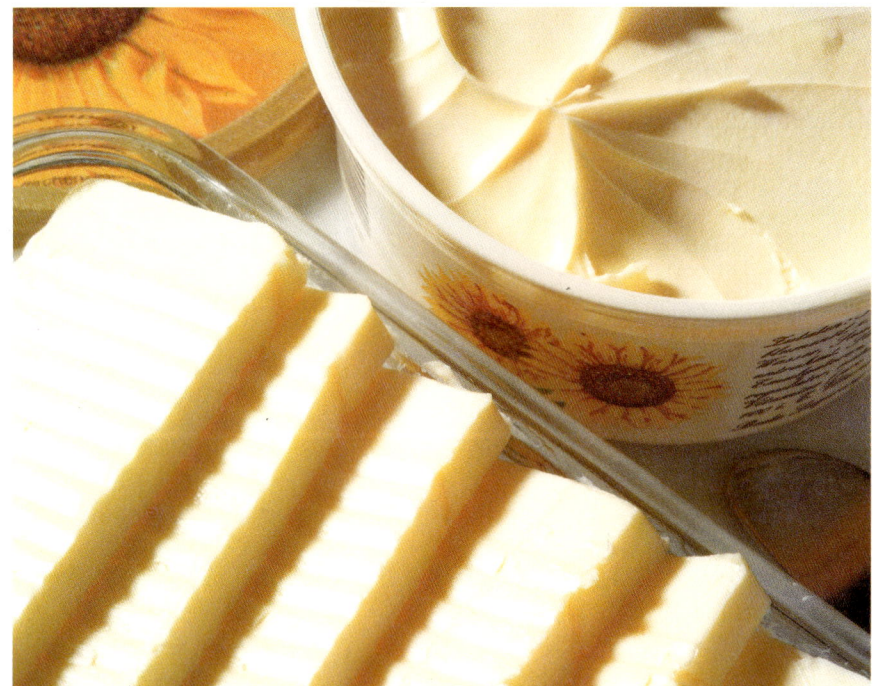

Abb. 29: Butter oder Margarine? Wer keine Probleme mit dem Cholesterinspiegel hat, sollte sich für Butter entscheiden.

NAHRUNG

▼

Linolsäure

↓

Gamma-Linolensäure

↓

Dihomogamma-Linolensäure

↓   ↓

Arachidonsäure   **Prostaglandine (PGE 1)**

↓

Prostaglandine (PGE 2)

Abb. 30: Linolsäure wird im Körper zu GLS umgewandelt. Im weiteren Verlauf der Biosynthese werden Prostaglandine gebildet. Bei Menschen, bei denen die Umwandlung von Linolsäure zu GLS gestört ist, können nicht genug Prostaglandine gebildet werden. Folge ist häufig eine Neurodermitis.

den. Um die Symptome einer Neurodermitis zu lindern, müßte eine entsprechende Menge GLS mit der Nahrung oder als Präparat aufgenommen werden. Normalerweise ist das gar nicht nötig, denn unser Körper kann GLS selbst aus Linolsäure synthetisieren. Bei dieser Biosynthese ist GLS aber längst nicht der letzte Schritt. Es geht um Wichtigeres. Das eigentliche Ziel ist die Produktion von *Prostaglandinen*. Das sind hochaktive, hormonähnliche Reglerstoffe. Da aber bei vielen Menschen die Umwandlung von Linolsäure in Gamma-Linolensäure ge-

stört zu sein scheint, können im weiteren Verlauf nicht genügend Prostaglandine gebildet werden.
Interessanterweise hat man schon vor 60 Jahren Linolsäure zur therapeutischen Behandlung von Patienten mit Neurodermitis eingesetzt. Erst später wurde klar, daß nicht der Mangel an Linolsäure, sondern die ausreichende Produktion von GLS und ihren Folgeprodukten das eigentliche Problem darstellt. Das zeigt sich auch in Ergebnissen einer Studie, nach der im Blut von Neurodermitikern mehr Linolsäure als in einer Kontrollgruppe gesunder

Personen enthalten ist, im Gegensatz dazu aber weniger GLS und langkettige essentielle Fettsäuren (Dihomogamma-Linolensäure und Arachidonsäure) als in der Vergleichsgruppe.
Die aus der GLS letztendlich hergestellten Vorstufen der Prostaglandine und die Prostaglandine selbst (PGE1 und PGE2) sind für unseren Körper so wichtig, weil sie entscheidende regulative Aufgaben im immunologischen und entzündlichen Geschehen übernehmen. Als Störfaktoren scheinen nach heutigem Kenntnisstand eine erbliche Veranlagung, aber auch Dia-

betes, Bewegungsmangel, ein höheres Lebensalter, Streß, hormonelle Umstellungen, wie sie bei jeder weiblichen Periode auftreten, ebenso wie zuviel gesättigte Fette, Alkohol und Nikotin in Frage zu kommen.

Die Düsseldorfer Mediziner hoffen, daß es mit diesen Erkenntnissen in Zukunft möglich sein wird, auch atopischen Erkrankungen, wie z. B. Heuschnupfen, bestimmte Formen des Asthma oder der allergischen Konjunktivitis, vorzubeugen. Gleichzeitig könnten sie eine neue Erklärung für die Bedeutung des Stillens als Allergieprophylaxe bieten. Die menschliche Muttermilch enthält nämlich beträchtliche Mengen GLS und deren Folgeprodukte. Diese kommen in der Babynahrung, wie sie zur Zeit am Markt erhältlich ist, nicht vor. Bei allergiegefährdeten Säuglingen ist laut Plewig und Melnik die Funktion des Immunsystems offenbar schon sehr früh gestört, d. h. schon im Mutterleib. So findet sich im Nabelschnurblut bereits eine Erhöhung des Immunglobulins E, ein Eiweiß, das bestimmte allergische Reaktionen auslöst. Hierzu gehören etwa akute Asthma- und Heuschnupfenfälle. Wenn sich diese Zusammenhänge in weiteren Untersuchungen bestätigen lassen, könnten sich hier völlig neue Ansätze zur Vorbeugung allergischer Erkrankungen ergeben. So hat man hat festgestellt, daß das Stillen einen vorbeugenden Effekt gegen das Auftreten der sogenannten atopischen Erkrankungen hat. Dies ist jedoch nur richtig, wenn die Muttermilch entsprechende Mengen GLS enthält. Leidet die Mutter selber z. B. unter Neurodermitis, enthält die Milch nur Linolsäure, keine GLS, und das Stillen hätte keine vorbeugende

Wirkung. Die Forscher der Universität Düsseldorf sehen in der Gabe von GLS für stillende Mütter in Form von Kapseln und für die Säuglinge, die nicht gestillt werden, in Form von entsprechend zubereiteter Babynahrung eine große Chance, die Häufigkeit der atopischen Erkrankungen zurückzudrängen.

Leider ist die Gamma-Linolensäure nur in wenigen Pflanzen in beachtlicher Konzentration zu finden. Zu diesen Quellen gehören die Samen der Johannis- und der Stachelbeere sowie die Öle der Färberdistel, der Nachtkerze und des Borretsch. Im Öl der Nachtkerze etwa sind durchschnittlich 6–10 % Gamma-Linolensäure enthalten, im Kernöl der schwarzen Johannisbeere sind es bereits 18–20 % und im Borretschöl sogar 16–23 %. Deshalb haben wir von der Hobbythek uns für das Produkt, das wir Ihnen hier vorstellen wollen, für das Borretschöl entschieden.

Borretschöl HT

Wir haben unser Produkt in Anlehnung an unsere Produktpalette „Borretschöl HT" genannt. Sie können es in den Läden, die die Zutaten für die Hobbythek führen, erhalten. Es besteht aus 23 % der wertvollen Gamma-Linolensäure. Auch der Preis ist im Vergleich zu anderen Produkten, die GLS als Wirksubstanz erhalten, günstig. Für 10 ml des Öls zahlen Sie in der Regel weniger als DM 5,–, für 50 ml sogar nur knapp DM 18,–.

Selbstverständlich haben wir auch darauf geachtet, daß in unserem Borretschöl der Giftstoff Pyrrolizidin nicht enthalten ist. Die Herstellerfirma hat uns diese Bestätigung schriftlich gege-

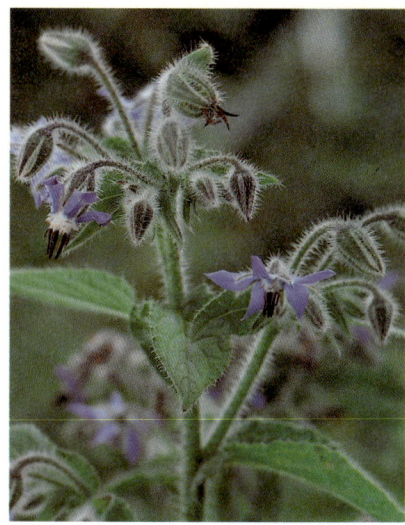

Abb. 31: Das Öl der Borretschpflanze enthält viel Gamma-Linolensäure.

ben. An dieser Stelle möchten wir Ihnen noch einen Tip mit auf den Weg geben: Wenn Sie Borretschöl kaufen, dann achten Sie unbedingt darauf, daß das Öl einwandfrei ist. Es kann nämlich leicht ranzig werden. Deshalb wird es auch unter Sauerstoffausschluß mit Edelgas oder Stickstoff abgefüllt. Achten Sie auf das Haltbarkeitsdatum auf den Packungen. Wenn das Öl auch nur im entferntesten ranzig riecht, dann geben Sie es zurück. Allerdings hat das Borretschöl einen leichten Eigengeschmack, den Sie bei Reklamationen berücksichtigen müssen. Wir werden uns bemühen, daß das Borretschöl demnächst auch in Form von Kapseln angeboten wird.

Bis heute hat das Wissen um die Wirksamkeit der Gamma-Linolensäure leider kaum Eingang in die ärztliche Praxis gefunden, denn die Forschungen sind noch allesamt recht jung. Aus diesem Grund raten die beiden Düsseldorfer Mediziner auch bisher noch von der Verabreichung von GLS an Schwangere, Stillende und Säuglinge ab. Zur Zeit sind eine Reihe von Studien gerade an diesen Patientengruppen angelaufen, die abschließenden Ergebnisse werden aber erst in einigen Jahren auf dem Tisch liegen.

Die bisherigen Behandlungserfolge bei leichteren und mittelschweren Formen der Neurodermitis sind sehr ermutigend. Die Düsseldorfer Mediziner konnten bei 60–70 % der behandelten Kinder einen Erfolg verzeichnen. Bei einem Drittel kam es zur Rückbildung der ekzemösen Hautveränderungen während der Zufuhr von GLS, bei einem weiteren Drittel konnte eine deutliche Stabilisierung der Erkrankung erzielt werden. Dies schlug sich auch in einem gedrosselten Verbrauch an Kortisonpräparaten und den sogenannten Antihistaminika (Allergiegegenmittel) nieder. Zudem waren die Schübe, der Schweregrad des Ekzems, der Juckreiz und die Ausdehnung des Ekzems reduziert.

Nachdem wir von der Hobbythek als erste auf GLS und Borretschöl aufmerksam gemacht hatten, haben uns mittlerweile viele Dankesbriefe erreicht von geplagten Eltern, aber auch von leidgeprüften Erwachsenen, denn Neurodermitis ist eine äußerst lästige und beeinträchtigende Krankheit. Aber auch das muß erwähnt werden: Etwa ein Drittel der Patienten hat gar nicht auf die Behandlung reagiert. Bei den erwachsenen Patienten liegt der Behandlungserfolg etwa bei rund 50 %. Ein therapeutischer Effekt soll allerdings erst nach 4–12 Wochen bei einer

täglichen Einnahme von rund 240–320 mg GLS bei Kleinkindern und 400–500 mg bei Erwachsenen zu erzielen sein. Bei der Einnahme unseres Borretschöls HT würde das einer täglichen Menge von rund 1–1,4 g GLS bei Kleinkindern (30–40 Tropfen) und 1,7–2,2 g GLS (50–65 Tropfen) bei Erwachsenen entsprechen.

Auf dem deutschen Markt sind neben unserem Produkt mittlerweile eine ganze Reihe von Präparaten zu finden, die als Wirksubstanz GLS enthalten. Allerdings sind sie in der Regel sehr teuer. Darunter ist seit neuestem auch ein Arzneimittel, das also jetzt auch vom Arzt direkt verschrieben werden kann. Das ist natürlich schon ein erheblicher Fortschritt, da nun auch Patienten, die sich die teuren Produkte auf dem freien Markt nicht kaufen wollen oder können, in den Genuß einer solchen Behandlung kommen können. Auf der anderen Seite ist zu erwarten, daß die Ärzte das Produkt „Epogam" nicht übermäßig oft verschreiben. Denn dadurch würden sich die durchschnittlichen Ausgaben pro Patient drastisch erhöhen. Da die Ärzte gehalten sind, pro Quartal nur einen maximalen Kostensatz pro Patient zu produzieren, müssen sie sich bei der Verschreibung dieses neuen Medikaments wohl einschränken. Vielleicht ist unser Borretschöl HT in diesen Situationen ein guter Kompromiß.

Zucker und Salz: Gott erhalt's

Selten sind zwei Dinge des täglichen Lebens so kontrovers diskutiert worden wie Zucker und Salz. Leider gibt es aber auch auf kaum einem anderen Gebiet so viel gewollte oder ungewollte Desinformation, so daß wir versuchen wollen, die Dinge einmal zu ordnen.

Zucker

Beginnen wir mit dem Zucker. Er wird aus Rüben oder Zuckerrohr gewonnen und ist ein Disaccharid mit dem Namen Saccharose, bestehend aus einem Molekül Fruktose und einem Molekül Glucose (vgl. *Abb. 38 f.*). Er wird heute fast ausschließlich als reiner kristalliner Zucker hergestellt.

Zucker ist vor allen Dingen für die Lebensmittelindustrie von großer Bedeutung. Zucker zaubert – wer kennt nicht diesen Werbespruch, und jeder kennt den Geschmacksunterschied zwischen gezuckerten und ungezuckerten frischen Erdbeeren. Zucker wertet den Geschmack anderer Nahrungsbestandteile auf. Allerdings kann man mit ihm auch die Geschmacksschwäche von verschiedenen Nahrungsmitteln oder deren schlechte Qualität übertünchen.

Zucker scheint nicht in allen Bereichen durch künstliche, aber vielleicht weniger schädliche Süßstoffe ersetzt werden zu können, wie z. B. *Lightsüß* und *Konfilight* (vgl. *Seite 140 f.*). Aber den Vorteilen des Zuckers stehen viele Fragezeichen in bezug auf den Verzehr großer Mengen von Saccharose gegenüber, die von den Befürwortern des Zuckers nicht immer vollständig ausgeräumt werden können. Unbestritten ist Saccharose unter allen Zuckern die am stärksten kariesfördern-

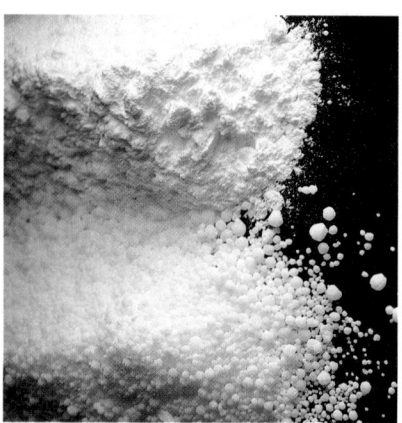

Abb. 32: Der Konsum von Zucker läßt sich teilweise durch Zuckerersatzstoffe, hier z. B. Isomalt, umgehen.

de Substanz, während die Zuckeraustauschstoffe Xylit und Isomalt (vgl. Hobbythekbuch „Süßigkeiten mit und ohne Zucker") diese Eigenschaft garantiert nicht besitzen. Deshalb haben wir beide Substanzen im Hobbytheksortium übernommen, Isomalt zum Beispiel, um herrliche Bonbons ohne Reue auf einfachem Wege selbst herstellen zu können. Gleich gefährlich oder zum Teil noch gefährlicher ist Traubenzucker und Invertzucker, zu dem auch Honig gehört.

Patienten mit Neigung zu Calciumsteinen in der Niere sollten ihren Zuckerbedarf auf jeden Fall reduzieren, da eine Saccharosebelastung schon bei Personen mit gesunden Nieren zu einer vermehrten Ausscheidung von Calcium führen kann.

Bei Patienten mit Candida-Pilzinfektionen im Darm und Morbus Crohn (vgl. *Seite 120*) wurde ein vermehrter Zuckerkonsum festgestellt. Ein ursächlicher Zusammenhang mit der Erkrankung ist aber nicht gesichert, dennoch sollte man eine diätetische Behandlung durch zuckerarme oder zuckerfreie Ernährung versuchen.

Auch in bezug auf Saccharose und Bluthochdruck gibt es keine endgültig gesicherten Befunde, jedoch steigert bei schon erkrankten Patienten Saccharose den Blutdruck. Dies gilt aber nur für eine kleine Gruppe von kohlenhydratempfindlichen Patienten. Neueste Erkenntnisse dazu finden Sie im „Lexikon der bösen Folgen".

Zum Thema Zucker und Vitaminmangel:

Kupfer- und Magnesiummangel können durch fructose- und saccharosereiche Ernährung im Tierversuch verstärkt werden. Beim Menschen konnten bei Mengen um 100 g pro Tag keine Defizite nachgewiesen werden. Bei den Vitaminen steht besonders das Vitamin B_1 im Vordergrund. Da die derzeitige Versorgung der Bevölkerung der Bundesrepublik Deutschland mit 80 % der empfohlenen Thiamin-Menge unzureichend ist und ein erhöhter Bedarf dieses Vitamins bei kohlenhydratreicher Ernährung besteht, sollte die massive Zufuhr sogenannter leerer Kalorien in Form von reinem Zucker kritisch beurteilt werden.

Salz

Der menschliche Körper benötigt nicht mehr als 2–3 g Kochsalz (NaCl) pro Tag, mehr als 5 g sollten auch gesunde Menschen nicht zu sich nehmen. So lauteten bisher die Empfehlungen der deutschen Liga zur Bekämpfung des hohen Blutdrucks, die sich aber vor allem auf das Natrium im Kochsalz bezogen, da man in diesem Stoff die Ursache für einen zu hohen Blutdruck zu erkennen glaubte. Dieses war, wie wir heute wissen, ein Fehler, denn es ist nicht das Natrium, sondern das Chlorid, welches die Hypertonie verursacht. Das gilt auch für das Natrium in Mineralwässern (vgl. *Seite 66*).

Aber wie alles hat das Natriumchlorid zwei Gesichter. Es ist einerseits zur Regulierung des Wasserhaushaltes für den Menschen lebensnotwendig und darüber hinaus hält es zusammen mit Kalium das Membranpotential der Zellen aufrecht. Andererseits kann eine zu hohe Natriumchloridzufuhr zu Wasseransammlungen im Gewebe führen. Die Schwierigkeiten einer kontrollierten Kochsalzzufuhr sind ähnlich wie beim Zucker zu sehen, so wie Zucker zaubert, gibt es keine Suppe ohne Salz, und auch für die Lebensmittelindustrie ist Kochsalz unverzichtbar als Geschmacksverstärker, Konservierungsmittel u.v.a. (vgl. *Seite 66*). Als Orientierung: 100 g Bratwurst enthält etwa 1,5 g NaCl, 100 g Krakauer 2 g NaCl, und 100 g Leberwurst enthalten 2 g verstecktes Salz.

„Die Energiebilanz" oder „Wie es hineingeht, so muß es auch wieder herauskommen"

Lassen Sie sich bitte viel Zeit bei der Lektüre dieses Kapitels, denn es enthält den ersten Hauptsatz der „Abnehmlehre". Alle Ausreden, die Sie bis jetzt benutzt haben, um Ihre Pfunde zu beschönigen, werden dadurch hinfällig. Sie werden auf den harten Boden der Realität zurückkehren müssen. Verzagen Sie nicht, am Ende werden Sie Zeit, Mühe und viel Geld sparen, wenn Sie diesen ersten Hauptsatz der „Abnehmlehre" beherzigen. Er lautet: *Die verwertbare Nahrungsenergie, die ich meinem Körper zuführe, muß ich auch verbrauchen. Führe ich mehr Energie zu, so wird diese in Form von Fett gespeichert.*

Um seine normalen Funktionen aufrechtzuerhalten, benötigt der menschliche Organismus eine bestimmte Kalorienzahl, den *Grundumsatz.* Der Grundumsatz ist individuell verschieden, allerdings in sehr engen Grenzen. Er besteht aus der Energie, die die Zellen für ihre Erhaltung benötigen, dem Erhaltungsumsatz, und aus der Energie, die wir benötigen, um ständig in Bereitschaft für irgendwelche Tätigkeiten zu sein. Diesen Wert kann man mit dem Leerlauf des Autos vergleichen. Der Grundumsatz ist abhängig von Alter und Geschlecht, er ist erhöht während der Regel und Schwangerschaft sowie bei gesteigerter Schilddrüsenhormonproduktion, Übererregbarkeit und Fieber. Der Grundumsatz

Grundlagen der Hobbythek-Diät

ist herabgesetzt bei verminderter Hormonproduktion der Schilddrüse und bei Hunger.

Diese Dinge muß man sich immer vor Augen halten, wenn man sagt: „Ich esse doch kaum etwas, dennoch nehme ich zu." Die einfache Wahrheit lautet: Führe ich mehr Kalorien als benötigt zu, wird die nicht benötigte Energie in Form von Fett gespeichert. Führe ich weniger als benötigt zu, wird Fett abgebaut, um die Energiebilanz auszugleichen, und das Körpergewicht sinkt.

Was hat es nun mit dem oft gehörten Spruch: „Es liegt an den Drüsen" auf sich? Das ist in der Regel eine Ausrede, jedoch, wie immer, keine Regel ohne Ausnahme. Die Drüse, die zur Entschuldigung von Übergewicht herangezogen werden könnte, ist die Schilddrüse. Sie produziert die Hormone L-Trijodthyronin (T3) und L-Thyroxin (T4). Diese Substanzen steuern im menschlichen Körper den Sauerstoffverbrauch und die Wärmeproduktion, sie greifen in Fett-, Kohlenhydrat- und Eiweißstoffwechsel ein, beeinflussen das Zentralnervensystem und die Muskelaktivität. Anzeichen einer Überfunk-

tion sind: Nervosität, Herzklopfen, Händezittern, vermehrtes Schwitzen, leichte Temperaturerhöhung, Durchfälle, Schlafstörungen und Gewichtsabnahme. Wird jedoch nicht genügend Hormon produziert, wandelt sich das Bild und die Symptome sind: Leichte Erschöpfbarkeit, Kälteempfindlichkeit, Verstopfung, Untertemperatur, Muskelschwäche, zu hoher Cholesteringehalt im Blut, teigige Wassereinlagerungen und vor allem Übergewicht. Die Diagnose ist sehr leicht. Besteht aufgrund der genannten Symptome der Verdacht auf eine veränderte Hormonproduktion, kann jeder Arzt eine Blutuntersuchung vornehmen und die Hormonwerte bestimmen lassen. Durch die Einnahme von Schilddrüsenhormonen bei Unterfunktion und Hormonblockern bei Überfunktion können die Krankheitssymptome in der Regel beseitigt werden.

Die Schilddrüse ist über einen Regelkreis eng mit der Geschlechtshormonproduktion verknüpft und umgekehrt. So kann die Unfruchtbarkeit einer Frau auf einen Fehler in der Schilddrüsenhormonproduktion zurückzuführen

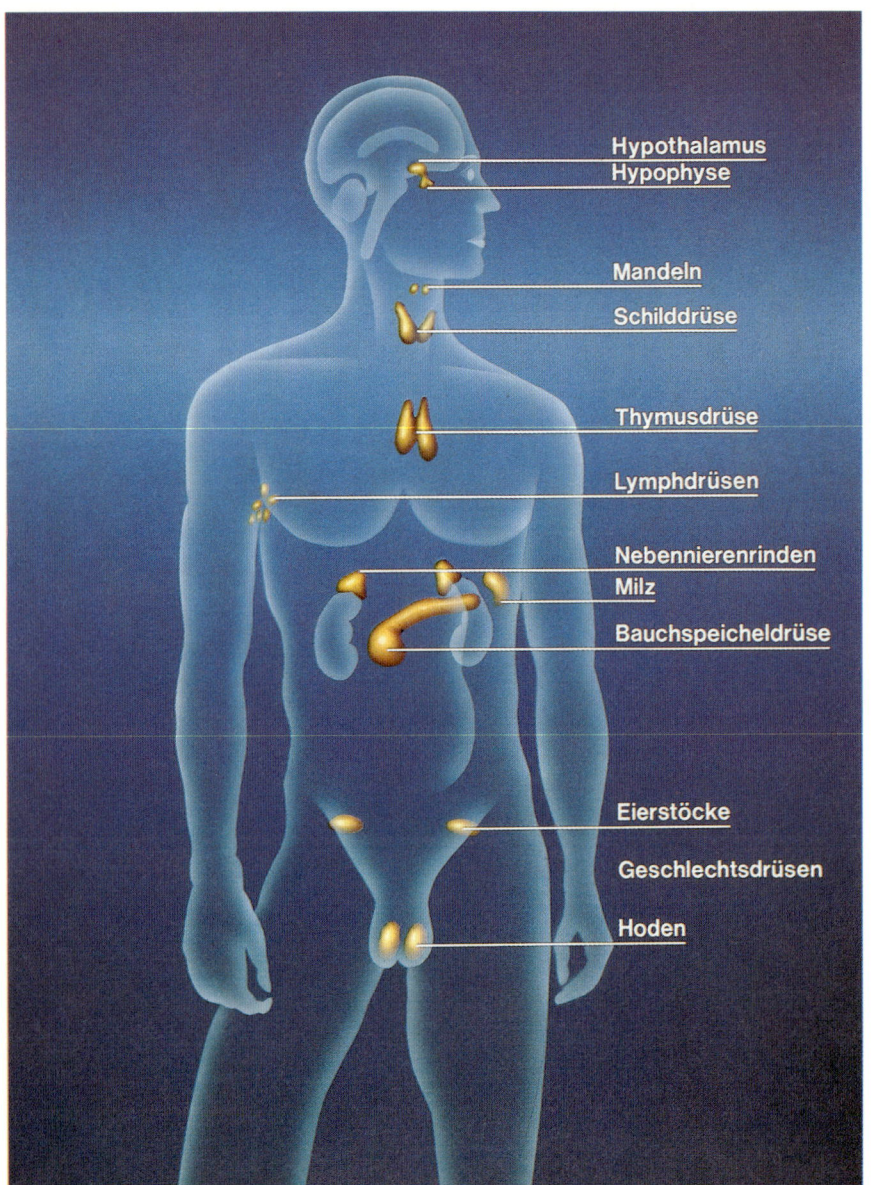

Hypothalamus
Hypophyse

Mandeln

Schilddrüse

Thymusdrüse

Lymphdrüsen

Nebennierenrinden
Milz

Bauchspeicheldrüse

Eierstöcke

Geschlechtsdrüsen

Hoden

Abb. 1: Die Schilddrüse ist zuständig für die Produktion wichtiger Hormone. Ist ihre Funktion gestört, kann es unter anderem zu Übergewicht kommen.

sein. Änderungen im Grundumsatz führen zum Bild des fetten Eunuchen (Kastration) oder zur Gewichtszunahme in den Wechseljahren. Die Schilddrüse ist aber auch in der Lage, zusammen mit anderen körpereigenen Regelsystemen den Grundumsatz des Körpers dem Nahrungsangebot anzupassen. Dieses für Abnehmwillige so traurige Phänomen werden wir in dem Kapitel „Ohne Bewegung kein richtiges Abnehmen" ausführlich beschreiben.

Kalorie gleich Kalorie?

Obwohl die Wissenschaft den Begriff *Kalorie* durch die Einheit *Joule* ersetzt hat, redet jedermann noch immer von Kalorien, und auch wir wollen diesen Begriff in unseren Ausführungen weiter beibehalten. Noch einmal zur Erinnerung: Eine Kalorie ist die Wärme, die in etwa nötig ist, um 1 g (1 ml) Wasser um 1 °C zu erhöhen. Um 1 l Wasser (1000 g) um 1°C zu erwärmen, müssen ihm folglich 1000 cal oder 1 Kilokalorie (1 kcal) an äußerer Wärme (die Erwärmungsverluste nicht mitgerechnet) zugeführt werden.
Für die Bewertung von Kalorien im Lebensmittelbereich ist zunächst wichtig zu wissen, daß, wenn dort von Kalorien gesprochen wird, stets Kilokalorien (kcal) gemeint sind. Wenn es also heißt, daß ein Apfel bestimmter Größe 50 Kalorien besitzt, dann sind dies in Wirklichkeit 50 Kilokalorien (50 kcal). Bisher wurden die Kalorienwerte unserer Lebensmittel tatsächlich dadurch bestimmt, daß sie verbrannt wurden. Dabei werden die durch physikalische oder chemische Prozesse freigesetz-

ten oder gebundenen Wärmemengen erfaßt. Nachher wurde dann eher pauschal ein Abzug von diesem so gemessenen Wert gemacht, denn bei der chemischen Umsetzung (der Verstoffwechselung) in unserem Körper fallen natürlich Verluste an. Man hat für reine Kohlenhydrate und Eiweiße pro Gramm etwa 4 kcal, bei Alkohol 7 kcal und bei Fett 9 kcal angesetzt. Nach neuesten Erkenntnissen wird der Kohlenhydratanteil nicht mehr nach der Differenzmethode berechnet [Kohlenhydrate = 100 – (Wasser + Mineralstoffe + Eiweiß + Fett)], sondern er wird anhand spezifischer Analysewerte angegeben. Die Ballaststoffe gehen nicht mehr in die Gesamtenergiemenge eines Lebensmittels ein.

Broteinheit – was ist das?

Menschen, die unter Diabetes mellitus, der Zuckerkrankheit, leiden, müssen eine Reihe von Regeln bei ihrer täglichen Ernährung beachten. Am wichtigsten ist die Dosierung und die Verteilung der Kohlenhydrate. Deshalb hat man speziell für Diabetiker die „Broteinheiten" (BE) eingeführt. 1 BE entspricht 12 g Kohlenhydrate. Das ist etwa eine dünne Scheibe Weißbrot oder ein kleiner Apfel. Mit Hilfe der BE kann eine ausgeglichene Verteilung der Kohlenhydrate über den ganzen Tag erzielt werden, die dafür sorgt, daß der Zuckerspiegel nicht zu hoch ansteigt. Dies ist bei Zuckerkranken wichtig, da der Körper nicht genügend Insulin produziert, um den Zucker wieder abzubauen. In solchen Fällen wird der überschüssige Blutzucker über den Urin ausgeschieden (vgl. *Seite 35 f.*).

Gleichzeitig gehen übermäßig hohe Mengen an Flüssigkeit und Mineralstoffen verloren. Kreislauf- und Muskelschwäche sowie Gewichtsverlust können die Folgen sein. Wegen der bei dieser Methode nicht ausreichenden Würdigung der Ballaststoffe ist man momentan dabei, die Richtlinien über die Broteinheiten zu überarbeiten.

Ohne Bewegung kein richtiges Abnehmen!

Wie schon im Kapitel „Signale der Urzeit" erwähnt, mußten sich unsere Vorfahren ganz gehörig bewegen, um in den Genuß von etwas Eßbarem zu gelangen. Heute dagegen ist unser Alltag motorisiert und mechanisiert, und selbst der Sonntagsspaziergang für die ganze Familie ist aus der Mode gekommen. Sicherlich, eine mehr oder weniger große Minderheit treibt ein- bis zweimal in der Woche Sport, aber diese wenigen Stunden Bewegung können den allgemeinen Bewegungsmangel nicht aufwiegen. In der kurzen Zeit, seit der Menschheit Autos, andere bequeme Fortbewegungsmittel und all die verschiedenen Maschinen zur Arbeitserleichterung zur Verfügung stehen, konnte sich unser genetisch festgelegter Appetit nicht an den verminderten Kalorienbedarf anpassen. Die Auswirkungen sehen wir auf der Waage.
Bei jeder unterkalorischen Kost kommt es zu einer Verringerung des Grundumsatzes von bis zu 30 %, und zum großen Schrecken der Hungernden und Darbenden bleibt nach etwa einer Woche der Zeiger der Waage wie festgenagelt stehen. Kein Gramm weniger bei dieser Tortur, das läßt manch einen resignieren und zu alten Eßgewohnheiten zurückkehren. Hiermit beginnt das eigentliche Drama vieler Diäten, denn da der Grundumsatz ja herabgesetzt ist, wird schon eine ganz normale Mahlzeit zur Kalorienbombe und die Gewichtszunahme ist entsprechend. Verantwortlich dafür ist ein Abfall von Schilddrüsen- und anderen Hormonen wie Adrenalin und Noradrenalin im Blut, ein Mechanismus, mit dem der Körper sich an das verringerte Nahrungsangebot anpaßt. Schon wieder ein uralter Mechanismus, der den Menschen früher während der nahrungsarmen Winter- und Frühjahrszeit vor gesundheitlichen Schäden schützte, heute aber in unserer modernen Zeit diesen Zweck nicht mehr zu erfüllen braucht.
Ein weiterer Nachteil der unterkalorischen Ernährung ohne Bewegungstherapie ist, daß vor allem Männer mit einem erhöhten Abbau von Muskeleiweiß darauf reagieren, meßbar durch den täglichen Stickstoffverlust, der im Harn festgestellt werden kann. In einer Untersuchung über Änderung von Gewicht und Körperzusammensetzung unter Reduktionskost mit und ohne Training fanden Ärzte der Teutoburger Waldklinik in Bad Rothenfelde unter der Leitung von Prof. Wirth folgendes heraus:

1. Mit Training ist die Gewichtsreduktion um 13 % höher als ohne Training,
2. die Körperfettmasse nimmt um 20 % im Vergleich ab,
3. fallen in der Gruppe mit Reduktionskost und Training Cholesterin- und LDL-Cholesterinspiegel nicht deutlicher ab als in der Gruppe mit Reduk-

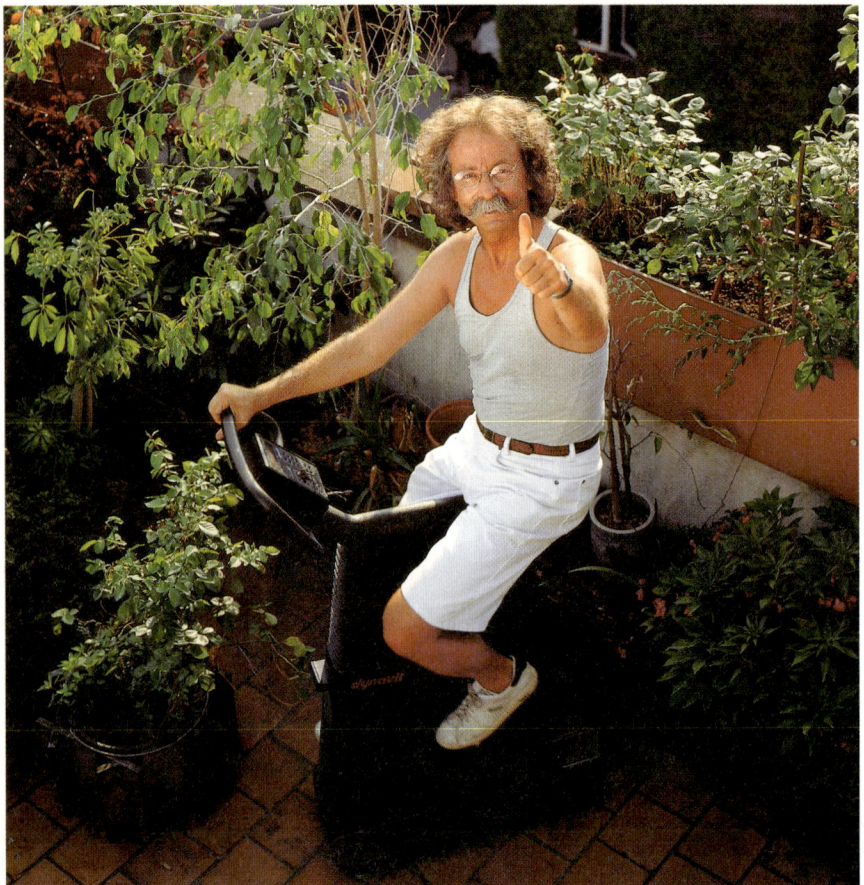

Abb. 2: Wie Ihr individuelles Training aussieht, spielt keine Rolle, aber zu einer Diät sollte immer ein Bewegungsprogramm gehören. Nur so können Sie gesund abnehmen.

tionskost allein. Das schützende HDL blieb in der Trainingsgruppe jedoch konstant, während es ohne Training fiel.

An der Kölner Sporthochschule zeigten andere Forschungen, daß regelmäßige, aber nicht übermäßige sportliche Betätigungen das Immunsystem erheblich stärken.

Diese Ergebnisse wurden im Van-Aaken-Institut in Erftstadt von Michael W. Despeghel und dem Internist Dr. med. Jochen Doebel praktisch in ein Programm umgesetzt. Ergebnis: Jeder gesunde Mensch kann durch Anwendung eines für ihn sinnvollen Trainingsprogramms innerhalb von kurzer Zeit seine körperliche Leistungsfähigkeit um mindestens 20 % steigern. Am Anfang steht ein unter ärztlicher Leitung stehender *Fitneß-Ist-Wert-Test.* Während sich langsam steigernder sportlicher Belastung auf einem Radtrainer oder einem Laufband werden alle 2 Minuten winzige Blutmengen abgenommen und unmittelbar untersucht. Dabei wird neben EKG und Blutdruck auch der beim Stoffwechsel sich bildende Laktatgehalt des Blutes festgestellt. Er steigt mit zunehmender Belastung und ist neben EKG und Blutdruck ein sicherer Index für den Fitneßgrad. Hinzu kommt die Pulsfrequenz. Als Ergebnis bekommt der Untersuchte eine schriftliche Trainingsanleitung mit Festlegung der Belastungsart (Laufen oder Fahrradfahren), Belastungsdauer, Leistungsintensität und Regenerierungsphasen, damit er kein gesundheitliches Risiko eingeht. Ich, Jean Pütz, habe mich selbst einer solchen Analyse unterworfen. In der Regel sollte man es täglich auf mindestens 40 Minuten Bewegung bringen, z. B. zu Hause auf dem Radtrainer oder im Fitneßstudio oder beim Waldlauf etc. Ich habe mich für den Radtrainer entschieden. Anfangs machte es mir große Mühe, die notwendige Disziplin aufzubringen. Aber ich habe es nicht bereut. Nicht nur meine körperliche Fitneß hat sich erheblich verbessert, sondern auch die Konzentrationsfähigkeit und andere gesundheitsrelevante Werte, z. B. Blutdruck, Cholesterinspiegel, Körpergewicht haben profitiert. Ich denke auch, daß mein Immunsystem besser geworden ist, denn von Infektionskrankheiten wurde ich seit einem Jahr, meinem Trainingsbeginn, verschont.

Körperliche Aktivität erhöht aber nicht

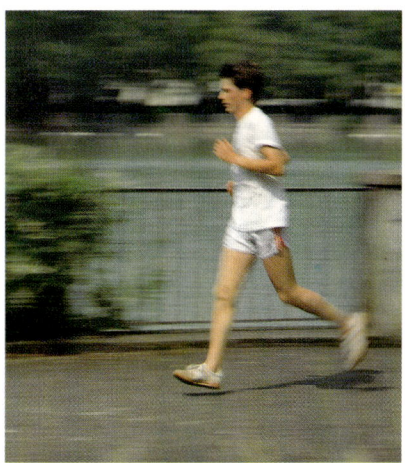

Abb. 3: Bei erhöhter sportlicher Betätigung entsteht ein vermehrter Mineral- und Vitaminbedarf, den Sie mit unserem Multimineral- und Multivitaminpulver ausgleichen können.

nur den Stoffwechsel, auch aus anderen Gründen ist sie für jeden Abnehmwilligen von besonderer Wichtigkeit. Bei größeren körperlichen Anstrengungen werden körpereigene Substanzen freigesetzt, sogenannte Endorphine, die antidepressiv wirken. Fast jeder von Ihnen kennt das Gefühl, nach einer größeren körperlichen Belastung zwar müde und erschöpft, aber auch glücklich zu sein. Man hat etwas geschafft. Das kann sogar so weit gehen, daß körperliche Aktivität zu einer Art Sucht wird. Jogger und andere Ausdauersportler berichten davon, vor allem von den Entzugserscheinungen, wenn sie z. B. einmal nicht laufen können. Körperliche Aktivität stärkt das Selbstwertgefühl, das Hungerzentrum wird gedämpft, man leidet nicht so unter Langeweile oder anderen Spannungen,

die einen zum Essen verleiten können. Allerdings sollten Sie sich darauf einstellen, daß bei erhöhter sportlicher Betätigung auch ein vermehrter Mineral- und Vitaminbedarf entsteht. Wichtig ist auch, daß Sie genügend Flüssigkeit zu sich nehmen, denn man schwitzt ja beim Sport stärker. 2–3 l Flüssigkeit pro Tag sollten das mindeste sein.

Vor erheblichen sportlichen Leistungen sollte man auf jeden Fall kohlenhydratreich essen, um die Muskelglykogenreserven aufzufüllen. Die sogenannten „Nudelpartys" der Tennisspieler sind ein gutes Vorbild. Rezepte in Hülle und Fülle finden Sie in unserem Hobbythekbuch „Allerlei Getreide, Nudeln, Baguette & Co.".

Bei langandauernden Wettkämpfen oder beim Wandern, Bergsteigen o. ä. ist neben der ausreichenden Kohlenhydratzufuhr der Wasser- und Elektrolytverlust von Bedeutung. Die häufig geäußerte Meinung, daß man während eines Wettkampfes keine Flüssigkeit zu sich nehmen soll, ist mehr als unsinnig. Wichtig ist, daß die Getränke nicht zu kalt sind und nicht zu viel Zucker enthalten dürfen. Besonders gut eignen sich zum Beispiel unsere Lightgetränke (vgl. *Seite 138 ff.*).

Mittel, die das Abnehmen leichter machen

Bevor wir nun endgültig mit der Diät beginnen, möchten wir Sie noch mit einigen speziellen Produkten vertraut machen, die Ihnen die Durchführung und den Erfolg unserer Hobbythek-Diät erleichtern sollen.

Pektin: Die ideale Hilfe zum Abnehmen

Da wir das Pektin für einen wahren Tausendsassa halten, geben wir ihm eine wichtige Rolle in unserer Diät. Pektinreiche Gemüse sind zum Beispiel Weißkohl oder Möhren. Bei Früchten sind es Äpfel, Erdbeeren, Himbeeren, Johannisbeeren, Quitten, vor allen Dingen aber auch die Schalen von Zitrusfrüchten wie Orangen, Zitronen, Pampelmusen usw., die viel Pektin enthalten. Das Pektin hilft der Pflanze, Feuchtigkeit zu binden, es ist infolgedessen ein Gelierstoff, und diese Eigenschaft ist auch für die spezifische Wirkung verantwortlich. Schon Pektingehalte von 1 % reichen aus, um zum Beispiel aus Apfelsaft und etwas Zucker ein fast schnittfestes Gelee zu machen. Eifrige Hobbythekler kennen dies schon, denn sie kochen zu jeder Zeit des Jahres ihr Gelee selbst.

Der Arteriosklerose wirkt Pektin vor allen Dingen deswegen entgegen, weil es die Gallensäure und deren Abbauprodukte, die in den Darmtrakt hinein entleert werden, bindet und schneller abführt. Darauf reagiert wiederum die Galle. Sie wird dadurch zu einer verstärkten Produktion von Gallensäure angeregt, und dazu braucht sie Cholesterin. Dieses entzieht sie dem Blut, und damit fällt auch der Cholesterinspiegel. Wenn Pektin in ausreichender Dosis eingenommen wird, kann der Cholesterinspiegel auf diese Weise um 10–20 % reduziert werden. Das ist ein erstaunlicher Wert für einen natürlichen Stoff, damit kann er durchaus auch mit harten Medikamenten aus der Retorte

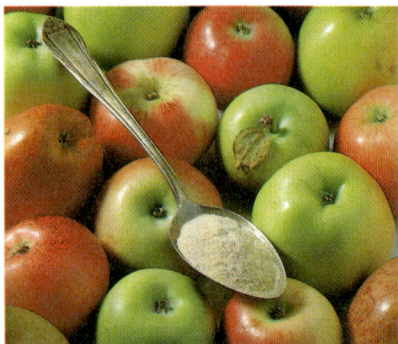

Abb. 4: 2 kg Äpfel müßten Sie verspeisen, um auf die empfohlene Tagesdosis von 15 g Pektin zu kommen.

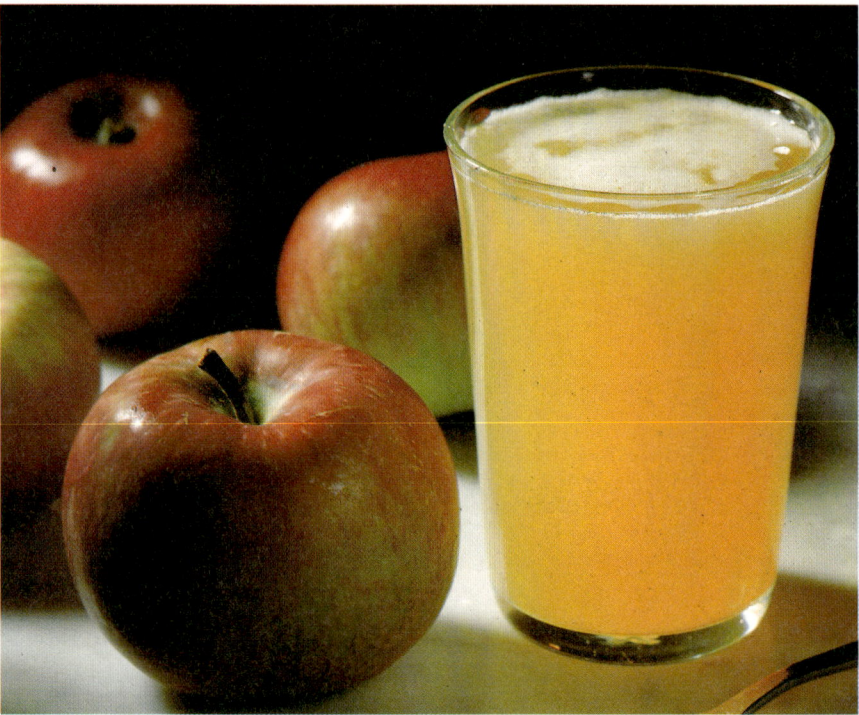

Abb. 5: Die Anwendung unseres Bipektals ist relativ einfach: Rühren Sie es mit einem Pürierstab in Fruchtsäfte oder in unsere Lightgetränke ein, fertig!

konkurrieren, die zudem zum Teil sehr teuer sind.

Übrigens, *ausreichend* heißt hier, daß pro Tag mindestens 15 g Pektin eingenommen werden müssen. Das ist das Problem, denn um auf diese Dosis zum Beispiel allein mit Äpfeln zu kommen, müßten Sie schon pro Tag 2 kg Äpfel verdrücken, oder – wenn Sie Gemüse vorziehen – 1,5 kg Weißkohl und Sauerkraut.

Praktisch ist das natürlich kaum möglich, aber Pektin gibt es als Extrakt, zum Beispiel in Form eines Pulvers. Allerdings bringt auch dieses Probleme bei der Einnahme, denn man kann es nicht einfach in Flüssigkeit auflösen, es würde sofort zu einer ungenießbaren Pampe verklumpen. Dr. Thomas Eberbach hat hier aber eine äußerst elegante Lösung gefunden: Er fügte zu dem Pektin einen weiteren Stoff hinzu, der dieses Verklumpen, was nichts anderes als ein frühzeitiges Gelieren ist, verhindert. Es handelt sich um einen natürlichen Stoff, ein Salz der Weinsäure. In der Mischung sind 21 % des Salzes und 79 %

hochwertiges Pektin enthalten. Wir nennen es wegen der zwei Komponenten (=bi) Bipektal.

Bipektal

Hobbythekzuschauer kennen dieses Produkt sicherlich schon, denn wir haben es nicht nur ausführlich in einer Sendung, sondern auch in unserem Buch „Süßigkeiten mit und ohne Zukker" vorgestellt. Uns reizte damals ein weiterer Effekt des Pektins. Süßigkeiten sind oft sehr kalorienhaltig. Da standen

wir vor dem Problem, wie man überschüssige Pfunde, wenn man mal gesündigt hat, schnell wieder wegbekommt. Und hier ist wiederum das Pektin bzw. das Bipektal hilfreich gewesen, denn es senkt aufkeimende Hungergefühle. Immer wenn Sie Hunger haben, sollten Sie diese Kalorienbremse einsetzen. Die Anwendung ist denkbar einfach. Wichtig ist, daß das Pektin mit ausreichender Flüssigkeitsmenge eingenommen wird. Rühren Sie es mit einem Pürierstab entweder in Fruchtsäfte ein, oder, noch weniger kalorienhaltig und ebenso köstlich schmeckend, in unsere Säfte, die wir in der Hobbythek als Erfrischungsgetränke präsentiert haben. Am besten geeignet sind dafür folgende Geschmacksrichtungen: Aprikose, Schwarze Johannisbeere und Himbeere.

Hier das Rezept:

Auf 20 ml kalorienarmes Aprikosen-, Johannisbeer- oder Himbeersirupkonzentrat kommen 220–250 ml Wasser. Die Fruchtsirupkonzentrate erhält man dort, wo es die Hobbythekprodukte gibt. Sie können sie sich dort frisch zubereiten lassen. Wenn Sie Milchanhänger sind, dann können Sie das Pektin auch in Joghurt oder Fruchtmolke einrühren. Damit Sie das Bipektal jederzeit ohne Aufwand zu sich nehmen können, sollten Sie sich eine Vorratsmischung zubereiten: Füllen Sie 200–250 ml des oben beschriebenen Saftes oder der Flüssigkeit in ein gut verschließbares Marmeladenglas oder einen Schüttelbecher. Geben Sie 20 g Bipektal hinein und eventuell einen gestrichenen Teelöffel Multimineralpulver HT sowie gegebenenfalls eine Messerspitze unseres Multivitaminpulvers HT. Damit kommen Sie auf einen guten Teil der täglich erforderlichen Mineral- und Vitamindosis. Dann verschließen Sie Glas oder Becher und beginnen umgehend zu schütteln, damit das Bipektal keine Zeit zum Verklumpen hat. Wen der etwas herbe Geschmack stört, kann ihn durch 2–3 Tabletten von unserem risikolosen Süßstoff Lightsüß verbessern, es schmeckt dann wie Fruchtkompott. Mixen Sie etwa 15 Sekunden. Es bildet sich ein Brei, der sich gut auslöffeln bzw. mit etwas mehr Flüssigkeit auch trinken läßt. Der Brei hält sich im Kühlschrank bis zu 3 Tagen. Immer, wenn der Hunger Sie über-

fällt, nehmen Sie etwa 4–5 Eßlöffel oder mehr ein.

Allerdings: Das dürfen wir nicht vergessen, Pektin kann bei einigen Menschen zu Beginn der Einnahme etwas unangenehme Blähungen erzeugen. Diese Beschwerden werden jedoch wesentlich abgeschwächt, wenn Sie die Dosierung langsam steigern. Anfangs empfehlen wir zum Zügeln des Hungers nicht mehr als 3mal täglich 4–5 Eßlöffel des vorbereiteten Bipektalbreis und zum Senken des Cholesterinspiegels nicht mehr als 6 Eßlöffel einzunehmen. Sie können, wenn Sie merken, daß Ihr Organismus sich daran gewöhnt hat, die Dosis steigern bis auf die im Rezept angegebene Menge von 20 g Bipektal täglich. Mit der Flüssigkeit entspricht das etwa 30–35 Eßlöffeln Brei. Sie können einfach dosieren: 3mal täglich 10–12 Eßlöffel, am besten kurz vor den Mahlzeiten. Damit nehmen Sie pro Tag 15 g Reinpektin auf, das ist die Menge, die zu der angesprochenen Cholesterinsenkung führt. Wenn Sie die notwendige Menge lieber exakt auswiegen wollen, dann müssen Sie 19 g Bipektal nehmen, um 15 g Pektin zu erhalten.

Das Pektin, das wir ausgewählt haben, ist von hoher Qualität und bringt selbst in höherer Dosierung eingenommen keinerlei gesundheitliche Risiken. Allerdings müssen Sie immer darauf achten, daß Sie genügend Flüssigkeit aufnehmen. Die Hobbythek-Lightgetränke erleichtern Ihnen dies erheblich. Auch Bipektal gibt es überall dort, wo Sie gewöhnlich die Hobbythekzutaten erhalten, d. h. in vielen Läden über ganz Deutschland verteilt oder per Versand. Die Adressen dieser Firmen finden Sie im Anhang des Buches. Wie

Sie vielleicht schon an anderen Themen gemerkt haben, versuchen wir immer, unsere Erkenntnisse im Laufe der Jahre zu komplettieren oder zu erweitern. Dies trifft auch auf ein Produkt zu, das wir im Angebot eines Fruchtextraktherstellers entdeckt haben.

Apfel-Pektal: Ein Pektin-Ballaststoffkonzentrat der Hobbythek

Es handelt sich hierbei um eine Kombination von reinem Apfelpektin und Faserballaststoffen aus dem Apfel. Natürlich wird auch dieses aus reinen Naturprodukten gewonnen, und zwar aus Äpfeln. Darum besitzt es auch den charakteristischen Apfelgeschmack. Um im amtlichen Jargon zu sprechen: Es ist ein Ballaststoffkonzentrat aus Apfelbestandteilen. Da Äpfel aber auch süß sind und infolgedessen Zucker enthalten, ist es nicht völlig kalorienfrei. Hier die ungefähre Zusammensetzung:

Der Gesamtballaststoffgehalt beträgt 34 Gewichtsprozente, davon sind 24 % Pektin und 10 % Faserstoffe. Hinzu kommen die süßen Substanzen, d. h. ca. 18 % Fruchtzucker und 12 % Traubenzucker sowie 4 % Sorbit. Der Rest ist Eiweiß, Stärke und Äpfelsäure sowie Restfeuchtigkeit.

Im Gegensatz zum Bipektal, das praktisch kalorienfrei ist, ist unser Apfel-Pektal wegen der verdaulichen Bestandteile – zum Beispiel von Zucker, Stärke, Eiweiß usw. – mit 165 kcal pro 100 g Trockenmasse (100 g Pulver entsprechen 3 BE) befrachtet. Wenn Sie nun 20 g Apfel-Pektal in 200 ml Fruchtsaft aus Konzentrat geben, hat das Ganze etwa 50 kcal, eine Energiemenge, die man getrost vernachlässigen kann. Es ist auch nicht so konzentriert wie das Bipektal, so daß Sie, wenn Sie auf die gleiche Dosis kommen möchten, etwa doppelt soviel einnehmen müssen: pro Tag ca. 60 g. Dafür schmeckt es aber auch besser, und die Faserballaststoffe sorgen für noch bessere Verdauung.

60 g entsprechen etwa 8–9 leicht gehäuften Eßlöffeln, d. h., wenn Sie 3mal jeweils 3 Eßlöffel, natürlich mit der gebotenen Flüssigkeitsmenge einnehmen, kommen Sie nach entsprechender Eingewöhnungsphase auch relativ leicht auf die nötige Dosis, um den Cholesterin-Senkungseffekt auszunutzen. Auch hier ist die Anwendung ausgesprochen einfach. Es wird so zubereitet, wie beim Bipektal auf *Seite 130 f.* beschrieben, nur daß Sie anstelle von Bipektal täglich 8 gehäufte Eßlöffel Apfel-Pektal einnehmen sollten. Da die Flüssigkeitsmenge größer sein muß, empfehlen wir, den Brei in zwei Portionen zuzubereiten. Nehmen Sie 2mal 4 gehäufte Eßlöffel Apfel-Pektal (ca. 60 g) und geben sie in zwei Marmeladengläser oder die ganze Menge in ein 860-ml-Glas mit Twist-Off-Verschluß. Geben Sie 30 ml Fruchtsaftsirupkonzentrat hinzu, 4 Lightsüßtabletten, eine Messerspitze Multivitaminpulver HT und eventuell eine Messerspitze Multimineralpulver HT. Füllen Sie mit 500 ml Wasser auf, verschließen Sie das Glas, und schütteln Sie kräftig. Sie können auch Fruchtsäfte oder Milch verwenden, beachten Sie aber, daß darin mehr Kalorien enthalten sind. Die Mischung wird etwas breiiger und klumpiger als Getränke mit Bipektal, weil das Weinsäuresalz, das Kalium-Natrium-Tartrat, fehlt.

Die andere Variante: Apfel-Bipektal

Wir haben sie Apfel-Bipektal genannt. Im Grunde ist es Apfel-Pektal, das mit dem oben erwähnten Weinsäuresalz vermischt ist. Wie das Bipektal, so läßt sich auch das Apfel-Bipektal besser in Flüssigkeiten einrühren oder unterquirlen. Auch beim Apfel-Bipektal handelt es sich wie beim Apfel-Pektal um eine Vorstufe bei der Herstellung des reinen Pektins aus Äpfeln. Apfel-Bipektal hat deshalb auch praktisch die gleiche Zusammensetzung wie das Apfel-Pektal. Da diesem Produkt jedoch noch 4,8 % Kalium-Natrium-Tartrat zugemischt sind, ist in ihm etwas weniger Pektin enthalten (22 %).

Wenn Sie beim Apfel-Bipektal den cholesterinsenkenden Effekt ausnutzen möchten, dann müssen Sie, um diesen Effekt zu erreichen, ca. 9 gehäufte Eßlöffel täglich einnehmen, denn 15 g Reinpektin entsprechen rund 68 g Apfel-Bipektal. Nehmen Sie die Menge über den Tag verteilt zu sich. In Verbindung mit der dabei eintretenden Gewichtsreduktion werden Sie Ihren Cholesterinspiegel im Blut um 15–20 % senken.

Dosierung zur Gewichtsabnahme: Nehmen Sie auch hier $\frac{1}{2}$ Stunde vor den Mahlzeiten 10 Eßlöffel des Getränkes bzw. des Breies.

Zur Verdauungsregulierung: Wenn Sie sich nicht allzu fettreich und ballaststoffarm ernähren, reichen 6 Eßlöffel Apfel-Bipektal pro Tag aus, um die Darmträgheit zu überwinden und eine Schutzwirkung der Schleimhaut zu erreichen.

Sie können übrigens Apfel-Pektal und Apfel-Bipektal auch unter Quark, Joghurt oder Müsli mischen, oder in Brot-, Kuchen- oder Gebäckteig zugeben

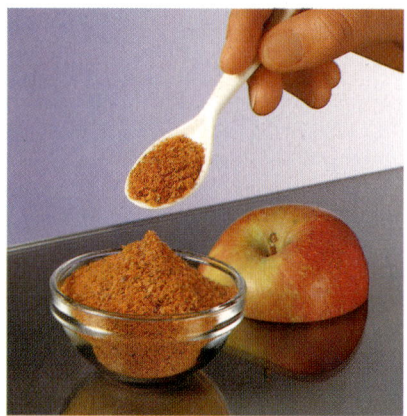

Abb. 6: Im Unterschied zum Bipektal besteht das Apfel-Bipektal aus hellbraunen Flocken.

(5 % der Mehlmenge). Achten Sie immer auf eine ausreichende Flüssigkeitszufuhr.

Besonders eignet sich Apfel-Bipektal zur Herstellung eines Ballaststoffgetränks: 3 Eßlöffel in 150 ml Saft oder Lightgetränk eingerührt, vor dem Essen eingenommen, schmecken nicht nur, sondern stoppt auch perfekt den Hunger.

Pektin und Blutzucker

Pektin bewirkt, daß bei Einnahme von zucker- und stärkereichen Lebensmitteln der Insulinspiegel wesentlich langsamer ansteigt. Dies gilt auch für andere Schleimstoffe und Gelbildner wie Guarmehl, Johannisbrotkernmehl oder Xanthan. Dadurch kommt es zu einer Glättung des Blutzuckertagesprofils und zu einer signifikanten Senkung des Blutinsulinspiegels (vgl. *Seite 35*).

Wie bereits erwähnt, steht der erhöhte

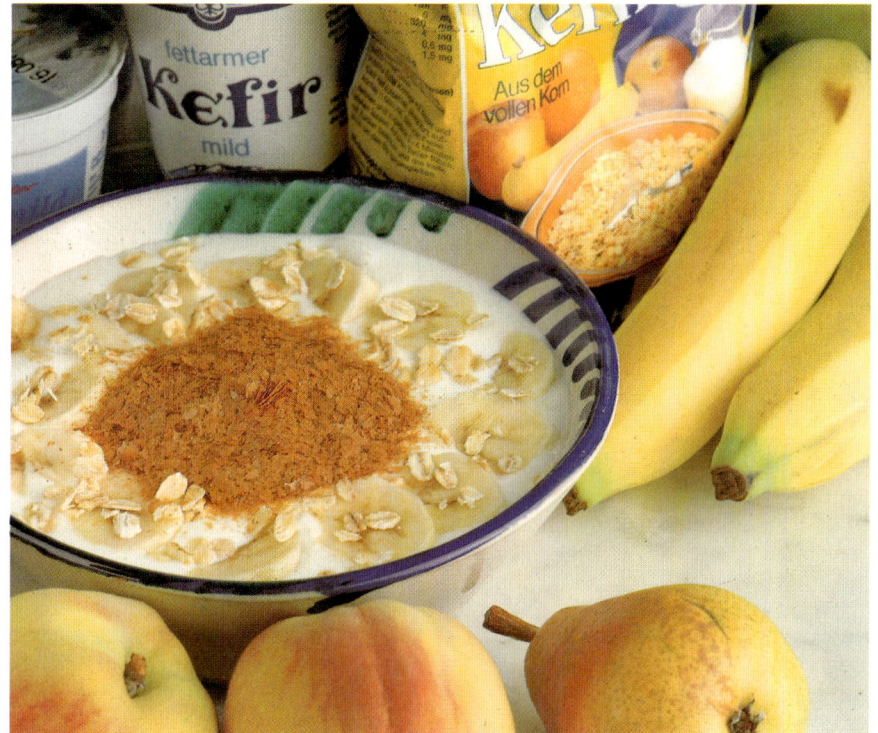

Abb. 7: Sie können das Apfel-Bipektal auch mit Ihrem morgendlichen Müsli zu sich nehmen.

typisch frischen Eigengeschmack. Deshalb haben wir Apfelfaser HT auch in unseren Müsliriegeln eingesetzt. Es enthält 165 kcal pro 100 g.

Erbsenfaser HT

Auch dieses Produkt ist ein Ballaststoffkonzentrat. Im Gegensatz zur Apfelfaser enthält Erbsenfaser HT jedoch einen extrem hohen Ballaststoffgehalt. Er liegt bei knapp 90 %. Der Kaloriengehalt beträgt deshalb auch nur rund 20 kcal pro 100 g. Erbsenfaser HT wird aus den Schalen der Erbsen gewonnen, besitzt eine helle Farbe und schmeckt praktisch neutral. Deshalb kann es in nahezu allen Lebensmitteln eingesetzt werden, bei denen eine Ballaststoffanreicherung erzielt werden soll, z. B. zur Zubereitung von Nudeln. Sie können es aber auch für verschiedenste Backwaren (bis zu 20 % der Mehlmenge) oder für andere kalorienreduzierte Produkte nutzen. In gleicher Weise können Sie auch **Haferkleie HT** einsetzen.

Blutinsulinspiegel im Verdacht, Bluthochdruck auszulösen, die Arterienverkalkung zu beschleunigen und nach neuestem Wissensstand auch eine Beschleunigung von Krebsgeschwulstwachstum zu verursachen. Dieser Effekt wurde in wissenschaftlichen Forschungen nachgewiesen, und so scheinen tatsächlich nicht immer harte Medikamente nötig zu sein. Durch die regelmäßige Einnahme von unseren Pektin-Produkten können Sie also auch Ihren Blutzuckerspiegel im Zaum halten und den genannten Krankheiten eventuell vorbeugen.

Apfelfaser HT

Mit diesem Produkt haben wir Ihnen ein neues Lebensmittel zugänglich gemacht, das, wie wir finden, interessante Eigenschaften hat. Apfelfaser HT wird aus entsafteten und getrockneten Äpfeln gewonnen. Es enthält über 55 % Ballaststoffe. Sie können dieses hellbraune Pulver deshalb zur Ballaststoffanreicherung bequem in Müslimischungen, in Joghurt oder auch in Getränke einrühren. Auch für Backwaren ist es gut geeignet. Da es aus Äpfeln gewonnen wird, hat es den für diese Frucht

Bindix HT

Um kalte und warme Flüssigkeiten binden zu können, benötigte man bisher verschiedene Produkte, da die angebotenen Produkte doch nicht so kaltlöslich waren, wie die Werbung versprach. Wir haben etwas Neues für Sie gefunden. Bindix HT können Sie zur Stabilisierung von kalorienreduzierten Suppen und Saucen verwenden.
Dosierung:
- bei kalter Anwendung 1–1,5 % der Gesamtmenge,

– bei heißer Anwendung 0,8–1,2 % der Gesamtmenge.

Die Mischung wird mit einem Schneebesen einfach in die Flüssigkeiten eingerührt. Rührzeit ca. 1 Minute.

Selenweizen

Diese Zutat haben wir bereits auf den *Seiten 78/79* ausführlich beschrieben.

Vitaminpräparate

Ascorbinsäure (Vitamin C)

Vitamin C oder Ascorbinsäure können Sie in den Läden, die die Hobbythekzutaten führen und in allen Apotheken kaufen. Wir empfehlen Ihnen eine tägliche zusätzliche Aufnahme von 100–200 mg. 100–200 mg entsprechen etwa einer guten Messerspitze, ein gestrichener Hobbythek-Meßlöffel (2,5 ml) enthält ca. 2 g dieses Ascorbinpulvers. Wer mit Ascorbinsäure Magen- oder Darmprobleme hat, kann es mit **Calciumascorbat HT** versuchen. Dieses besitzt einen neutralen pH-Wert und reizt die Schleimhäute weniger. Allerdings müssen Sie dann etwas mehr nehmen: 100 mg Ascorbinsäure entsprechen 116 mg Calciumascorbat.

Vitamin-E-Acetat-Öl

Von diesem Öl sollten Sie jeden Morgen 300 mg (15 Tropfen) oder eine leichte Löffelspitze zum Frühstück einnehmen. Es gibt auch Vitamin-E-Acetat-Kapseln, die einfacher zu dosieren sind.

Multivitaminpulver HT

Jeder kommt mal in die Situation, wo die zusätzliche Aufnahme von Vitaminpräparaten sinnvoll ist, denn nicht zu jeder Jahreszeit ist das Angebot von Früchten und Gemüse so reichhaltig und vor allem erschwinglich. Vitaminmangel kann natürlich, wie schon ausgeführt, auch durch falsche Ernährung entstehen, wenn diese wichtigen Stoffe nicht ausreichend mit der Ernährung zugeführt werden. Dieses Problem ergibt sich aber auch sehr häufig bei einer Reduktionsdiät, was die körpereigene Abwehr im weitesten Sinne beeinträchtigen kann. Da der Vitaminbedarf des Körpers auch bei einer reduzierten Kalorienaufnahme nahezu gleichbleibt, in der geringeren Nahrungsmenge aber weniger Vitamine enthalten sind, kann es zu einer Unterversorgung kommen. Deshalb ist gerade bei einer Diät auf eine optimale Zusammenstellung der Speisen zu achten. Wir haben uns auch hier um ein Produkt bemüht, das wir empfehlen können. Wir haben es Multivitaminpulver HT genannt.

Das Präparat enthält Vitamin B_1, B_2, B_6, B_{12}, Vitamin E, Folsäure, Pantothenat, Biotin und Vitamin C. Die Vitamine D und K sind in unserem Pulver nicht enthalten. Darin unterscheiden wir uns nicht von anderen Vitaminpräparaten am Markt, denn diese Zugaben fallen unter das Arzneimittelgesetz. Ihr Einsatz zur Vitaminisierung von Speisen und Getränken ist deshalb nach dem Lebensmittelrecht verboten. Auch das Vitamin A ist in unserer Mischung nicht enthalten. Wir möchten Ihnen empfehlen, anstelle des Vitamin A sein Provitamin, das Beta-Carotin, zu verwenden,

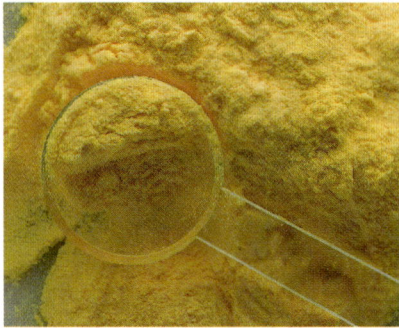

Abb. 8: Bereits eine Messerspitze unseres Multivitaminpulvers deckt den durchschnittlichen Tagesbedarf eines Erwachsenen an den wichtigsten Vitaminen.

und zwar unser **Carotinöl HT** oder spezielle Carotintabletten.

Unser Öl besteht aus natürlichem Beta-Carotin und Sojaöl. Der Vorteil ist, daß das Öl, welches für die Aufnahme des Vitamins in den Körper notwendig ist, direkt mitgeliefert wird. 4 g dieses Öls reichen aus, um damit den täglichen Bedarf an Vitamin A zu decken. Am besten, Sie nehmen es mit Ihren normalen Speisen ein. Gut kann es im Salatöl untergebracht werden oder in Saucen. Es gibt auch Beta-Carotintabletten, die u. a. eine leichte Bräunung bis Rötung der Haut bewirken und durchaus sinnvoll vor dem Sommer oder vor dem Urlaub eingenommen werden können. Es scheint, daß sie die Sonnenempfindlichkeit der Haut reduzieren.

Bei regelmäßiger Einnahme von Carotinöl gilt, daß es am besten mit den Mahlzeiten eingenommen wird.

Nun aber zurück zu unserem Multivitamin-Präparat: 200 mg, also eine Messerspitze des gelben, wasserlöslichen

In 100 g Multivitaminpulver HT sind enthalten:

8,94 g	Vitamin E (alpha Tocopherolacetat)
0,7 g	Vitamin B_1-nitrat
0,85 g	Vitamin B_2
0,9 g	Vitamin B_6-hydrochlorid
0,08 g	Folsäure
4,0 g	Pantothensäure (Calcium-D-pantothenat)
9,0 g	Niacin (Nicotinsäureamid)
0,075 g	Biotin
37,5 g	Vitamin C (Ascorbinsäure)

Tabelle 16: Die Inhaltsstoffe unseres Multivitaminpulvers HT.

bzw. dispergierbaren Pulvers decken bereits den durchschnittlichen Tagesbedarf eines Erwachsenen an den genannten Vitaminen. Damit entspricht diese Menge genau der Empfehlung, wie sie von der Deutschen Gesellschaft für Ernährung herausgegeben wird. Damit Sie sich einen genauen Überblick verschaffen können, geben wir Ihnen in der *Tabelle 16* die genauen Inhaltsstoffe und ihre Mengen an. Dieses Pulver ist, wie wir finden, besser einzunehmen als Pillen. Außerdem ist es viel preiswerter. Sie erhalten es in den Läden, die die Hobbythekzutaten führen, und in vielen Apotheken. Sie können das Pulver einfach in ein beliebiges Getränk, wie z. B. Wasser, unsere Lightgetränke, Mineralwasser, Säfte oder auch in Milch einrühren. Für unsere Diät empfehlen wir, täglich einen Drink mit einer Messerspitze Multivitaminpulver HT anzureichern. Probieren Sie bis dahin doch schon einmal dieses leckere Rezept aus:

Nehmen Sie

150 ml	Milch
$^1/_2$	Banane
200 mg	(eine Messerspitze) Multivitaminpulver HT

und geben Sie alles in einen Mixer, kurz durchquirlen, fertig.

Mineralstoffpräparate

Calciumcitrat

Calciumcitrat ist ein Salz der Zitronensäure. Wir haben es in der Hobbythek bei der Verwendung von niederverestertem Pektin zur Herstellung von Marmeladen eingesetzt. Sie können es aber auch gezielt zur Ergänzung Ihres Calciumbedarfs einsetzen. Dazu streuen Sie es einfach in Ihr Essen, zum Beispiel morgens ins Müsli. Wir empfehlen etwa 400 mg Calcium täglich zusätzlich aufzunehmen. Das entspricht 2 g Calciumcitrat. Damit decken Sie rund 50 % der von der DGE empfohlenen Calciumzufuhr. Zwei gestrichene Hobbythek-Meßlöffel (= 2,5 ml) entsprechen etwa 2 g Calciumcitratpulver.

Magnesiumpulver HT

Vor allem bei Streß, falscher Ernährung, aber auch bei Leistungssport kann der Bedarf an Magnesium erhöht sein. Diesem erhöhten Bedarf können Sie mit unserem Magnesiumpulver HT entgegenwirken. Mit 1 g des Pulvers decken Sie 20 % des von der DGE empfohlenen täglichen Bedarfs, 1 g entspricht einem gestrichenen Hobbythek-Meßlöffel (= 2,5 ml).

Eisenpräparate

Die neuesten Ergebnisse der bereits erwähnten Nationalen Verzehrstudie zeigen, daß 50–60 % aller Mädchen und jungen Frauen unzureichend mit Eisen versorgt sind. Deshalb empfehlen wir zumindest diesen Menschen eine Aufnahme von etwa 6–10 mg Eisen täglich zusätzlich zur Nahrung. Die im Bezugsquellenverzeichnis genannten Läden bieten Eisentabletten an. Mit 1 Tablette decken Sie die Hälfte des Tagesbedarfs, das entspricht etwa 8 mg Eisen.
Eisenpräparate gibt es mittlerweile nicht mehr nur in Apotheken zu kaufen, sondern auch in Supermärkten. Berücksichtigen Sie, daß manche Präparate die Magenschleimhaut reizen können, weshalb Magenempfindliche die Dosis über den ganzen Tag verteilt einnehmen sollten. Es empfehlen sich Präparate, die mit Vitamin C kombiniert sind, da dieses die Eisenaufnahme fördert.

Multimineralpulver HT

Unser Multimineralpulver HT enthält wichtige Mineralstoffe wie Magnesium, Calcium und Kalium. Wenn Sie den Eindruck haben, daß Sie über Ihre Ernährung nicht ausreichend mit Mineralstoffen versorgt sind, dann können Sie pro Tag 4 g dieses Pulvers zusätzlich einnehmen. Damit decken Sie etwa 20 % Ihres Tagesbedarfs der angeführten Mineralstoffe, bezogen auf die Angaben der DGE.

Reinlecithin P

Dieses Pulver haben wir bereits auf *Seite 50* beschrieben. Es ist vielseitig einsetzbar. Seine emulgierende Eigenschaft kann zum Beispiel beim Brot- und Kuchenbacken genutzt werden, denn es sorgt dafür, daß sich Fett und Wasser besser miteinander verbinden, so daß sowohl Hefe- als auch Sauerteig besser aufgehen. Auf 500 g Mehl kommen in der Regel 2 Meßlöffel Reinlecithin P (ca. 4 g).Das Mehl gut mit dem Lecithinpulver vermischen. Sie werden sehen, so wird Ihnen kein Backwerk mehr mißlingen.

Weizenkleber

Klebereiweiß, auch Weizenkleber oder Gluten genannt, besteht zum großen Teil aus Eiweiß. Der Kleber verbessert die Backeigenschaften des Mehls, insbesondere stabilisiert er die kleinen Schaumbläschen, die beim Gehen des Teiges entstehen.

Kräutertees gegen Verdauungsprobleme

Bei der Umstellung von unserer Durchschnittskost auf die Vollwertkost erleiden viele eine herbe Enttäuschung. Kaum lebt man gesund – plagen einen diverse Zipperlein! Wie sehen die Symptome aus? Magendrücken, Völlege-fühl, schmerzhafte, krampfartige Darmbewegungen und vor allem Luft. Mit der ganzen Luft im Bauch kommt man sich vor wie ein Ballon. Das schlimmste ist, daß sie einen Ausweg sucht, und außer den Beschwerden hat man auch noch einige Peinlichkeiten zu überstehen. Mutter Natur hat auch hier einige Lösungen parat, und zwar in Form von Teezubereitungen u. ä. Jeder kennt den Fencheltee für unter Blähungen leidende Kinder und Säuglinge, aber auch Kümmel, vor allem in hochprozentiger Lösung, nicht nur nach einem köstlichen Grünkohlessen, lindert derartige Beschwerden. Auch für Erwachsene ist Fencheltee eine gute Sache. Nicht zu verachten ist allerdings auch unser magenfreundlicher Morgentee.
Mischen Sie :

50 g	Fenchel
5 g	Kümmel
10 g	Hibiskus
10 g	Koriander
10 g	getrocknete Apfelstücke

Bereits am Morgen sollten Sie relativ viel Flüssigkeit zu sich nehmen, optimal sind 3–4 Tassen. Nehmen Sie von dieser Mischung 3–4 gehäufte Teelöffel und mahlen Sie alles zunächst in einer Kaffeemühle mit umlaufenden Schlagmessern zu einem feinen Pulver. Es lohnt sich, dafür eine spezielle Mühle zu kaufen, die bereits für einen Preis zwischen 20 DM und 40 DM zu haben ist, was einem die Gesundheit wert sein sollte. Dieses Pulver geben Sie wie Kaffee in einen Kaffeefilter und überbrühen es mit heißem Wasser. Sie können dafür auch Ihre normale Kaffeemaschine verwenden. Sie sehen, die Zubereitung ist keineswegs umständlicher als beim Kaffee.
Plagen Sie sich morgens mit niedrigem Blutdruck, können Sie zu dieser Teemischung ohne weiteres 20 g schwarzen Tee hinzufügen. Variieren können Sie ihn auch mit Früchteextrakten ganz nach Ihrem Geschmack. Sie können den Tee natürlich auch mit Zucker oder Süßstoff süßen.

Mate-Tee: Der Tee, der schlank machen soll

Wie immer haben wir vom Hobbythek-Team versucht, Dingen, die uns auffielen, auf den Grund zu gehen.
In letzter Zeit geistert ein Getränk durch die Regenbogenpresse: der Mate-Tee. Ihm werden wahre Wunderdinge nachgesagt, die das Herz all derjenigen hochschlagen lassen, die ihr Übergewicht ohne große Hungergefühle abbauen wollen.
Was ist nun wirklich dran an der Mate, die von Botanikern als *Ileus paraguariensis* bezeichnet wird? Wir haben in Prof. Josef Hölzel aus Marburg einen Experten gefunden, der zusammen mit Norbert Ohem alles Wissenswerte über diese Tee-Droge zusammengetragen hat und wenigstens einen Teil der Inhaltsstoffe und deren Wirkung herausgefunden hat.
Mate wird vor allen Dingen in Brasilien, aber auch in anderen Ländern Südamerikas in Höhen zwischen 400–800 Metern meist in Plantagen angebaut. Der Import in die Bundesrepublik hat insgesamt steigende Tendenz, 1980 waren es 60 t, 1988 308 t.
Inhaltsstoffe des Tees sind:
1. Purine, die zur Gruppe der Alkaloide

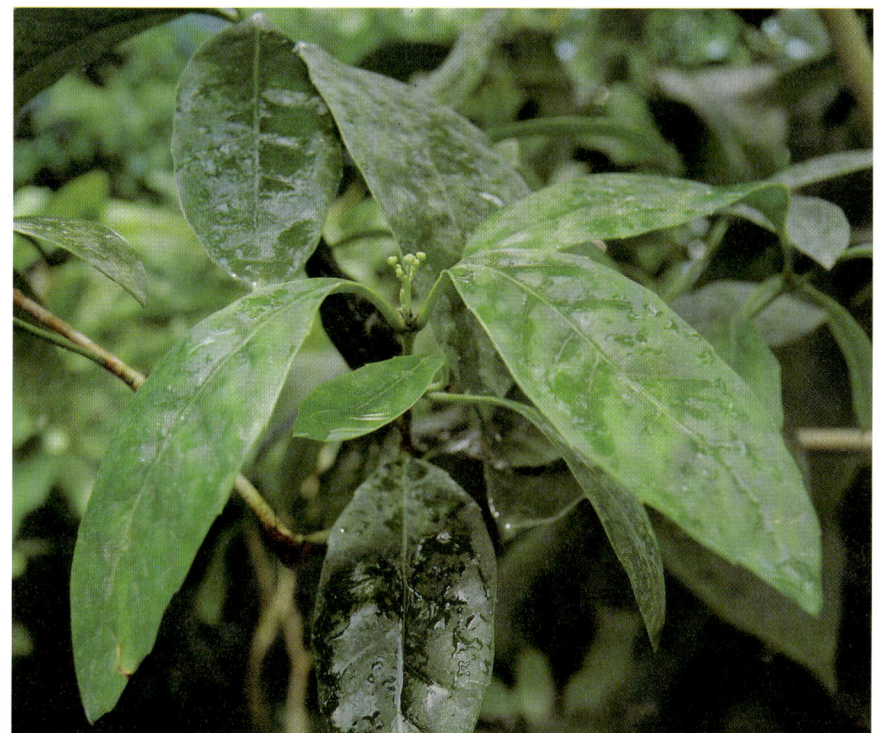

Abb. 9:　Die Mate-Pflanze wird vor allem in Brasilien, aber auch in anderen Ländern Südamerikas in Plantagen angebaut.

sich beim Mate-Tee um ein anregendes Getränk handelt, das gegen körperliche und geistige Ermüdung angewandt werden kann. Dadurch kann ein Hungergefühl übergangen und auch unterdrückt werden. Die Urinausscheidung wird erhöht, teils durch Herzstärkung, teils durch direkte Wirkungen in der Niere. Mate-Tee soll verdauungsfördernd wirken und gegen Verstimmung und Arterienverkalkung helfen. Für unsere Hobbythek-Diät haben wir eine Mate-Teemischung mit gutem Erfolg ausprobiert, die – warm oder kalt getrunken – das Hungergefühl reduziert. Wir wollen Ihnen diese Mischung empfehlen, da vielen Menschen der reine Mate-Tee zu intensiv schmeckt. Es handelt sich hier um eine Zusammenstellung aus Mate, Pfefferminze und Orthosiphonblättern, einer Teeart, die sonst bei Blasenbeschwerden angezeigt ist, zu gleichen Teilen. Wegen der harntreibenden Wirkung dieser Mischung sollten Sie zusätzlich unbedingt Ihre 2–3 l Mineralwasser oder Fruchtsäfte am Tag zu sich nehmen.

Eine Wiederentdeckung: Rooibos-Tee

Wir haben für Sie außerdem noch etwas ganz Besonderes parat, und zwar aus dem fernen Afrika, den Rooibos- oder roten Tee. Rooibos bedeutet „Roter Busch". Dieser Tee ist teeinfrei und hat wenig Tannin.
Der Busch *Aspalatus linearis* wächst nur in einem ganz bestimmten Gebiet der Kapprovinz im südlichsten Teil Afrikas. Er erreicht eine Höhe von bis zu zwei Metern und benötigt ein trockenes Mittelmeerklima. Auf den Teefarmen

gehören. Hauptalkaloide sind beim Mate das Koffein, allerdings in etwas geringerer Menge als in Kaffee und schwarzem Tee, und das Theobromin. Durch die Wirkung des Koffeins wird die geistige und körperliche Leistungsfähigkeit in Grenzen angeregt, genauso wie beim Kaffee und Tee.
2. Chlorogensäuren. Diese Stoffe sind für die leicht adstringierenden (zusammenziehenden) gerbstoffähnlichen Wirkungen verantwortlich. Daneben regen auch sie das Zentralnervensystem an, und die Aufnahme von Koffein

und seine Verträglichkeit werden verbessert.
3. Flavonoide. Man spricht ihnen einen positiven Einfluß bei allgemeiner Gefäßschädigung, aber auch krampflösende Eigenschaften zu. Außerdem sollen sie vorbeugend gegen bestimmte Lebervergiftungen wirken.
4. Triterpene und Triterpensaponine. Diese Substanzen sind für den bitteren Geschmack verantwortlich und sollen Wasserablagerungen im Gewebe (Ödeme) hemmen.
Aufgrund dieser Analyse ist klar, daß es

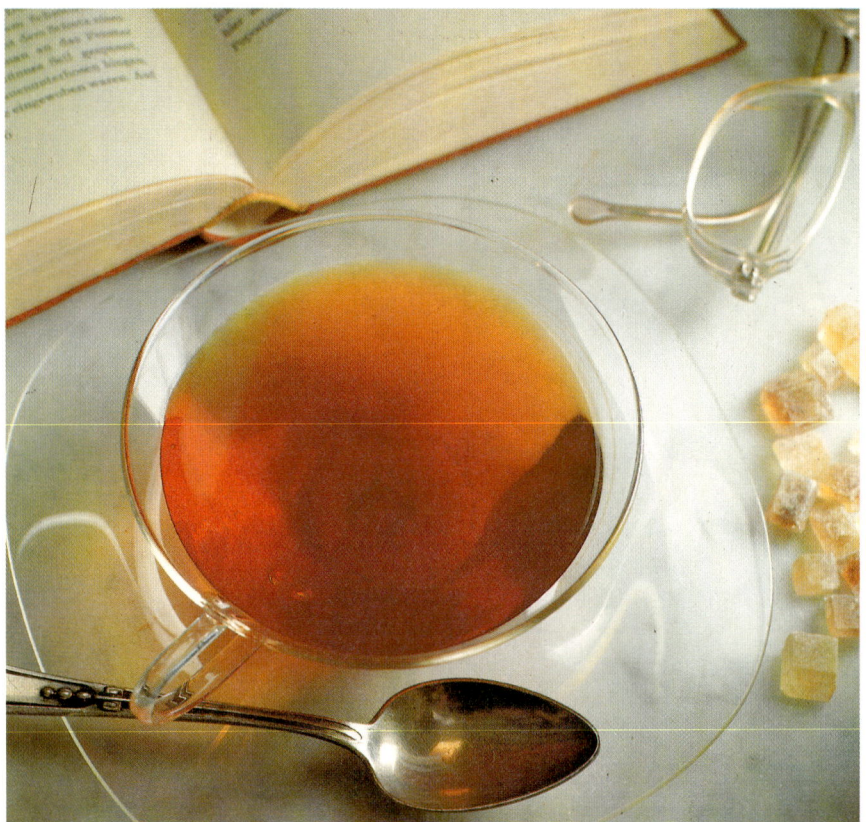

Abb. 10: Der Rooibos-Tee – in Südafrika ein Nationalgetränk – hat eine Vielzahl positiver Wirkungen.

bos-Tee behindert nicht die Eisenaufnahme, wie es normaler Tee tut, und es gibt keine negative Wirkung auf die Eiweißverdauung. Auf die gesamte Verdauung scheint der Tee eine günstige Wirkung zu haben, die auf die Flavonoide Quercetin und Luteolin zurückzuführen ist. Vor allem Kinder mit Lebensmittelunverträglichkeiten, allgemeiner Appetitlosigkeit, bakteriellen Magen-Darm-Störungen und Brechdurchfällen reagieren gut auf diesen Tee.

Die Zubereitung des Tees ist einfach, da Sie ihn unbedenklich über längere Zeit im heißen Wasser ziehen lassen können, da er weder zu bitter noch zu stark werden kann. Um alle Inhaltsstoffe ins Wasser übergehen zu lassen, sollten Sie ihn mindestens 6 Minuten ziehen lassen.

Lightgetränke der Hobbythek

Lightgetränke sind „in". Das bezeugt die Tatsache, daß ihr Handelsumsatz im vorigen Jahr sich fast verdoppelt hat. Dabei sind sie nicht nur erheblich teurer als die teilweise vor Zucker nur so strotzenden normalen Limonaden, Cola- oder Fruchtsaftgetränke, häufig sind sie auch noch mit der nicht sehr schmackhaften Saccharin-Cyclamat-Mischung gesüßt. Mit dieser Süßstoffkombination können aber die *ADI-Werte* (vgl. *Seite 140*) zum Teil schon mit weniger als einer Flasche täglich überschritten werden.

Deshalb haben wir nach Alternativen gesucht. Wir haben sie zunächst in unserem Lightsüß HT gefunden, dessen ADI-Wert etwa 7–8mal höher liegt als der der üblichen Süßstoffe. Gleich-

werden die Zweige in 0,5 cm lange Stücke geschnitten, auf großen Betonflächen ausgebreitet und gewässert. Nachdem der Tee dreimal gewendet und erneut gewässert wurde, wird er zusammengeschoben und mit Planen zugedeckt. Auf diese Weise läßt man ihn bis zu 24 Stunden fermentieren und anschließend in der Sonne trocknen. Der Tee hat jetzt eine einheitliche rote Farbe. In Südafrika ist dieser Tee ein Nationalgetränk und wird nicht nur auf-grund seiner Bekömmlichkeit, sondern auch wegen anderer positiver Eigenschaften getrunken.

Eine Tasse Tee enthält etwa folgende Mineralstoffe: 0,05 mg Eisen, 9,8 mg Calcium, 1,21 mg Magnesium, 5,5 mg Kalium, 0,03 mg Mangan, 0,03 mg Zink. Der Gehalt an Fluor beträgt 0,17 mg pro Tasse. Diese Menge kann als Kariesprophylaxe angesehen werden, wie Untersuchungen der Universität von Pretoria ergeben haben. Rooi-

zeitig haben wir eine Sirupmischung entwickelt, die aus echten Fruchtextrakten und natürlichen Aromastoffen besteht. Es sind sozusagen echte Sirupkonzentrate, denn im Gegensatz zu bisher käuflichen, gezuckerten Sirupsorten, die bestenfalls 7 : 1 verdünnt werden dürfen, liegen unsere Verdünnungen bei einem Verhältnis von 40 : 1, d. h., wenn Sie ein Getränk zubereiten wollen, reichen 2 Hobbythek-Meßlöffel à 2,5 ml oder ein Teelöffel Sirupkonzentrat aus, um ein normales Glas von 0,2 l schmackhaftes Lightgetränk zu erhalten.

Gießen Sie es am besten mit Mineralwasser (kohlensäurehaltig oder still) oder mit Leitungswasser auf. Süßen Sie es je nach Geschmack mit 2–3 Lightsüß-Tabletten und Sie erhalten ein Lightgetränk, das seinem Namen alle Ehre macht, denn es besitzt maximal 3–4 kcal pro 0,2-l-Glas. Sie können dies natürlich auch direkt in der Flasche zubereiten, dann nehmen Sie ca. 20 ml (genau 18,5 ml) oder 7 Meßlöffel Sirupkonzentrat. Das sind pro 100 ml Wasser ein Meßlöffel. Wenn Sie es mit stillem Wasser zubereiten, gießen Sie von der vollen Flasche, um Platz für den Sirup zu schaffen, etwa 20 ml ab und schütten dann das Sirupkonzentrat hinein und zusätzlich noch 8–10 Lightsüß-Tabletten. Verschließen Sie die Flasche, schütteln sie etwas, und fertig ist das Lightgetränk.

Mit stillem Wasser schmecken am besten unsere Fruchtsaftkonzentrate, die weitgehend aus heimischen Fruchtextrakten bestehen. Zur Zeit gibt es davon fünf Geschmacksrichtungen: Schwarze Johannisbeere, Kirsch, Aprikose, Apfel, Himbeere. Als Limonadenkonzentrate haben wir alle Zitrusaro-

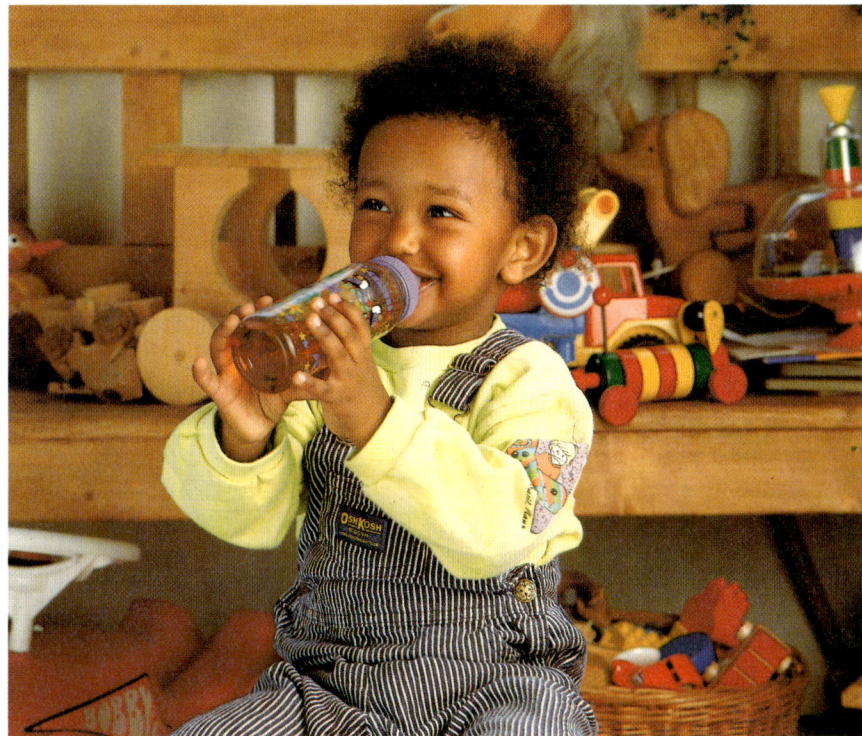

Abb. 11: Light ist „in" – in jedem Alter!

men bezeichnet wie Orangen, Zitrone, Limette, Mandarine, Grapefruit. Diese schmecken am besten, wenn sie mit kohlensäurehaltigem Mineralwasser zur Limonade bereitet werden. Da die Gefahr besteht, daß beim Einfüllen des Konzentrats das Mineralwasser übersprudelt, empfehlen wir Ihnen, folgendermaßen vorzugehen:

Legen Sie zunächst die Mineralwasserflasche ein bis zwei Stunden in den Kühlschrank, damit sie gut gekühlt ist und die Kohlensäure besser gebunden bleibt. Dann öffnen Sie die Flasche, gießen ca. 20 ml ab, halten sie schräg

und fügen dann das jeweilige Limonadenkonzentrat vorsichtig hinein. Anschließend geben Sie noch die 8–10 Lightsüß-Tabletten hinzu und verschließen die Flasche sofort mit dem Schraubverschluß, sonst sprudelt es doch noch über. Warten Sie, bis die Tabletten sich aufgelöst haben. Wenden Sie die Flasche einmal kurz hin und her. Sie haben jetzt wirklich eine Limonade der Extraklasse.

Wir haben außerdem noch ein Tonic-Sirupkonzentrat und zwei Cola-Sirupkonzentrate in unser Sortiment aufgenommen, insbesondere, weil diese

Getränke häufig konserviert sind. Selbstverständlich haben wir bei sämtlichen unserer Konzentrate darauf verzichtet. Diese Konzentrate halten sich bei geschlossener Flasche länger als ein Jahr, und wenn die Flasche einmal geöffnet ist, im Kühlschrank ein halbes Jahr, weil sie so hoch konzentriert sind, daß Bakterien darin keine Chance haben. Für die Fachleute: Die BRIX-Zahl, die etwas über die Konzentration aussagt, liegt bei 65 %. Wo sie vom natürlichen Fruchtkonzentrat nicht ausgereicht hat, haben wir mit etwas Fruchtzucker nachgeholfen. Fruchtzucker haben wir deshalb gewählt, damit auch Diabetiker in den Genuß kommen können, d. h. alle unsere Sirupkonzentrate sind voll für Diabetiker geeignet. Weil so wenig an Substanz eingesetzt wird (Verdünnung 1 : 40) fallen auch kaum Broteinheiten ins Gewicht.

Im normalen Cola-Sirupkonzentrat ist – wie auch in käuflicher Cola – Phosphorsäure und Koffein enthalten. Das bieten wir an, damit Sie zu den käuflichen Produkten eine Alternative haben. Für diejenigen, die etwas gesundheitsbewußter sind, haben wir auch eine koffein- und phosphorsäurefreie Alternative in unser Programm aufgenommen. Wir haben es Kindercola-Sirupkonzentrat genannt. Auch ein Bitterlemon können Sie mit unseren Sirupkonzentraten zubereiten. Dazu mischen Sie im Verhältnis 1 : 1 Tonic-Sirupkonzentrat und Zitrone-Lemonen-Sirupkonzentrat. Ansonsten ist das Rezept wie oben beschrieben, also 7 Meßlöffel dieser Mischung auf 0,7 l Mineralwasser.

Alle Sirupkonzentrate gibt es neuerdings fertig gemischt zu kaufen. Wir haben den Firmen, die die Hobbythek-rohstoffe anbieten, erlaubt, die Mischungen nach unseren Rezepten vorzunehmen, so daß Sie jetzt noch einfacher Ihre Lightgetränke zubereiten können. Sie erleichtern Ihnen wesentlich den Vorsatz, mindestens 2–3 l Flüssigkeit pro Tag zu trinken. Und sie sind wesentlich gesünder, als wenn Sie zu viel Kaffee oder schwarzen Tee zu sich nehmen würden.

Lightsüß: Der Süßstoff, der wie Zucker schmeckt

Wir können verstehen, daß viele Menschen beim Stichwort Süßstoff die Nase rümpfen. Das liegt sicherlich unter anderem an der Berichterstattung über dieses Thema. Die Presse jedenfalls hat sich in der Bewertung dieser Substanzen kein Ruhmesblatt erworben. Vom geringen Sachverstand vieler Autoren, insbesondere in der Boulevard- und manchmal sogar Tagespresse, zeugen die immer wieder zu beobachtenden Verwechslungen von *Süßstoffen* und *Zuckerersatzstoffen*. Außerdem werden alle Süßstoffe in einen Topf geworfen, so als ob in den letzten 15 Jahren keine neuen Süßstoffsubstanzen entwickelt worden wären. Es stimmt, daß gegen die bei uns vorherrschende Süßstoffmischung aus Saccharin und Cyclamat immer wieder auch wissenschaftliche Bedenken vorgebracht worden sind – zum Teil konnten diese aber vor allem durch Kritik an der Testmethode erklärt werden. Den Versuchstieren – Mäusen und Ratten – wurden zum Beispiel so extrem hohe Süßstoffdosen verabreicht, daß unter anderem Cyclamat in einer solch hohen Konzentration in die Blase gelangt ist, daß dort durch Übersättigung der Urinlösung Cyclamatkristalle gebildet wurden. Kein Wunder, daß hier allein durch die mechanische Beeinflussung Beschwerden bis hin zum Krebs ausgelöst wurden. Bei geringen Dosen ist dies nicht der Fall.

Trotzdem ist die Weltgesundheitsorganisation äußerst vorsichtig an beide Substanzen herangegangen. Sie hat maximale extrem niedrige tägliche Verzehrwerte festgelegt und dies in dem sogenannten *ADI-Wert* (*Acceptable Daily Intake* = akzeptable tägliche Einnahme) ausgedrückt. ADI, das ist die Menge, die man täglich lebenslang einnehmen kann, ohne daß ein meßbares Risiko erwartet wird. Dabei wurde vom toxikologischen Standpunkt ein Sicherheitsfaktor von ca. 100 eingesetzt. Dieser ADI-Wert für die bei uns übliche Saccharin/Cyclamat-Mischung beträgt bei einem 60 kg schweren Menschen ca. 15 Tabletten, was einem Zuckervergleichswert von etwa 60 g pro Tag entspricht (bei 75 kg Körpergewicht erhöht sich dies auf ca. 85 g Zuckeräquivalent).

Dies wird im Alltag schnell erreicht, denn bereits eine Flasche Lightlimonade, mit Saccharin gesüßt, könnte diesen Wert schon tangieren. Außerdem gab es bei dieser Mischung immer einen gewissen Nachgeschmack, der uns störte. Deshalb haben wir nach anderen Süßstoffen Ausschau gehalten und sind auf zwei mittlerweile EG-weit zugelassene Substanzen gestoßen, bei denen die ADI-Werte erheblich höher liegen, und von einem Risiko keine Rede mehr sein kann. Wer mehr darüber wissen will: Im Hobbythekbuch „Süßigkeiten mit und ohne Zucker" finden Sie auf den Seiten 36–41 eine ausführliche Begründung dieser Aussage. Bei diesen Süßrohstoffen handelt es sich um *Aspartam*, im bekannten Süßstoff Kanderel enthalten, und *Acesulfam*, das nach fünfzehnjähriger ausführlicher Prüfung jetzt weltweit zugelassen wurde. Das Aspartam besteht aus reinen Eiweißstoffen, also aus Aminosäuren. Sie werden bei Einnahme verstoffwechselt wie jeder sonstige Eiweißstoff. Ein Grundbaustein ist die Aminosäure Phenylalanin, die in wesentlich größer en Mengen auch in der Milch, im Käse und im Fleisch enthalten ist. Nur Menschen, die unter der Erbkrankheit Phenylketonurie (PKU) leiden, müssen diesen Süßstoff meiden, denn diese können in ihrem Verdauungstrakt die essentielle Aminosäure Phenylalanin nicht verdauen. Allerdings wissen diese Menschen das schon seit ihrer Kindheit und dürfen auch keine Milch und Milcherzeugnisse zu sich nehmen.

Aspartam hat allerdings einen kleinen Nachteil: Es ist hitzeempfindlich, und deshalb darf es nicht lange mitgekocht werden. Ein kurzzeitiges Erhitzen macht allerdings kaum etwas aus. Selbst wenn, dann verliert es nur seine Süße, die Abbauprodukte sind nicht toxisch.

Der zweite Süßstoff, das Acesulfam, wird selbst von Temperaturen bis 150 °C nicht beeinflußt. Dieser Stoff passiert übrigens die Verdauungswege ohne jegliche Veränderung, ist also ein nicht verdauungsfähiger Ballaststoff, nur daß er eben süß schmeckt. Die Kombination aus 55 % Aspartam und 45 % Acesulfam ist quasi eine ideale Mischung, die geradezu eine Süße ergibt, die nicht mehr von Zucker zu unterscheiden ist. Sie bildet keinen

Nachgeschmack, keine zu vordergründige Süße. Beide Substanzen ergänzen sich synergistisch, d. h. bildlich dargestellt: eins und eins ist mehr als zwei. Da es diese Kombination auf dem deutschen Markt nicht gab, haben wir die Firmen, die die Hobbythek-Zutaten vertreiben, gebeten, doch selbst einmal zu versuchen, daraus Tabletten pressen zu lassen, und dies ist erfolgt. Sie können jetzt überall dort diese völlig risikolose Mischung in Tablettenform kaufen. Eine Tablette entspricht mindestens 5 g Zucker.

Die ADI-Werte von Aspartam und Acesulfam liegen wesentlich höher als die aller anderen Süßstoffe, und die Kombination liegt noch erheblich über den Einzelwerten, so daß Sie von dieser Kombination praktisch so viel essen können, wie Sie wollen, ohne jemals die empfohlenen Grenzwerte zu erreichen. Sie liegen bei einem 60 kg schweren Menschen bei 111 Tabletten (entsprechend 555 g Zucker) und bei 75 kg Körpergewicht bei 138 Tabletten (oder 690 g Zuckeräquivalent). Allein daran erkennen Sie schon, daß sicher kein normaler Mensch jemals auf die Idee kommen würde, pro Tag zuviel mit unserem Lightsüß versüßte Leckereien zu verspeisen.

Konfilight HT

Hierbei handelt es sich um eine Süßstoffmischung, die wir zum Süßen von Speisen, Früchten und Desserts vorgesehen haben, für die es zwingend notwendig ist, den Süßstoff mitzukochen, oder, wenn Sie vorhaben, die durch Einmachen konservierte Ware länger

als ein halbes Jahr im Einmachglas zu lagern. Der Aspartamanteil im Lightsüß verliert nämlich auch mit der Zeit an Süße. Das sind pro Jahr etwa ein Viertel bis zur Hälfte der Ursprungssüße.

Wenn Sie Konfitüre herstellen wollen, dann können Sie, sofern sie zu einem Verbrauch innerhalb des nächsten halben Jahres bestimmt ist, aber ebenfalls unser Lightsüß verwenden. Rühren Sie dann die in ein bißchen Wasser aufgelösten Süßstofftabletten ganz zum Schluß in die heiße Masse ein, wenn Sie sie schon vom Feuer genommen haben. Das genaue Rezept finden Sie auf *Seite 146 f.*

Für längere Zeiträume sowie zum Kochen und Backen empfehlen wir unser Konfilight, das aus einer speziellen Mischung von Cyclamat und Acesulfam besteht, deren Süße weder durch Hitze noch mit der Zeit abnimmt. Beide Stoffe ergänzen sich ebenfalls zu einer angenehmen Süße ohne Nachgeschmack, und der ADI-Wert liegt hier ca. 50 % günstiger als bei der herkömmlichen Saccharin/Cyclamat-Mischung. Über 130 g Zuckervergleichswert können Sie als 60 kg schwerer Mensch täglich ohne Risiko zu sich nehmen.

Konfilight HT besteht zunächst aus einem Pulver, das allerdings, um es besser dosieren zu können, in Wasser aufgelöst werden sollte. Am besten machen Sie das mit einer größeren Menge. Sie erhalten Konfilight HT in kleinen Beuteln zu 10 g (3,6 g Acesulfam/6,4 g Cyclamat). Zu Hause können Sie es dann zu Konfilight flüssig umformen, und zwar, indem Sie es einfach mit 100 ml kochendheißem Wasser aufgießen und in eine Flasche geben, die gegebenenfalls auch tropfenweise Abgabe ermöglicht. Das Süßen ist dann kinderleicht: 10–12 Tropfen entsprechen ungefähr 4–5 g Zucker. 1 ml bringt 10 g Zuckervergleichswert und 10 ml 100 g, also stets 1 : 10. Denken Sie daran, wir haben Meßlöffel à 2,5 ml eingeführt, und einer dieser Meßlöffel entspricht dann genau 2,5 x 10 = 25 g Zucker.

F. d. H. à la Jean Pütz

Das meiste, was wir Ihnen in diesem Buch anbieten, habe ich selbst ausprobiert bzw. es mir zu eigen gemacht. Nur eins gelang mir bisher nicht – mich an strenge Diätvorschriften zu halten. Alle Jahre wieder, im Frühjahr, wenn mir mein Winterspeck, der sich meist in Ringen um die Taille und am Bauch abgelagert hat, auffällt, dann klingeln die Alarmglocken, und es wird mir klar, daß etwas geschehen muß. Jedoch mein beruflicher Tagesablauf als Journalist ist so unregelmäßig, daß mir bisher keine Diät so richtig gelungen ist. Da ich denke, daß viele von Ihnen, liebe Leser, in der gleichen Lage sind, will ich Ihnen hier meine ganz persönlichen Tricks verraten, denn es ist mir immerhin jedesmal gelungen, vor der Sommerfrische das meiste an Speckballast wieder loszuwerden.

Also, um es vorweg zu sagen, meine Methode ist ein individuelles F. d. H. („Friß die Hälfte"). Sie besteht eigentlich in einer Überlistung meiner selbst. Ich beginne zunächst einmal damit, extrem ballaststoffreiche Kost zu bevorzugen. Das ist wohl das Wichtigste. Dazu finden Sie in dem nachfolgenden Kapitel viele Anregungen. Daneben halte ich für den kleinen oder auch

nervösen Hunger zwischendurch immer Möhren, Kohlrabi, Radieschen, Radi, Sellerie, Blumenkohlröschen, saure Gurken, kurzum alles kalorienarme Gemüse, die roh eßbar sind, bereit. Früher habe ich versucht, die Nervosität mit Studentenfutter oder Schokolade und Pralinen zu bekämpfen, aber das ist natürlich Gift für alle, die abnehmen wollen, denn Nüsse, Mandeln, Rosinen usw. strotzen ja nur so vor Kalorien. Zwischendurch schadet es auch nicht, sich zusätzlich ballaststoffreiche Kekse oder gar ein Müsli zu genehmigen, allerdings ohne Nüsse, dafür aber mit um so mehr Haferkleie und Apfelfasern. Erlaubt sind als Zutat kleingeschnittene Früchteteile wie Äpfel (frisch oder getrocknet), Birnen, Pfirsiche, Aprikosen oder exotische Früchte wie Mango, Ananas, Kiwis, Orangen insbesondere wegen des hohen Enzym- und Vitaminanteils. Trauben oder Rosinen würde ich meiden, denn diese besitzen sehr viel Glucose.

Ganz besonders wichtig: Halten Sie sich weit fern von allen Schokoladen, Pralinen oder sonstigen Süßigkeiten außer Isomaltbonbons. Isomalt ist ein Zuckerersatzstoff, der nur etwa die Hälfte des Kaloriengehalts von Zucker besitzt (siehe Hobbythek-Buch „Süßigkeiten mit und ohne Zucker, S. 56ff.). Generell sollten Sie Zucker meiden, denn gerade bei einer Reduktionskost wirkt er noch schädlicher als sonst. Aber ab sofort können Sie wirklich reuelos darauf verzichten, denn unser Lightsüß und in Grenzen auch das Konfilight bilden geschmacklich eine vollwertige Alternative.

Soweit zum Generellen, hier nun einige Tricks für den normalen Tagesablauf,

mit denen ich, ohne mich zu sehr zu quälen, mein F. d. H. erreiche.

Frühstück:

Im Gegensatz zu der landläufigen Meinung, daß das Frühstück üppig sein sollte, beginne ich schon bei dieser Etappe mit der Überlistung meines Appetitgefühls. Die Brotschnitten schneide ich wesentlich dünner als sonst. Anstelle von Butter verwende ich keine Margarine oder Halbfettmargarine, ebenso keine Halbfettbutter, denn da sind ohnehin noch 50 % Fett drin und gleichzeitig sind diese Halbfettprodukte nicht selten mit Konservierungsstoffen und sonstigen künstlichen Zusatzsubstanzen versehen. Trotzdem brauche ich etwas zum „Drunterschmieren". Das, was ich als Alternative verwende, findet man in jedem Lebensmittelladen oder Supermarkt. Schon seit Jahrhunderten kannten es unsere Vorfahren. Sie nannten es Schmand. Heute bezeichnen wir es eher franko-germanisch als Crème-fraîche. Sie enthält in der Regel nur 30 % Fett und so also nur ein Drittel der Kalorien der Butter und immer noch weniger Fett und Kalorien als Butter oder Margarine auf Halbfettbasis. Schmieren Sie Crème-fraîche oder Schmand dünn auf das Brot, und Sie werden feststellen, sie schmeckt besser und erfrischender als alle anderen Streichfette.

Auf diese Schicht kommt nun der Brotbelag. Wenn Sie nicht gerade Vegetarier sind, dann können Sie sich durchaus eine Scheibe Wurst gönnen, allerdings würde ich hier ganz magere Puten- oder Hähnchensülze den in der Regel fetten Wurstsorten vorziehen. Ein Rezept für solche Sülze finden Sie auf *Seite 148.* Ansonsten kann dünngeschnittener roher oder gekochter Schinken akzeptiert werden, ebenso wie Roastbeef, Puten-, Rollbraten, dünngeschnitten, Hähnchenbrust usw.

Kalorienarme Mayonnaise

Mit unserem Bindix HT oder „Binde-Fix" von Nestle können Sie sogar versuchen, einen Mayonnaise-Ersatz herzustellen: Nehmen Sie einen gehäuften Eßlöffel Schmand oder Crème-fraîche, verrühren Sie dies mit 100 ml Wasser, geben Sie Salz, Pfeffer, einen Spritzer Essig oder Zitronensaft und sonstige Gewürze, gegebenenfalls auch Tomatenmark oder Ketchup hinein, und verrühren Sie alles sorgfältig. Dann streuen Sie unter permanentem Rühren einen Eßlöffel von unserem Bindix HT oder „Binde-Fix" hinein und rühren nochmals kräftig um. Wenn Sie die Masse erwärmen, bindet sie schneller, es geht aber auch kalt, dann dauert der Bindevorgang ca. 10 Minuten. Geben Sie eventuell noch kleingehackte Zwiebeln, Knoblauch und Schnittlauch hinzu oder Estragon oder Petersilie. Mit Curry können Sie Ihrer Light-Mayonnaise eine indische Note geben. Rühren Sie alles noch mal kräftig durch. Das müßte jetzt eine sämige mayonnaisenähnliche Creme sein. Wenn Sie zu flüssig ist, erhöhen Sie beim nächsten Mal den Bindix-HT-Anteil, ist sie zu fest, dann verdünnen Sie sie ganz einfach mit etwas Wasser. Eine Art Remoulade erhalten Sie, wenn Sie den Curry weglassen und statt dessen saure Gürkchen (Cornichons) oder Mixed Pickles

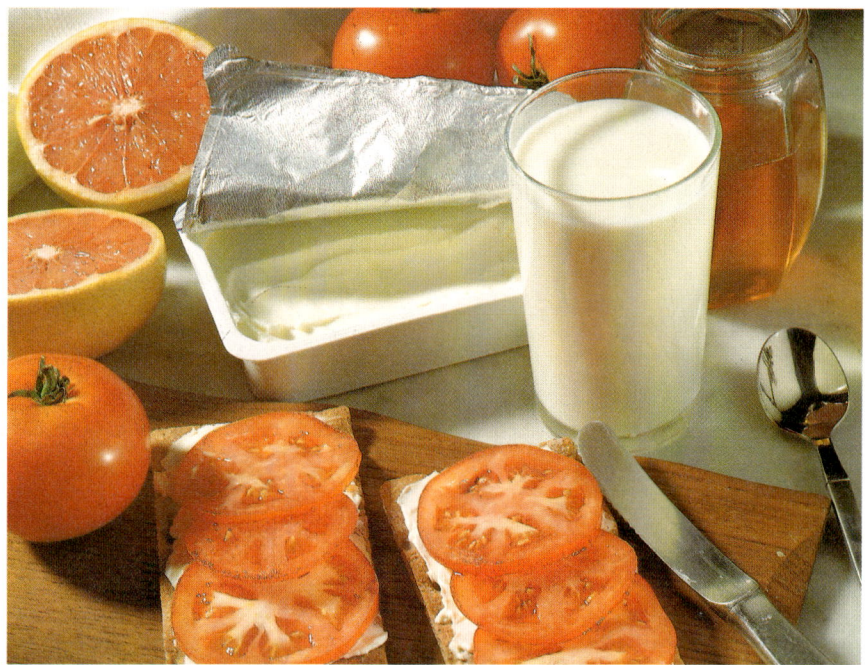

Abb. 12: Tomatenscheiben eignen sich hervorragend als fast kalorienfreier Brotbelag.

ganz klein hacken und ebenfalls untermischen.

Kalorienarmer Brotbelag

Als fast kalorienfreien Brotbelag können Sie auch Tomatenscheiben verwenden, die Sie salzen und pfeffern, oder fettfreien Quark, den Sie mit Gewürzen, frischen Kräutern und kleingehackten Gürkchen und Mixed Pickles, in denen sich ja vitaminreiche Paprika befinden, verfeinern. Erlaubt ist auch dünngeschnittener Schnittkäse, wie Holländer, Edamer, Emmentaler, Allgäuer usw. Beim Streichkäse sollten Sie beachten, daß insbesondere fran-

zösische Sorten äußerst kalorienhaltig sind und bis zu 70 % Fett beinhalten. Aber wenn Sie auf die Etiketten schauen, dann können Sie gelegentlich sogar eine Art Camembert finden, der nur 30 % Fett i.Tr. enthält, das ist allerdings dann ein deutsches Fabrikat. Harzer Roller oder Mainzer Käse ist fast ebenso angebracht wie Kochkäse. In meiner Heimat Luxemburg gibt es einen fettfreien Kochkäse, der gilt dort als Nationalgericht und den kann man z. B. mit kleingeschnittenen Pilzen, Paprika, Kapern und ganz klein geschnittenen Schinkenwürfelchen, grünem Pfeffer usw verfeinern. Den Käse kocht man unter Zufügen von Wasser vorsichtig auf, gibt die Zutaten hinein und läßt ihn wieder erkalten. Wenn Sie mal nach Luxemburg kommen, dann kaufen Sie sich dort mal den konzentrierten „Kachke's"! Es lohnt sich, diesen herzhaften Brotaufstrich einmal zu probieren. Er hat einen hohen Eiweißgehalt, aber kaum Kalorien.

Für mich gehört zu einem Frühstück allerdings auf jeden Fall eine „Stulle" mit Konfitüre oder Marmelade. Da die klassischen Konfitüren leider nur so vor Zucker strotzen, haben wir für Sie ein Rezept für eine leichte Marmelade entwickelt. Sie finden es auf *Seite 146 ff.* Natürlich brauchen Sie, wenn Sie daran gewöhnt sind, auch nicht auf Ihr Müsli mit vielen Ballaststoffen und Weizen- und Roggenkörnern oder Haferflocken zu verzichten. Cornflakes, die gesüßt sind, würde ich nicht empfehlen, gegen Puffreis oder Popcorn, das Sie eventuell selbst herstellen können, ist nichts einzuwenden. Popcorn erhalten Sie im Nu, wenn Sie Maiskörner in der Pfanne oder einem kleinen Stahltopf erhitzen, vergessen Sie aber nicht, den Deckel aufzusetzen, denn sonst springen Ihnen die aufplatzenden Körner heraus, und das ist ja nicht Zweck der Übung. Ihr Müsli können Sie übrigens mit unserer Lightmarmelade kalorienarm verfeinern, dann schmeckt auch die entrahmte Milch darin nicht mehr so fad.

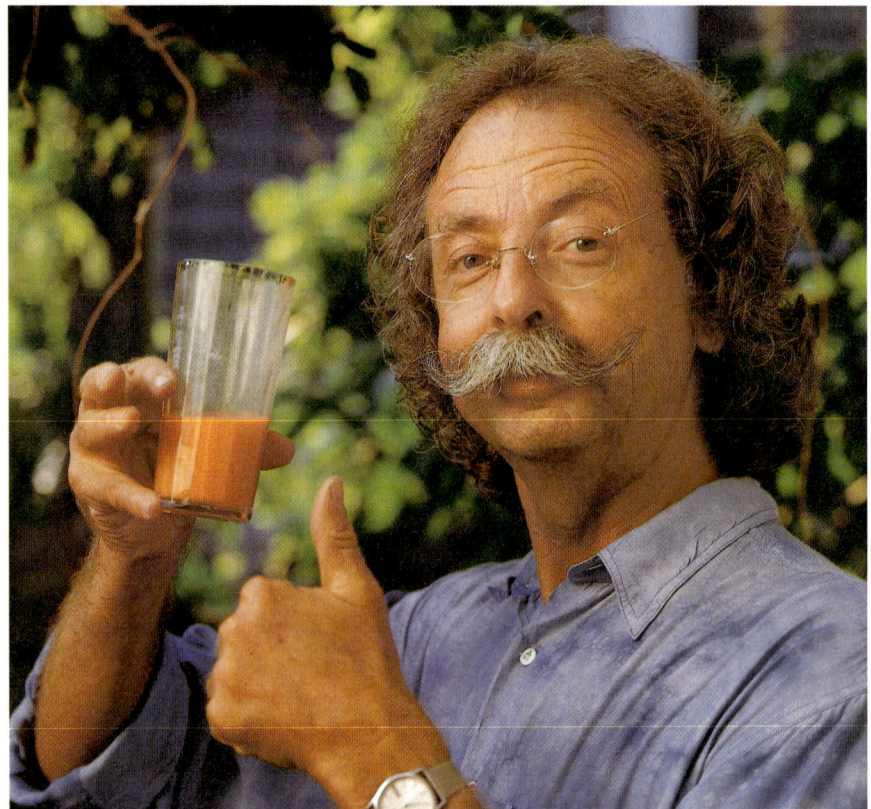

Abb. 13: Ich wette, mit meinen persönlichen Tips werden auch Sie Erfolg haben!

Mittagessen:

Dies ist der zweite Stolperstein auf dem Weg zur Gewichtsreduktion. Meiden Sie – wenn möglich – Kantinenessen, und begnügen Sie sich vielleicht mit einem Salatteller, allerdings Kartoffel- und Eiersalat ebenso wie Mais- und Erbsen- bzw. Bohnensalat sind nicht gerade kalorienarm. Besser sind alle möglichen Blattsalate, von Chicorée, Eisberg-, Feld- bis Kopfsalat, geraspelte Möhren, Gurken, Zucchini, Tomaten, blanchierte Soja- bzw. Alfalfasprossen, Krautsalat, Sellerie usw. Achten Sie auch auf die Salatsaucen und Dressings. In der Regel ist darin viel zuviel Öl oder Fett, selbst in der normalen Vinaigrette. Halten Sie dagegen und rühren Sie sich selbst am Tisch in der altertümlichen Methode die Sauce mit Essig und ein bißchen Öl, Salz und Pfeffer an, oder Sie versuchen es mal mit meinem ganz persönlichen Rezept für ein Dressing:

Jean's Dressing:

Nehmen Sie 150 g mageren Quark oder Joghurt und 50 g Crème fraîche oder 250 g Sauerrahm. Geben Sie diese Zutaten in eine leeres Marmeladenglas und fügen Sie 4 Eßlöffel Weinessig und eine halbe Lightsüßtablette hinzu. Vergessen Sie aber auch nicht eine gute Prise Salz, einen gehäuften Teelöffel getrocknetes Basilikum, einen halben Teelöffel getrockneten Dill, 20 g grünen Pfeffer (frisch oder getrocknet), 1 Teelöffel gelbe Senfkörner oder 1 gehäuften Teelöffel mittelscharfen Senf und etwas pulverisierten Pfeffer aus der Mühle. Öl ist nicht erforderlich, es sei denn, Sie wollen gleichzeitig auch etwas Provitamin A zu sich nehmen, dann geben Sie noch einen Teelöffel Carotinöl HT hinzu. Verschließen Sie das Glas, schütteln Sie es kräftig und lassen Sie es etwa eine halbe Stunde stehen. Dann ist das Dressing verzehrfertig, was übrigbleibt, können Sie im Kühlschrank mindestens 8 Tage aufbewahren.

Probieren Sie es aus, aber werden Sie mir nicht süchtig danach. Sie wissen, in der Vielfalt liegt die Kunst der Ernährung.

Eine solche Salatmahlzeit können Sie natürlich abwechseln mit einer Gemü-semahlzeit, dazu empfehle ich Ihnen z. B. die Rezepte auf *Seite 167 f.* Als Getränk bietet sich entweder eine Weinschorle ($1/_4$ l Wein, $3/_4$ l Mineralwasser) an oder unsere Lightgetränke auf der Basis der Frucht- und Limonadensirupkonzentrate (vgl. *Seite 138 ff.*).

Zugegebenermaßen ist dies ein sehr leichtes Mittagessen, aber insbesondere wenn Sie am Nachmittag noch arbeiten wollen, werden Sie sehen, daß Ihre Konzentration und Leistungsfähigkeit auch nach dem Essen noch akzeptabel ist. Sollte es Ihnen aber nicht reichen, dann empfehlen wir unsere Geheimwaffe, Bipektal oder Apfel-Pektal bzw. Apfel-Bipektal. Nehmen Sie etwa $1/_2$ Stunde vor dem Essen 6–9 Eßlöffel dieses auf *Seite 131 f.* beschriebenen Breis. Das dämpft den Appetit, und denken Sie stets daran: Hunger bekommt man erst, wenn man 24 Stunden keine Nahrung zu sich nehmen konnte, das, was Sie in der Regel empfinden, ist eigentlich nur unbändiger Appetit, der unseren Vorfahren im Urwald signalisierte, jetzt gefälligst für Essen zu sorgen, was dann etliche Stunden dauerte.

Nachmittags sollten Sie zum Kaffee Flüssiges zu sich nehmen, eventuell zusätzlich eins oder zwei unserer Ballaststoffbrödlis. Ich halte mir stets einige der Lightgetränke in Reserve, da kann ich mir dann leicht den Inhalt von 1–2 0,7-l Flaschen einverleiben. Auch das stillt sehr gut aufkeimendes Appetitgefühl. Und wenn alle Stricke reißen, esse ich 2–4 Eßlöffel von unserem Bipektal- oder Apfel-Bipektal-Mus, das ich dann eventuell mit Multimineral- und Vitaminpulver anreichere, um noch mehr für meine Gesundheit zu tun.

Am Abend können Sie sich, wenn Sie wollen, durchaus eine warme Mahlzeit gönnen, Rezepte dazu finden Sie im folgenden Kapitel in Hülle und Fülle. Einen Ratschlag will ich nicht vergessen: Essen Sie möglichst nicht mehr nach 20 Uhr, oder zumindest sollten 2 Stunden zwischen dem letzten Essen und dem Zubettgehen vergangen sein. Dann werden Sie mit Sicherheit besser schlafen.

Rezepte, Rezepte...

Den Kalorien ein Schnippchen schlagen

An dieser Stelle wollen wir Ihnen zusätzlich zu den Rezepten, die wir in unsere Hobbythek-Diät eingebaut haben, eine Reihe leckerer Schlemmereien zum Variieren vorstellen. Natürlich sollen diese Gerichte nicht nur gut schmecken, sondern auch gesund sein. Deshalb haben wir besonders auf niedrige Kalorien, geringe Fettmengen und auf einen hohen Anteil an Ballaststoffen geachtet. Sie können diese Schlemmereien also garantiert ohne Reue genießen. Übrigens haben wir bei vielen Gerichten den Kaloriengehalt dazugeschrieben. Wenn Sie mögen, können Sie die für Sie am schmackhaftesten Gerichte problemlos in unsere Diät einbauen. Lassen Sie einfach ein angegebenes Gericht weg, das in etwa die gleiche Kalorienzahl aufweist. So, nun aber viel Spaß beim Kochen und guten Appetit beim Essen.

Brotaufstriche

Konfitüre à la Hobbythek

Unser Konfitürenrezept können Sie auch in kleinen Mengen und vor allem mit exotischen Früchten, wie Kiwi, Mango, Ananas, Orangen und Zitronen (ungespritzt!), realisieren. Schneiden Sie die Früchte zunächst in etwa 1 cm große Würfel oder in dünne Streifen. Bei den angegebenen Mengen gehen wir von etwa 1 kg Früchten aus. Wenn Sie diese allerdings zubereiten, fällt immer etwas weg, so daß Sie in etwa eine Fruchteinwaage von 850–900 g erhalten.

Nehmen Sie also 850–900 g kleingeschnittene Früchte, geben Sie diese in einen Topf und erhitzen Sie sie langsam auf kleiner bis mittlerer Flamme. Vergessen Sie aber nicht, von Zeit zu Zeit umzurühren bzw. den Boden abzuschaben, damit die Früchte nicht anbrennen. Messen Sie dann einen gehäuften Meßlöffel (1–1,5 g) Calcium-citratpulver ab und rühren Sie dies in 100–150 ml Fruchtsaft ein. Bei der Wahl des Fruchtsaftes müssen Früchte und Saft nicht unbedingt übereinstimmen, Kiwimarmelade können Sie durchaus mit Traubensaft, Johannesbeermarmelade mit Kirschsaft, Reineclauden mit Aprikosensaft, Erdbeeren mit Pfirsichsaft usw. zubereiten. Verwenden Sie Säfte, die Sie im Supermarkt kaufen können, achten Sie aber möglichst darauf, daß es 100%iger Fruchtsaft, zumindest aber 50%iger ist. Diesen Saft – vermischt mit dem Calciumcitrat – rühren Sie jetzt unter die Früchte und erhitzen diese Mischung weiter.

Parallel dazu bereiten Sie die Substanz zu, die das Gel erzeugt. Sie besteht aus einem speziellen Pektin, einem *niederveresterten Pektin*, das selbstverständlich aus natürlichen Früchten gewonnen wird. Wir empfehlen unbedingt das niederveresterte Apfelpektin, das wir Apfelpektin NVM genannt haben, von „niederverestert für Marmeladen". Davon nehmen Sie 10–15 g, rühren dieses in 100 g Zucker – Sie können aber auch 100 g Fruchtzucker, Sorbit, Xylit oder Isomalt verwenden, dann ist Ihre Konfitüre voll für Diabetiker geeignet. Geben Sie Pektin und Zucker bzw. Zuckerersatzstoffe in ein Marmeladenglas mit verschließbarem Deckel, und vermischen Sie es durch Schütteln gut miteinander. Dann geben Sie dieses unter stetigem Rühren in die Fruchtmasse hinein und lassen das Ganze kurz aufkochen. Ziehen Sie den Topf vom Herd und geben Sie, je nach Geschmack, etwa 40–60 Tabletten von unserem Lightsüß HT hinein. Das entspricht etwa einer Zuckermenge von 200–300 g. Das ist relativ wenig, wenn man bedenkt, daß in normale Marmela-

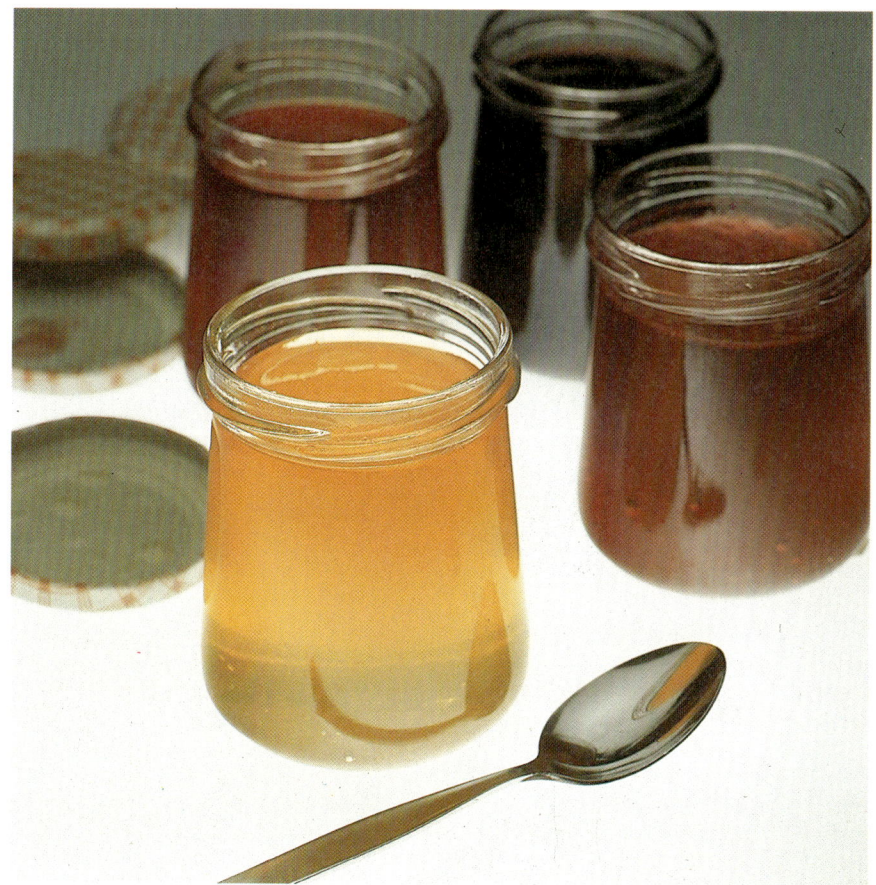

Abb. 1: Wer zum Frühstück etwas Süßes bevorzugt, kann sich eine große Auswahl an Light-Konfitüren und -Marmeladen herstellen.

alle Bakterien, die möglicherweise an seiner Oberfläche anhaften, abgetötet werden. Auf diese Weise bekommen Sie Marmeladenkonserven, die sich zwar lange halten, aber wegen des Abbaus der Süße von Aspartam innerhalb der nächsten Monate verzehrt werden sollten. Wenn Sie wollen, können Sie dem fast vollen Glas noch einen Schuß Likör wie Amaretto, Cointreau, Mandarinen-, Kirsch-, Zwetschgen-, Himbeer-, Birnenschnaps oder Cognac, Whisky usw. zugeben.

Wenn Sie ein Glas geöffnet haben, muß es alsbald (im Kühlschrank aufbewahrt etwa innerhalb von 8–14 Tagen) verzehrt werden, denn da wir mit einem Minimum an Zucker arbeiten, fehlt sein konservierender Einfluß. Das ist hier aber wie bei jeder geöffneten Konserve. In käuflichen Diätkonfitüren sind deshalb chemische Konservierungsstoffe enthalten, achten Sie mal aufs Kleingedruckte! Auf dieses wollten wir verzichten. Nach 2 Minuten können Sie das umgedrehte Glas wieder aufrecht hinstellen. Wenn Sie es so abfüllen, hält sich Ihre Marmelade lange Zeit, aber bitte denken Sie daran, daß das Aspartam im Lightsüß nach etwa 6 Monaten die Hälfte seiner Süßkraft verliert. Wenn Sie dies verhindern wollen, nehmen Sie anstelle von Lightsüß besser Konfilight, dann hält sich die Süße jahrelang. Wenn Sie es – wie auf *Seite 141* beschrieben – im heißen Wasser aufbereiten, dann nehmen Sie von diesem Konfilight flüssig 20–30 ml, was einem Zuckeräquivalent wiederum von 200–300 g entspricht. Ansonsten bleibt die Zubereitung wie mit Lightsüß, nur daß Sie Konfilight schon mit den Früchten ganz am Anfang zufügen können.

den bei dieser Menge etwa 900 g Zucker hineinkommen.

Rühren Sie noch einmal kräftig um und füllen Sie alles umgehend in die Marmeladengläser ab. Sie können die Konfitüre praktisch unbegrenzt haltbar machen, wenn Sie den Twist-off-Deckel sofort nach dem Befüllen mit der hei-

ßen Masse auf das Glas ganz fest aufdrehen. Wenden Sie das Glas umgehend so herum, daß es auf dem Deckel steht.

Am besten legen Sie ein trockenes Tuch drunter, damit die Wärme vom Deckel nicht abgeleitet wird. Durch diesen Trick wird der Deckel dann so heiß, daß

147

Sauerkraut-Brotaufstrich

80 ml	Wasser
etwas	gekörnte Gemüsebrühe
40 g	Hafer, geschrotet
2	Möhren, geraspelt
2 Teel.	Melassehefe
$^1/_2$	Gemüsezwiebel, gehackt
50 g	Champignons
1 Eßl.	Distelöl
100 g	Sauerkraut, zerkleinert

Das Wasser mit der gekörnten Gemüsebrühe kurz aufkochen lassen, den Hafer hineingeben, umrühren und dann 10 Minuten quellen lassen. Anschließend die übrigen Zutaten hinzufügen und umrühren, mit Pfeffer und Curry abschmecken, fertig. Wenn Sie mögen, können Sie den Aufstrich auch zu Mus verarbeiten. Dazu brauchen Sie ihn nur zu pürieren.

Zucchini-Möhren-Aufstrich

80 ml	Gemüsebrühe
40 g	Hafer, geschrotet
1 kl.	Zucchini, geraspelt
2	Möhren, geraspelt
3 Teel.	Melassehefe
50 g	Champignons
$^1/_2$	Zwiebel, gehackt
2 Eßl.	Öl
1 Teel.	Senf

Der Hafer wird zusammen mit der Gemüsebrühe genau wie oben beschrieben zubereitet. Dann werden die übrigen Zutaten hinzugegeben, mit Pfeffer und Salz abgeschmeckt, fertig.

Paprika-Tomaten-Aufstrich

40 g	Magerquark
30 g	frische, rote Paprika

Die Paprika waschen, putzen und in Würfel schneiden. Zusammen mit Salz und Pfeffer unter den Quark mischen. Frischer Schnittlauch und andere frische Kräuter machen diesen Brotaufstrich noch etwas pikanter. Anstelle der Paprika können Sie nach Geschmack auch kleingeschnittene Radieschen verwenden.

Avocado-Paprika-Aufstrich

$^1/_2$	gelbe Paprika
$^1/_4$	Avocado
$^1/_2$	Knoblauchzehe
2 cl	Sojamilch

Die Paprika wird gut zerkleinert und anschließend mit der Avocado zu Mus verrührt. Dann wird diese Masse mit dem Knoblauch und der Sojamilch vermengt. Anstelle der Sojamilch können Sie natürlich auch ganz normale Kuhmilch verwenden. Mit Pfeffer, Salz und Zitrone wird der Aufstrich abgerundet.

Sülze: Die fettarme Alternative zur Wurst

Zwar rät, wie schon oben erwähnt, auch die DGE, weniger Fleisch und Wurst zu essen, aber ganz möchte man eben auch nicht darauf verzichten. Eine gesunde, köstliche und kalorienarme Alternative dazu ist die Sülze. Schon in früheren Jahren haben wir uns intensiv damit beschäftigt. Da die Her-

stellung von Sülze nicht schwierig ist und das Ergebnis äußerst delikat, haben wir uns entschlossen, Ihnen an dieser Stelle das erforderliche Wissen weiterzugeben:
Sülze muß säuerlich schmecken. Ein Schuß Essig tut es zwar auch, wir wollen es aber doch ein wenig feiner machen. Wir schlagen deshalb einen herben Wein vor, der durch etwas Essig „verstärkt" wird. Das Ergebnis ist dann eine sehr wohlschmeckende Weinsülze. Die Säure ist übrigens nicht nur für den Geschmack wichtig, sondern auch für die Haltbarkeit, denn Säure hemmt das Bakterienwachstum. An Gerätschaften brauchen Sie folgendes:

– 1 Küchenthermometer,
– 1 Sieb,
– 1 Schaumlöffel,
– 1 weißes Baumwoll- oder Leinentuch (notfalls mehrere Lagen dünnen Windelstoff).

Hier zunächst ein Rezept:

Pikante Weinsülze à la Hobbythek

Man nehme:

300 g	mageres gepökeltes Fleisch
$^1/_4$ l	Wasser
$^1/_2$ Teel.	Salz
	etwas Suppengrün, z.B. Möhren, Sellerie, Porree, Petersilie, Blumenkohl oder kleingehackte Mixed Pickles.
2	Zwiebeln
1	Lorbeerblatt
1	Nelke
	schwarzen und weißen Pfeffer

Für das Gelee:

0,2 l herben Weißwein
40 g Aspikpulver oder Gelatine
0,2 l kaltes Wasser
1 guten Schuß Essig

Zunächst zur Fleischeinlage:
Geeignet sind praktisch alle gängigen Fleischsorten, also Rind-, Kalbs-, Schweine- oder Geflügelfleisch, aber auch Zunge. Man kann sogar gekochten Schinken oder Fleischwurst verwenden. Dann allerdings brauchen Sie zusätzlich einen Brühwürfel, denn aus Kochschinken oder Wurst läßt sich Brühe nun einmal nicht herstellen. Fleischeinlagen aus frischem, rohem Fleisch müssen Sie, wenn die Sülze besonders appetitlich aussehen soll, zunächst einmal pökeln. Wie man das macht, das können Sie im *Hobbythekbuch vom Essen 1* nachlesen, oder aber Sie kaufen direkt gepökeltes Fleisch. Das Fleisch waschen Sie unter lauwarmem Wasser ab und geben es in einen Topf mit einem halben Liter kochendem Wasser. Dazu kommen Salz, das Lorbeerblatt, Nelke und die Pfefferkörner. Außerdem die in Scheiben geschnittenen Zwiebeln und die zerkleinerten Bestandteile des Suppengrüns. Beim Kochen dieser Mischung entsteht Schaum. Dieser kann nicht nur überkochen, er würde die spätere Sülze auch sehr trüben. Deshalb ist es wichtig, daß er während des Kochens gründlich abgenommen wird. Dafür verwenden Sie am besten einen Schaumlöffel. Nach etwa 1 1/2 Stunden ist das Fleisch gar. Es soll zwar weich sein, aber es darf nicht zerfallen. Nehmen Sie es aus dem Topf, und gießen Sie die Brühe durch ein Sieb. Vom ausgekochten Suppengrün brauchen Sie jetzt nur noch die Möhrenscheiben, die sich sehr gut zum Garnieren eignen. Lassen Sie die Brühe abkühlen, und stellen Sie sie dann in den Kühlschrank. Dort wird sie so weit erkalten, daß das obenschwimmende Fett fest wird. Dieses muß restlos von der Brühe abgenommen werden. Auch nach dieser Prozedur ist die Brühe immer noch trübe. Das beeinträchtigt zwar nicht ihren guten Geschmack, wohl aber das spätere Aussehen der Sülze. Wer also auch etwas fürs Auge tun will, der klärt die Brühe nach. Das geht ganz einfach mit Eiweiß. Dazu wird die Brühe erhitzt. Bei etwa 40 °C wird unter Rühren ein Eiweiß hineingegeben. Bei etwa 60 °C gerinnt es und bindet dabei die Trübstoffe der Brühe. Man läßt nun das Ganze kurz aufkochen und schöpft den Schaum wieder ab. Zum Schluß wird alles zum Filtern durch ein sauberes weißes Baumwolltuch gegossen, das man kurz vorher in kochendes Wasser getaucht hat. Wenn dieses Tuch zu grob ist, hat es wenig Wirkung. Nehmen Sie es dann doppelt oder vierfach. Während die Brühe durch das Tuch läuft, hat man Zeit, das gekochte Fleisch in Würfel von der Größe zu schneiden, wie man sie in Sülze kennt.

Und nun zum Gelee der Sülze:
Mischen Sie 40 g Aspikpulver oder Gelatine mit 0,2 l kaltem Wasser und lassen Sie alles etwa 10 Minuten quellen. Währenddessen gießen Sie etwa 0,1 l von der gefilterten Brühe in einen Meßbecher und füllen ihn mit 0,2 l herbem Weißwein auf. Diese Mischung wird erhitzt. Bei 80 °C geben Sie das gequollene Aspikpulver unter Rühren hinzu und warten, bis die Temperatur wieder auf 80 °C gestiegen ist. Dann nehmen Sie den Topf vom Herd und lassen den Aspik auf etwa 30 °C abkühlen. Zum Schluß kommt noch der Schuß Essig hinzu.

Fleischeinlage und Gelee müssen nun zusammengebracht werden. Dazu eignet sich jede beliebige Schüssel aus Glas, Porzellan oder Keramik. Auch Kuchenformen aus Blech oder kleine Portionsschüsselchen sind geeignet. Wichtig ist nur, daß die Form des Gefäßes erlaubt, die Sülze später herauszustürzen.

Und nun beginnt der künstlerische Teil der Sülzenzubereitung: Zunächst gießt man in die vorgekühlte Form soviel Aspik, daß der Boden gut bedeckt ist. Wenn der Aspik beginnt, dickflüssig zu werden, bewegt man die Form so, daß er gleichmäßig auch über die Seitenwände fließt und etwas davon an den Wänden haften bleibt. Wenn der Aspik nicht hängenbleiben will, dann empfiehlt es sich, die Form noch einmal kurz in den Kühlschrank zu stellen. Und nun muß garniert werden. Je mehr Mühe Sie sich damit machen, um so schöner ist nachher das Ergebnis. Zum Garnieren können Sie hartgekochte Eier, Möhren, Radieschen, Gürkchen, Zwiebeln, gefüllte Oliven (die man am besten so schneidet, daß die Füllung im Ring der Oliven zu sehen ist), Kapern, Maiskölbchen, eingelegte Paprika, Champignons, Zitronenscheiben usw. nehmen. Im Grunde eignet sich fast alles Eßbare, was optisch attraktiv ist. Vergessen Sie nicht, die Form am Rand reichlich zu garnieren. Das ist zwar nicht so einfach, wie die Dekoration des Bodens, aber Sie werden schon damit zurechtkommen. Die Dekoration des Bodens wird für das spätere Einfüllen der Fleischeinlage un-

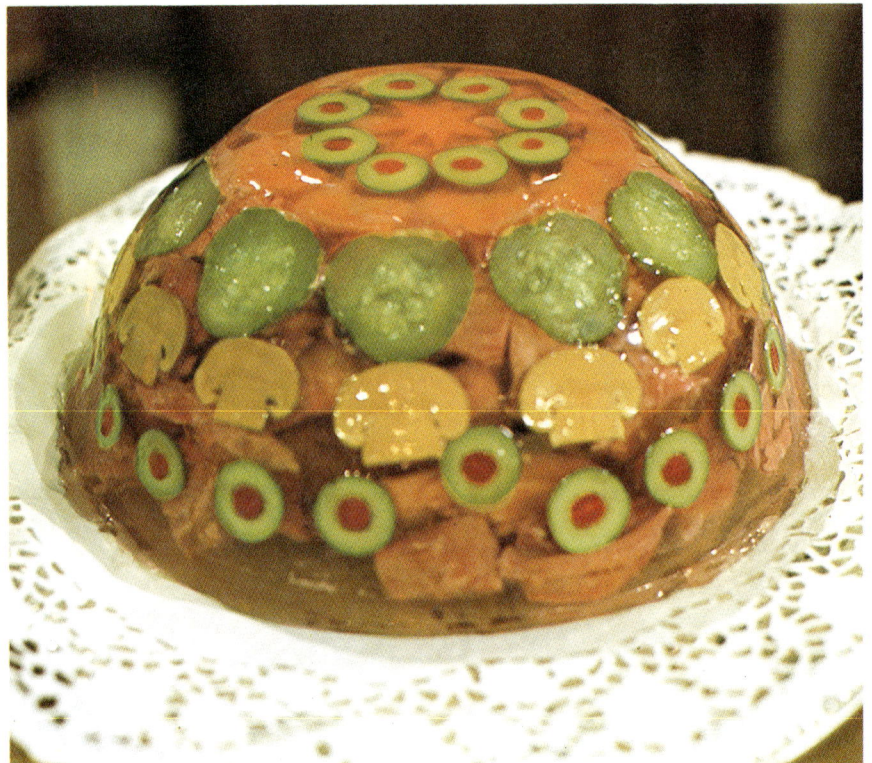

Abb. 2: Bei der Gestaltung Ihrer Sülze können Sie Ihrer Phantasie freien Lauf lassen.

warmes Wasserbad stellen. Dabei allerdings darauf achten, daß nichts über den Rand auf die Sülze läuft, weil warmes Wasser sie schnell wieder schmelzen lassen würde. Durch dieses warme Wasserbad beginnt der Aspik an den Wänden kurz anzuschmelzen. Das geht bei dicken Keramikschüsseln langsamer als bei einer dünnen Glasschüssel. Das alles klingt zwar etwas kompliziert, aber Sie werden sehen, es ist viel einfacher, als es sich anhört.

Gemüsesülze ohne Fleisch

Sie können übrigens auch eine reine Gemüsesülze herstellen. Dazu gehen Sie im Prinzip genauso vor, wie oben beschrieben. An Gemüse können Sie so ziemlich alles einsetzen, was Ihnen sowieso gut schmeckt. Hartes Gemüse, wie z. B. Möhren, Blumenkohl, Kohlrabi, Kürbis und Bambussprossen oder auch Sellerie, sollte aber zunächst in etwas Essigwasser gekocht werden. Bei weicherem Gemüse, wie z. B. Auberginen, Zucchini, Paprika, Spargelstückchen und Champignons reicht schon ein Blanchieren in Essigwasser. Als Gewürze können Sie Knoblauch, ein paar Körner grünen Pfeffer u. ä. nehmen. Guten Appetit also!

Leckereien aus Ballaststoffen

Um die von diversen medizinischen Gesellschaften empfohlene Menge von 30 g Ballaststoffen pro Tag zu sich zu nehmen, oder aber mit Hilfe bestimmter Ballaststoffe die Blutfette senken zu können, müssen wir unsere

empfindlich gemacht, indem noch eine dünne Schicht Aspik darübergegossen wird. Mit der Randdekoration müssen Sie allerdings vorsichtig umgehen. Vor dem Füllen der Sülze schieben Sie die Form mit der Garnierung ruhig noch einmal in den Kühlschrank. Dabei aber bitte ganz vorsichtig zu Werke gehen. Jetzt können Sie die Fleischstücke und – wenn Sie mögen – noch weiteres Gemüse hinzugeben. Zum Schluß wird alles mit dem restlichen Aspik übergossen. Sollte der inzwischen schon zu kalt

geworden und erstarrt sein, dann wärmen Sie ihn vorsichtig noch einmal auf. Aber bitte keine zu hohen Temperaturen erreichen, weil Ihnen sonst beim Aufgießen die ganze Dekoration wegschmilzt. Wenn alles wieder abgekühlt ist, stellen Sie die gefüllte Form in den Kühlschrank, wo die Sülze sehr schnell völlig erstarren wird. Jetzt kommt der Moment, in dem Sie Ihr Kunstwerk vollenden: Sie müssen es jetzt aus der Form stürzen. Das geht ziemlich einfach, wenn Sie die Form kurz in ein

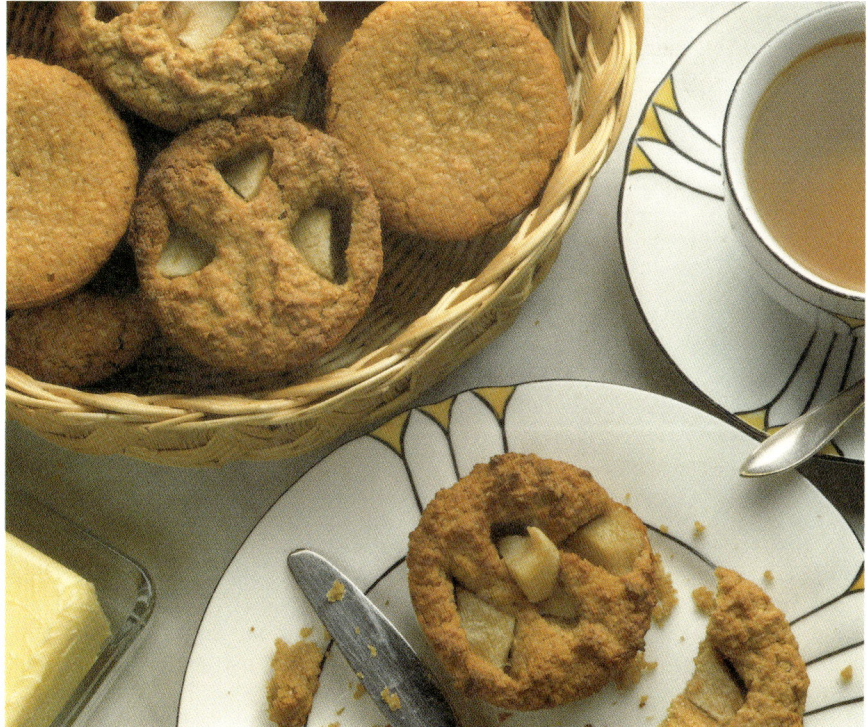

Abb. 3: Die Ballaststoffbrödlis können Sie als süße oder als herzhafte Variante herstellen.

darauf, daß die Haferkleie zum Backen fein genug gemahlen ist, sonst gelingen die Rezepturen nicht. Anstelle von Haferkleie können Sie auch Erbsenfaser HT verwenden. Sie beinhaltet ebenfalls viele Mineralstoffe. Der Teig, den Sie damit bekommen, ist blütenweiß, wie mit Weizenmehl Type 405, und außerdem schmeckt dieser Ballaststoff noch neutraler als Haferkleie.

Grundrezept süß:

200 g	Haferkleie/Erbsenfaser
100 g	Weizenvollkornmehl
$^1/_2$ Eßl.	Backpulver
2–5 Eßl.	Honig
1 Eßl.	Färber-Distelöl
2 Eßl.	Weizenkleber HT
1 Eßl.	Reinlecithin P
2 Eßl.	Apfel-Pektal oder
	Apfel-Bipektal
500 ml	Vollmilch oder
	Wasser-Milch-Gemisch

Die festen Zutaten sorgfältig miteinander vermischen. Öl und Wasser unterrühren und die Masse in kleine Portionsbackformen oder ein Muffin-Blech (im Haushaltswarengeschäft erhältlich) füllen und ca. 20–30 Minuten bei 200 °C backen.
Die Zutaten reichen für rund 12 Brödlis.
1 Brödli beinhaltet ca. 160 kcal.

Variationen:
Sie können die verschiedensten Nüsse, Samen und Getreideflocken sowie Rosinen, Datteln, Feigen, feinzerhacktes Dörrobst und frisches Obst wie zum Beispiel Äpfel, Pflaumen, Birnen usw. je nach Geschmack unter die Backmischung geben und mitbacken.

Koch- und Backgewohnheiten ein wenig ändern. Die folgenden Rezepte sind zum Teil speziell zur Cholesterinsenkung gedacht, andere sollen zur generellen Erhöhung des Ballaststoffanteils in Ihrer Nahrung dienen. Von großer Wichtigkeit für Ihr Wohlbefinden ist, daß Sie die Ballaststoffzufuhr langsam steigern, um den Verdauungsapparat nicht zu überfordern.

Ballaststoffbrödlis

Hauptbestandteil des Grundrezeptes ist Haferkleie bzw. Erbsenfaser HT. Hierbei sollten Sie darauf achten, daß die Haferkleie einen möglichst hohen Anteil an wasserlöslichen Ballaststoffen aufweist. Das ist z. B. bei dem sogenannten *Out Bran* der Fall. Die normale Haferkleie wird in einem speziellen Verfahren durch Vermahlen der Spelzen des Haferkorns gewonnen und enthält bis zu 90 % wasserunlösliche Ballaststoffe, auf die es uns in diesem Fall nicht ankommt. Achten Sie

Grundrezept salzig:

200 g	Haferkleie/Erbsenfaser
100 g	Weizenvollkornmehl
$^1/_2$ Eßl.	Backpulver
1 Eßl.	Färber-Distelöl
2 Eßl.	Weizenkleber HT
1 Eßl.	Reinlecithin P
$^3/_4$ Teel.	Salz
2 Eßl.	Apfel-Pektal
	oder Apfel-Bipektal
500 ml	Milch oder
	Wasser-Milch-Gemisch

Zufügen kann man diesem Rezept nach Belieben kleingehackte Zwiebeln, Schnittlauch, Petersilie oder geriebenen Parmesan- oder anderen Hartkäse, kleingeschnittenen mageren Schinken oder Salami. Gewürze je nach Geschmack: Oregano, Thymian, Majoran, Rosmarin, Cayenne-Pfeffer und andere mehr bieten sich an.
1 Muffin hat ca. 150 kcal.

Ballali

Zum Abschluß möchten wir Ihnen noch ein Spezial-Rezept vorschlagen, von dem wir von der Hobbythek besonders begeistert sind. Wir haben es Ballali genannt, weil es einen starken italienischen Einschlag hat.

200 g	Haferkleie/Erbsenfaser
100 g	Weizenvollkornmehl
$^1/_2$ Eßl.	Färber-Distelöl
2 Eßl.	Weizenkleber HT
1 Eßl.	Reinlecithin P
$^3/_4$ Eßl.	Salz
300 g	Zwiebeln
40 g	Parmesankäse

2 Eßl.	Apfel-Pektal
	oder Apfel-Bipektal
300–	
500 ml	Vollmilch oder
	Milch-Wasser-Gemisch
1 Teel.	Kümmel
1 Msp.	Muskatnuß

Bei diesem Rezept müssen Sie zunächst die Zwiebeln schälen und in dünne Ringe oder kleine Würfel schneiden, dann so lange in einer Pfanne andünsten, bis sie glasig sind. Anschließend die Zwiebeln zu den übrigen Zutaten geben und wie bei den Ballaststoffbrödlis beschrieben weiterverarbeiten. Verwenden Sie dabei soviel Milch, wie notwendig ist, um den Teig noch gut rühren zu können. Sie werden sehen, diese Muffins eignen sich nicht nur zum Abnehmen, sie sind so delikat, daß Sie sie selbst Ihren Freunden für den „Hunger zwischendurch" auftischen können.

All diese „Köstlichkeiten" können Sie als Zwischenmahlzeit oder als Ersatz für Brot, Kartoffeln, Nudeln oder sonstige Stärkeprodukte zu sich nehmen. Wenn Sie Ihr Brot selber backen, können Sie je nach Mehlsorte, d. h. je nach Ausmahlungsgrad, Ballaststoffe wie Haferkleie, Apfel-Pektal oder Apfel-Bipektal und Erbsenfaser zugeben. Hier ein Rezept dazu:

Ballaststoffbrot

2 Pck.	Trockenhefe
3 Eßl.	Apfel-Pektal oder
	Apfel-Bipektal
2 Teel.	Zucker

200 g	Haferkleie/Erbsenfaser
450 g	Weizenvollkornmehl
240 g	Roggenvollkornmehl
110 g	Roggenmehl, Type 1050
$1^1/_2$ Teel.	Salz
1 Pck.	Fertigsauerteig

Alle Zutaten bis auf den Fertigsauerteig in eine große Schüssel geben, gut vermischen und mit $^1/_2$ bis $^3/_4$ l lauwarmem Wasser zu einem zähen Teig verkneten. Diesen anschließend mit einem Tuch abgedeckt an einem warmen Ort 30 Minuten gehen lassen. Dann ein Brot aus dem Teig formen und abermals 15 Minuten gehen lassen. Nun können Sie das Brot in den Backofen schieben und es ca. 70–80 Minuten bei 180–200 °C ausbacken.
Eine Scheibe enthält 70 kcal.

Wenn Ihnen dieses Rezept zu zeitaufwendig ist, können Sie auf die entsprechenden Rezepte der Hobbythek zum Brot-, Brötchen- und Kuchenbacken zurückgreifen (vgl. Hobbythekbuch „Allerlei Getreide") und einfach 3 % der Mehlmenge Apfel-Pektal und 10 % Haferkleie oder Erbsenfaser hinzufügen. Ziehen Sie dann diese Menge von der Mehlmenge ab. Hierbei handelt es sich nicht nur um eine Erhöhung des Ballaststoffgehaltes, sondern Bräunung, Frischhaltung und Krumenbeschaffenheit des Brotes werden verbessert. Haferkleie und Erbsenfaser eignen sich bis zu der angegebenen Dosierung, abhängig von der Mehlmenge, für alle Backwaren. Sie sollten jedoch darauf achten, die Kleie möglichst fein im Mixer (Universalzerkleinerer mit Schlagmesserwerk) oder in einer Mühle zu vermahlen, falls Sie sie nicht schon fein kaufen konnten.

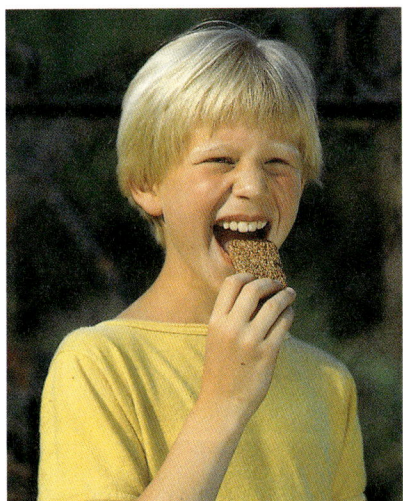

Abb. 4: Ideal für den „kleinen Hunger zwischendurch": Müsli-Riegel, die besser schmecken als ein Stück Schokolade.

Müsli-Riegel Plus

Für einen gesunden Snack zwischendurch eignen sich besonders unsere Müsli-Riegel-Rezepturen.
Müsli-Riegel bestehen einmal aus der Trockenmischung, für die wir Ihnen drei Variationen vorschlagen, und der Bindemasse. Zuerst jedoch einige Vorschläge für die Trockenmischung.

Trockenmischung 1:

15 g	Kokosflocken
20 g	Roggenflocken
20 g	Haferflocken
6 g	Sonnenblumenkerne
30 g	gepufftes Amaranth
60 g	getrocknete Früchte
90 g	Apfelfaser grob HT
60 g	Haferkleie/Erbsenfaser

Trockenmischung 2:

50 g	gepufftes Amaranth
50 g	Roggenflocken
100 g	Haferflocken
50 g	gehackte Nüsse
50 g	Sonnenblumen- oder Kürbiskerne

Sie können diese Mischungen je nach Geschmack frei variieren.

Trockenmischung 3: Müsli-Frucht-Schnitte

50 g	gepufftes Amaranth
50 g	Roggenflocken
75 g	Haferflocken
50 g	Mandeln
50 g	Sonnenblumenkerne
30 g	getrocknete Aprikosen
30 g	Rosinen
1 Msp.	Zimt

Haferflocken, Mandeln und Sonnenblumenkerne zunächst 5 Minuten bei 150 °C auf einem Backblech vorrösten. Auch hier können Sie wieder die Frucht- und Nußzutaten frei variieren.

Die Bindemasse:

50 g	Honig
30 g	brauner Zucker
1 Eßl.	Zitronensaft
1 Msp.	Reinlecithin P
1 Msp.	Salz
25 g	Pflanzenmagarine oder Speiseöl
2 g	Gelatine, in
4 g	Wasser gelöst.
100– 150 ml	Wasser

Die Zutaten in einem hohen Kochtopf unter ständigem Rühren auf ca. 110 °C erhitzen, bis eine leichte Bräunung eintritt. Geben Sie immer nur soviel Wasser hinzu, wie notwendig ist, um die Zutaten miteinander zu vermischen. Dann die Trockenmischung langsam einrühren. Die Bindemasse hat die richtige Konsistenz, wenn sich bei der Fingerprobe kleine Fädchen zwischen Daumen und Zeigefinger bilden. Aber Vorsicht, denken Sie an die Temperatur. Falls Sie die Trockenmischung nicht untergerührt bekommen, können Sie vorsichtig noch mehr Wasser zu geben. Danach auf einem Backblech ausrollen und bei 150 °C im Backofen 15 Minuten trocknen lassen. Anschließend in Riegel schneiden und auskühlen lassen.

Ballaststoffbuletten

Aber auch Fleisch können Sie mit Ballaststoffen anreichern. Beim beliebten „Fleischpfanzerl" zum Beispiel können Sie die Semmelbrösel oder das Brötchen durch Ballaststoffe wie Haferkleie, Apfel-Pektal oder Apfel-Bipektal ersetzen:

150 g	Tatar
1 Teel.	scharfen Senf etwas Knoblauch, Pfeffer und Salz
2 Eßl.	Haferkleie/Erbsenfaser

```
    2 Eßl.  Apfel-Pektal
            oder Apfel-Bipektal
    3 Eßl.  Wasser
```

Tatar und Gewürze vermischen, Haferkleie bzw. Erbsenfaser und Apfel-Pektal oder Apfel-Bipektal zugeben und mit 3 Eßlöffeln Wasser unterrühren. Nachdem Sie Buletten daraus geformt haben, braten Sie diese in einer beschichteten Pfanne gar. Eventuell vor dem Wenden mit etwas Öl bestreichen.

Rezepte für die Getreidekur

Beim reinen Getreidefasten, das wir auf *Seite 26 f.* ausführlich beschrieben haben, wird das Getreide auf eine besondere Weise zubereitet, damit die Getreideschleime sich optimal bilden. Das Getreide muß über Nacht eingeweicht, dann kurz abgekocht und durch ein Sieb gegeben werden. Vielleicht erinnern Sie sich noch an den Haferschleim in Ihrer Jugend, der gegen Magen-Darm-Beschwerden verabreicht wurde. Ebenso wie Haferzubereitungen bedürfen auch die anderen Getreidesorten dringend einer geschmacklichen Aufbesserung. Durch das Aufkochen mit Hefebrühe kann man schon einiges erreichen, zusätzlich wird durch die Zugabe verschiedener frischer Kräuter dann etwas richtig Leckeres daraus. Einige Getreide eignen sich auch ganz gut zum Aufkochen mit verdünnter Milch, dies hat gleichzeitig noch den Vorteil, daß die Eiweißwertigkeit (vgl. *Seite 40 ff.*) verbessert wird. Besonders

Roggen hat eine blähende Wirkung, Fenchel oder Kümmel wirken dem entgegen.
Wem dieses Getreidefasten etwas zu streng erscheint, sollte es einmal mit unserer Getreidekur probieren. Sie nehmen dann in etwa 1000 Kalorien pro Tag zu sich. Eventuell auftretendem Hunger können Sie – wie stets – mit unserer Pektinzubereitung begegnen. Sie werden dabei ca. 2 kg in der Woche abnehmen, wichtiger aber ist die während dieser Kur eintretende Entschlackung des Körpers.
Vergessen Sie aber Ihr tägliches Bewegungsprogramm nicht, Minimum sind 2mal 30 Minuten strammer Spaziergang oder ähnliches (vgl. *Seite 127 ff.*).

Sonntag – Weizentag

150 g Weizenkörner werden am Vorabend in ein Gefäß gegeben, 150 ml Wasser und den Saft einer halben Zitrone zugeben, bedeckt über Nacht einweichen lassen. Dann in drei Portionen teilen. So eingeweichten Körnern geben wir den Namen Grütze. Je nach Geschmack oder Rezept können Sie die Körner auch vor oder nach dem Einweichen zerkleinern.

Frühstück: Weizenmüsli

```
        1  süßer Apfel
     1/3  der Weizengrütze
           (1 Portion)
    100 g  Joghurt (3,5 % Fett)
    1 Teel.  Honig oder
    1 Tabl.  Lightsüß HT
```

Den Apfel reiben und mit den anderen Zutaten verrühren. Lightsüß vorher im Joghurt auflösen. Fertig ist das Frühstück.

Mittagessen: Gurkensalat

```
    1 Eßl.  Distelöl
    100 g  Dickmilch
    1/2 Teel.  Kräutersalz
    1/2 Teel.  Basilikum
    1/4 Teel.  Dill, Petersilie
    300 g  Salatgurke
    1 Portion  Weizengrütze
```

Distelöl, Dickmilch und die Gewürze zu einer Salatsauce verrühren. Die Salatgurke waschen, in Würfel schneiden und unterheben, dann die Weizengrütze unterrühren.

Abendessen: Tomatensalat

```
    1 Teel.  Olivenöl
    1/4 Teel.  Kräutersalz
           etwas Oregano
        1  kleiner Bund Petersilie
        1  kleine Zwiebel
    1–2 gr.  Fleischtomaten
    1 Portion  Weizengrütze
```

Olivenöl, Kräutersalz und Oregano zu einer Salatsauce verrühren. Die Petersilie feinhacken, die Zwiebel feinwürfeln, die Fleischtomaten kleinschneiden. Alles in die Sauce geben und mit der Weizengrütze verrühren.

Getränke: Trinken Sie über den Tag verteilt mindestens 1 l Mineralwasser und 1 l Kräutertee oder Fruchtsaft oder entsprechende Lightgetränke der Hobbythek.

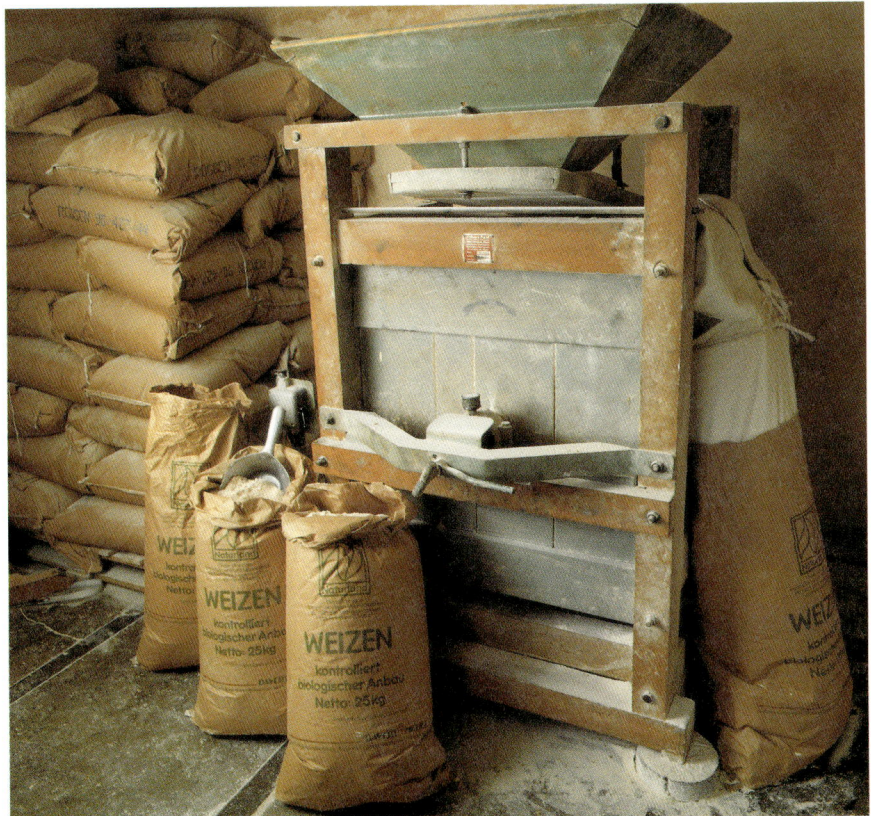

Abb. 5: Beginnen Sie Ihre Getreidekur mit einem Weizentag. Sie werden erstaunt sein, wie schmackhaft man ein so „einfaches" Getreide zubereiten kann.

Übrigens: Immer wenn Sie der Hunger übermannen will, $^1/_2$ Glas Wasser, Lightgetränk oder Pektingetränk langsam trinken, das hilft bestimmt!

Montag – Reistag

Am Vorabend 150 g Reis in 400 ml Wasser aufkochen, 40 Minuten auf kleinster Stufe garziehen lassen und in 3 Portionen teilen.

Frühstück: Milchreis

50 ml	Vollmilch
1	kleine Banane
$^1/_2$ Teel.	Zimt
1 Prise	Anis
1 Prise	Ingwer
1 Portion	Reis

Die Milch erwärmen, die Banane pürieren und alle Zutaten mit dem Reis ver-

rühren. Nach Geschmack mit 1–2 Tabletten Lightsüß HT, die Sie in der Milch auflösen können, süßen.

Mittagessen: Apfelsalat

250 g	süße Äpfel
$^1/_2$	Zitrone
1 Portion	Reis

Die Äpfel pürieren oder fein reiben, die Zitrone auspressen und den Apfelbrei mit dem Saft beträufeln. Den Brei mit dem Reis verrühren. Süßen mit 1–3 Tabletten Lightsüß HT. Am besten lösen Sie die Tablette in dem Zitronensaft auf.

Abendessen: Grapefruitsalat

1	Grapefruit
1 Eßl.	Honig oder
1 Tabl.	Lightsüß HT
1 Portion	Reis

Die Grapefruit pürieren oder feinschneiden und mit dem Honig und dem Reis verrühren. Wenn Sie Lightsüß verwenden, lösen Sie 1 Tablette mit dem Saft der Grapefruit auf.

Getränke: Siehe *Seite 154*.

Dienstag – Gerstentag

Am Vorabend 150 g Gerstenkörner in 400 ml Wasser aufkochen, 30 Minuten auf kleinster Stufe ausquellen lassen und in drei Portionen teilen.

Frühstück: Gerstenmüsli

100 g	Dickmilch
1	Birne
1 Teel.	Kokosflocken
1 Teel.	Honig oder
1–2 Tabl.	Lightsüß HT
1 Portion	Gerstengrütze

Die Birne kleinschneiden und alle Zutaten miteinander verrühren. Lightsüß HT vorher in Dickmilch auflösen.

Mittagessen: Gerste mit gedünstetem Chicorée

1	Chicorée
1 Eßl.	Sonnenblumenöl
150 ml	Wasser
$\frac{1}{2}$	Gemüsebrühwürfel
1 Portion	Gerstengrütze

Den Strunk des Chicorée keilförmig herausschneiden, Chicorée waschen, längs vierteln und im Sonnenblumenöl andünsten. Dann das Wasser zugeben, den Gemüsebrühwürfel unterrühren und den Chicorée ca. 15 Minuten köcheln lassen. Die Gerstengrütze hinzugeben und kurz erwärmen.

Abendessen: Griechischer Salat

40 g	Schafskäse
20 g	Oliven
1	kleine Zwiebel
1–2	grüne Paprika, mittelgroß
$\frac{1}{2}$ Becher	Magermilchjoghurt (75 g)
$\frac{1}{2}$ Teel.	Kräutersalz
1 Portion	Gerstengrütze

Den Schafskäse mit der Gabel zerdrücken, die Oliven kleinschneiden, die Zwiebel in feine Ringe schneiden, die Paprika kleinschneiden. Alle Zutaten miteinander verrühren.

Getränke: Siehe *Seite 154.*

Mittwoch – Hirsetag

Am Vorabend 150 g Hirse in 700 ml Wasser aufkochen, 35 Minuten ausquellen lassen und in 3 Portionen teilen.

Frühstück: Hirsemüsli

50 g	Magermilchjoghurt
1	Banane
1 Teel.	Honig oder
1 Tabl.	Lightsüß HT
1 Portion	Hirsegrütze

Die Banane schälen und kleinschneiden. Lightsüß HT in Joghurt auflösen, Joghurt und Hirse verrühren und die Banane unterheben.

Mittagessen: Hirse mit Möhrengemüse

200 g	Möhren
$\frac{1}{8}$ l	Wasser
$\frac{1}{2}$	Gemüsebrühwürfel
1 Prise	Cayennepfeffer
1 Prise	Curry
1 Portion	Hirsegrütze

Die Möhren waschen, putzen und stifteln. Das Wasser erwärmen, den Gemüsebrühwürfel zugeben und die Möhren darin dünsten. Die Gewürze und die Hirse zugeben und kurz mit erwärmen.

Abendessen: Hirserösti

1	Zwiebel
30 g	Quark (40 % i.Tr.)
1	Ei
1	kl. Knoblauchzehe
1 Teel.	Kräutersalz
$\frac{1}{2}$ Teel.	Curry
$\frac{1}{2}$ Teel.	Oregano
1 Portion	Hirsegrütze

Die Zwiebel schälen, fein würfeln und im Sonnenblumenöl glasig dünsten. Die Knoblauchzehe schälen und pressen. Alle Zutaten gut vermengen und in einer beschichteten Pfanne rösten. Die Hirserösti schmecken auch kalt.

Getränke: Siehe *Seite 154.*

Donnerstag – Roggentag

Am Vorabend 150 g Roggenkörner in 500 ml Wasser aufkochen, 40 Minuten ausquellen lassen, dabei gelegentlich umrühren. In drei Portionen teilen.

Frühstück: Roggenmüsli

1	Birne
1 Portion	Roggengrütze
1 Eßl.	süße Sahne
1 Teel.	Honig oder
1 Tabl.	Lightsüß HT

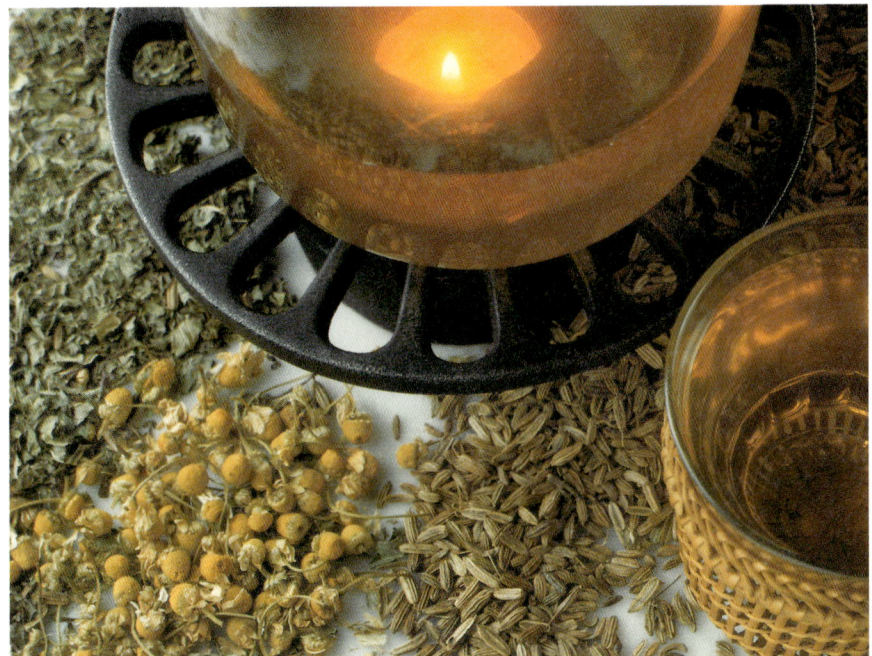
Abb. 6: Kräutertees haben keine Kalorien und wirken eventuell auftretenden Blähungen entgegen.

Das Wasser erhitzen und den Gemüsebrühwürfel darin auflösen. Die Roggengrütze und den Kümmel einrühren. Die Petersilie feinhacken und zugeben.

Getränke: Siehe *Seite 154.*

Übrigens: Roggen führt – wie erwähnt – häufig zu Blähungen, also viel Rooibos- oder Fencheltee trinken!

Freitag – Hafertag

Auch hier werden wieder 150 g Haferkörner benötigt. Für die Frühstücksportion weichen Sie davon 50 g mit kleingeschnittenen Trockenaprikosen in 90 ml Wasser ein. Die restlichen 100 g Haferkörner mit $^1/_2$ Gemüsebrühwürfel in 400 ml Wasser aufkochen, 20 Minuten ausquellen lassen und in 2 Portionen teilen.

Frühstück: Hafermüsli

100 g	Magermilchjoghurt
1 Portion	Hafergrütze

Den Joghurt mit der am Vorabend eingeweichten Hafergrütze und den Aprikosen verrühren. Eventuell mit Lightsüß HT oder Honig süßen, wie oben beschrieben.

Mittagessen: Hafer mit Champignongemüse

200 g	Champignons
1 Eßl.	Sonnenblumenöl

Die Birne kleinschneiden und mit allen Zutaten gut verrühren. Lightsüß HT vorher in der Sahne auflösen.

Mittagessen: Pfannkuchen

50 g	Quark
2	Eier
$^1/_2$ Teel.	Kräutersalz
$^1/_4$ Teel.	Paprikapulver, edelsüß
$^1/_4$ Teel.	Thymian
1 Prise	Chili-Pfeffer
1 Portion	Roggengrütze
1 Eßl.	Sonnenblumenöl
20 g	Emmentaler, gerieben

Quark, Eier und die Gewürze gut verrühren und die Roggengrütze unterheben. Das Sonnenblumenöl in einer Pfanne erhitzen, die Masse einfüllen, den Emmentaler darüberstreuen und in ca. 15 Minuten bei geschlossenem Deckel einen Pfannkuchen ausbacken.

Abendessen: Kümmelsuppe

250 ml	Wasser
$^1/_2$	Gemüsebrühwürfel
1 Portion	Roggengrütze
$^1/_4$ Teel.	gemahlenen Kümmel
1 kleinen	Bund frische Petersilie

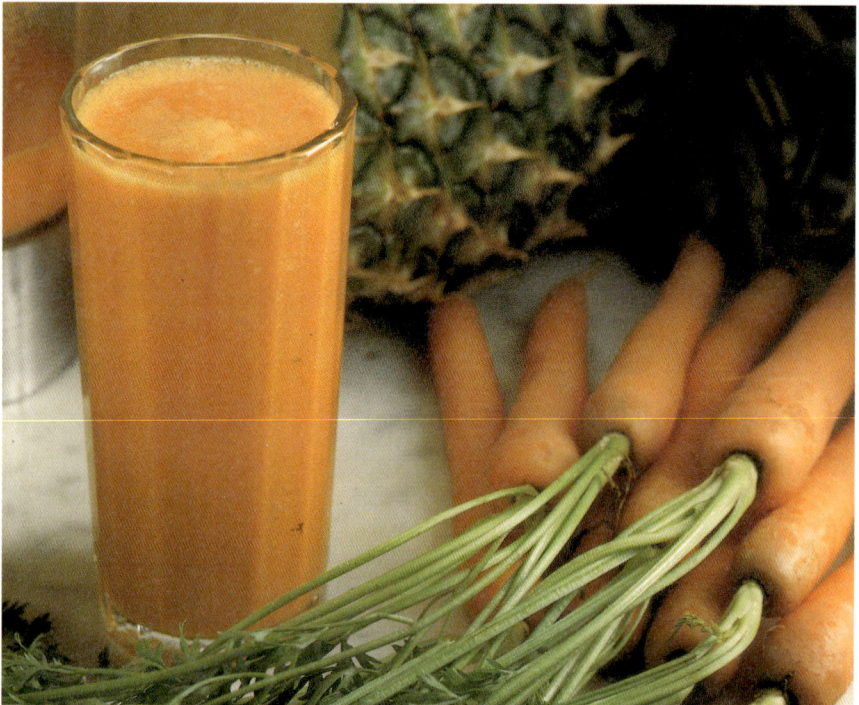

Abb. 7: Als Zwischenmahlzeit bietet sich ein möglichst kalorienarmer Gemüse- oder Fruchtsaft an.

Quark und das Tomatenmark verrühren und die Sonnenblumenkerne zugeben. Schnittlauch kleinschneiden und darüberstreuen.

Getränke: Siehe *Seite 154.*

Samstag – Dinkeltag

Für das Frühstück 50 g Dinkelkörner mit 50 g Rosinen in 90 ml Wasser einweichen. Die restlichen 100 g Dinkelkörner mit $^1/_2$ Gemüsebrühwürfel in 400 ml Wasser aufkochen und 15 Minuten unter gelegentlichem Rühren ausquellen lassen.

Frühstück: Dinkelmüsli

Die eingeweichte Dinkelgrütze mit den Rosinen und 50 g Joghurt verrühren.

Mittagessen: Wirsingsuppe

Vor dem Essen: 1 Eßlöffel Brennesselsaft trinken.

200 g	Wirsing
300 ml	Wasser
$^1/_2$	Gemüsebrühwürfel
$^1/_4$ Teel.	Kümmel, gemahlen
1 Prise	Muskat
1 Portion	Dinkelgrütze

Den Wirsing waschen, die dicken Strünke herausschneiden und den Rest in feine Streifen schneiden. Das Wasser erhitzen und den Wirsing zusammen mit den Gewürzen 15 Minuten köcheln. Dann den Dinkel unterrühren und kurz mit erwärmen.

200 ml	Wasser
$^1/_2$	Gemüsebrühwürfel
$^1/_2$ Teel.	Salbei, feingerebelt
$^1/_4$ Teel.	Kümmel, feingemahlen
1 Portion	Hafergrütze

Champignons waschen, putzen und in Scheiben schneiden. Das Sonnenblumenöl erhitzen, und die Champignons darin andünsten. Das Wasser dazugeben, Gemüsebrühwürfel und die Gewürze beimengen und alles ca. 15 Minuten köcheln lassen. Gegen Ende der Garzeit die Hafergrütze zugeben und kurz mit erwärmen.

Abendessen: Hafergrützesalat

1 Eßl.	Sonnenblumenkerne (10 g)
2 Eßl.	Tomatenmark (30 g)
1 Teel.	Quark (10 g, 40 % i.Tr.)
1 kl.	Bund Schnittlauch
1 Portion	Hafergrütze

Die Sonnenblumenkerne in der Pfanne rösten, dann die Hafergrütze, den

Abendessen: Maissalat

Vor dem Essen: 1 Eßlöffel Brennessel-saft trinken.

1 Portion	Dinkelgrütze
20 g	Parmesan, gerieben
4 Eßl.	frische Kresse
150 g	Zuckermais

Diese Zutaten alle miteinander vermischen, fertig ist das Abendessen.

Getränke: Siehe *Seite 154.*

Die Hobbythek-Diät

Bevor Sie nun mit dem Abnehmen beginnen, noch einmal kurz ein paar Worte über den Sinn und die Durchführung der Hobbythek-Diät:
Ziel der Diät ist nicht unbedingt eine schnelle und radikale Gewichtsabnahme, sondern eine Umstellung der Ernährungsgewohnheiten, hin zu einer ballaststoffreichen und fettarmen Kost. Wenn Sie sich bisher mit zuviel Kalorien ernährt haben, verstehen wir ganz und gar, daß Sie ein paar Pfunde loswerden wollen. Mit Hilfe unserer Diät-Vorschläge und mit Hilfe unseres Bewegungsprogrammes werden Sie dieses Ziel so ganz nebenbei erreichen.
Unsere Diät ist kalorienreduziert, und um die Gewöhnung des Organismus an die mangelnde Energiezufuhr zu vermeiden, haben wir die Vorschläge von Prof. Katahn (vgl. *Seite 23*) übernommen und einen ständigen Wechsel der Kalorienzahl mit eingebaut. Die ersten drei Tage beinhalten für Frauen 700 kcal, für Männer 1000 kcal. Darauf

Durchschnittlicher Grundumsatz in kcal

Alter	Körpergewicht									
	50 kg		60 kg		70 kg		80 kg		90 kg	
	Mann	Frau	Mann	Frau	Mann	Frau	Mann	Frau	Mann	Frau
15	1190	1110	1430	1340	1670	1560	1900			
25	1070	1000	1290	1200	1500	1400	1710	1820	1930	1800
35	1040	980	1250	1170	1460	1370	1660	1565	1880	1760
45	1030	960	1230	1160	1440	1350	1640	1540	1850	1740
55	1010	940	1210	1130	1410	1320	1610	1510	1810	1700
65	990	920	1180	1110	1380	1290	1570	1470	1770	1660
älter als 65	970	900	1160	1090	1350	1260	1540	1430	1740	1620

Tabelle 17: Der Grundumsatz darf nicht mit dem täglichen Kalorienbedarf verwechselt werden, denn zu diesem Grundumsatz kommt der Verbrauch für geistige und körperliche Tätigkeit.

folgen vier Tage mit 1000 kcal für Frauen und 1200 kcal für Männer. Eine Woche können Sie sich dann schon fast wieder satt essen, da Frauen 1200 kcal und Männer 1500 kcal zu sich nehmen können. Für den zusätzlichen Hunger haben Sie immer die Möglichkeit, einen Bipektal- oder Apfel-Pektal-Trank zu sich zu nehmen. Auch Mohrrüben, Sellerie, Gurken, Tomaten, Kohlrabi und Sauerkraut können Sie in unbegrenzter Menge essen. Sicherlich enthalten diese Gemüse auch ein paar Kalorien, aber wir wollen nicht päpstlicher sein als der Papst und lassen sie einfach unter den Tisch fallen. Nach 14 Tagen geht die Kur dann wieder mit 700 kcal und 1000 kcal von vorne los. Dadurch wird, wie gesagt, mit größter Wahrscheinlichkeit

eine Anpassung des Körpers an die verminderte Kalorienzufuhr vermieden.

Jeder Gang macht schlank!

Aus vielerlei Gründen ist ein tägliches Bewegungsprogramm unerläßlich, wie wir schon im allgemeinen Teil dargelegt haben. Sicherlich erscheint die Kalorienzahl nicht sehr groß, die man durch einen 15minütigen Dauerlauf (141 kcal) verbraucht, aber die Summe macht's in diesem Fall aus. Je nach Grundumsatz kommen so bei relativ raschem Spazierengehen zwischen 300 und 400 kcal pro Stunde zusammen.

Energieverbrauch bei körperlicher Bewegung in kcal

Bewegungsart	Bewegungsdauer in Minuten					
	5	10	15	30	45	60
Gehen						
in mäßigem Tempo, 4,5 km in der Stunde	22	44	66	132	198	264
in raschem Tempo, 6 km in der Stunde	33	66	99	198	297	396
Federball	34	68	102	204	306	408
Radfahren						
gemächlich, 8 km in der Stunde	22	44	66	132	198	264
zügig, 12 km in der Stunde	35	70	105	210	315	420
Holzhacken	30	60	90	180	270	360
Tanzen						
in mäßigem Tempo	18	36	54	108	163	216
ununterbrochener, intensiver Aerobictanz	59	118	177	354	531	708
Gymnastik	23	46	69	138	217	276
Reiten						
im Trab	39	78	117	234	351	468
Selbstverteidigung, Judo, Karate						
ununterbrochene Übungen	68	136	204	408	612	816
Rudern						
in mäßigem Tempo	26	52	78	156	234	312
Joggen (in ebenem Gelände)						
1 km in 7$\frac{1}{2}$ Minuten	47	94	141	282	423	564
1 km in 6 Minuten	68	136	204	408	612	816
1 km in 5$\frac{1}{2}$ Minuten	73	146	219	436	655	874
1 km in 4$\frac{1}{2}$ Minuten	81	162	243	486	729	972
1 km in 4 Minuten	88	176	264	528	792	1056
1 km in 3$\frac{1}{2}$ Minuten	101	202	303	606	909	1212
Skilaufen						
in mäßigem Tempo, Piste	42	84	126	252	378	504
Langlauf	50	100	150	300	450	600
Squash	74	148	222	444	666	888
Treppensteigen						
abwärts, 1 Stufe in der Sekunde	17	34	51	102	153	204
aufwärts, 1 Stufe in der Sekunde	72	144	216	432	648	864
Schwimmen						
ununterbrochen, Freistil, langsam	45	90	135	270	405	540
ununterbrochen, Freistil, schnell	55	110	165	330	495	660
Tischtennis	24	48	72	144	216	288
Tennis						
Einzel	38	76	114	228	342	456

Unser Tip: Unabhängig von der Sportart, die Sie mehr oder weniger regelmäßig ausüben, sollten Sie jeden Abend mindestens $\frac{1}{2}$ Stunde stramm marschieren, um Kreislauf und Stoffwechsel anzuregen und die Reduktionsdiät zu unterstützen (Verbrauch ca. 200 kcal). Ein morgendlicher Frühsport nach Wahl rundet das Bewegungsprogramm ab. Aufzüge, die nach oben gehen, sollten Sie meiden und Treppen lieber zu Fuß hinaufsprinten usw.

Auf los geht's los – oder doch nicht?

Ganz gleich, ob Sie nur eine 3-Tage-Diät oder unsere 7-Tage-Kur machen wollen, Sie sollten schon am Montag vorher beginnen, sich darauf einzustellen.

Sie haben in dieser Woche Zeit, sich noch einmal genau zu überlegen, warum Sie Ihre Ernährung ändern wollen, welches Ziel Sie erreichen möchten. Nutzen Sie die Woche zu einer genauen Analyse Ihrer Eß- und Trinkgewohnheiten, zum Beispiel indem Sie ein genaues Tagebuch über die Dinge führen, die Sie zu sich nehmen, und machen Sie abends „Kassensturz".

Viele von Ihnen werden ihren eigenen Augen nicht trauen, wieviel sie so über den Tag zu sich genommen haben und wieviel Kalorien dann dabei herauskommen.

Tabelle 18

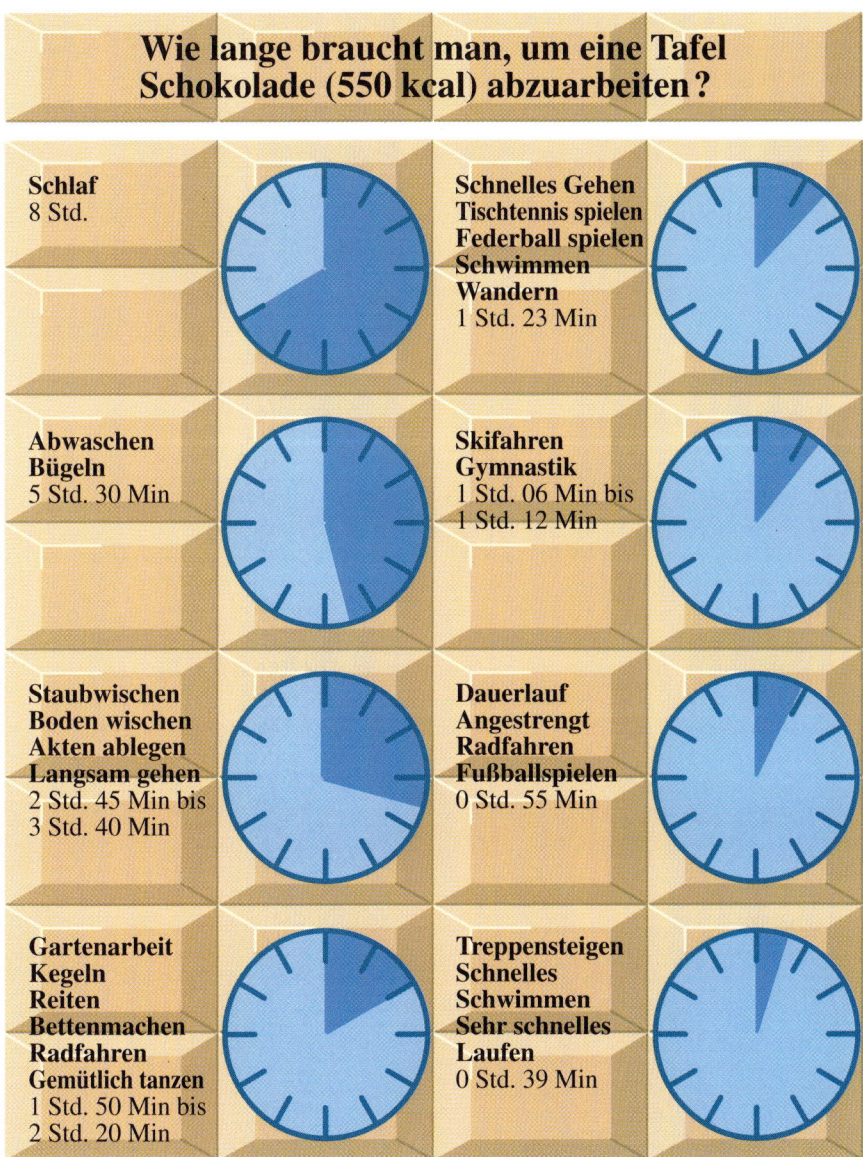

Wie lange braucht man, um eine Tafel Schokolade (550 kcal) abzuarbeiten?

Schlaf
8 Std.

Schnelles Gehen
Tischtennis spielen
Federball spielen
Schwimmen
Wandern
1 Std. 23 Min

Abwaschen
Bügeln
5 Std. 30 Min

Skifahren
Gymnastik
1 Std. 06 Min bis
1 Std. 12 Min

Staubwischen
Boden wischen
Akten ablegen
Langsam gehen
2 Std. 45 Min bis
3 Std. 40 Min

Dauerlauf
Angestrengt
Radfahren
Fußballspielen
0 Std. 55 Min

Gartenarbeit
Kegeln
Reiten
Bettenmachen
Radfahren
Gemütlich tanzen
1 Std. 50 Min bis
2 Std. 20 Min

Treppensteigen
Schnelles
Schwimmen
Sehr schnelles
Laufen
0 Std. 39 Min

Abb. 8: Ein anschauliches Beispiel, wieviel Energie aufgewandt werden muß, um die Kalorien einer einzigen Tafel Schokolade zu verbrauchen.

Um Ihnen einen kleinen Vorgeschmack zu geben, hier einige besonders krasse Beispiele:
– 1 Bratwurst mit Pommes frites und Ketchup = 920 kcal
– 1 Stück Sahnetorte = 330 kcal
– 100 g Fleischwurst = 330 kcal
Aber auch Kleinigkeiten schlagen unglaublich zu Buche:
– 1 Dose Coca-Cola enthält aufgrund ihres hohen Zuckergehaltes (entsprechend 11 Stücken Würfelzucker) 145 kcal
– 1 Portion Erdnüsse = 30 g = 190 kcal
– 1 Praline = 60–80 kcal
– 200 g Avocado = 480 kcal
Mit 80 kcal pro 100 g schneiden Bananen noch sehr gut ab, wobei sie nach neuesten Berechnungen noch weniger kcal haben. Sehr kalorienreich sind Fruchtsäfte. Süßmost, Pflaumen- und Traubensaft haben pro Glas (0,2 l) 100 kcal. Besser schneiden hier die Gemüsesäfte ab, z. B. beinhalten Karotten- und Tomatensaft 30 kcal, Sauerkrautsaft nur 10 kcal. Fast gar keine Kalorien haben unsere Lightgetränke (vgl. *Seite 138 ff.*), die Sie noch durch unser Multimineral- und Multivitaminpulver aufwerten können.

Der zweite Grund, warum Sie schon am Montag mit der Vorbereitung beginnen sollten, ist, daß Sie Ihr Verdauungssystem auf die hohe Ballaststoffzufuhr vorbereiten müssen, um nicht unter den schon beschriebenen Folgen zu leiden. Beginnen Sie Montagmittag mit 3 Eßlöffeln Apfel-Pektal- oder Apfel-Bipektaltrank oder -mus (Zubereitung vgl. *Seite 131*). Dienstag gibt's morgens und abends je 3 Eßlöffel Apfel-Pektal- oder Apfel-Bipektaltrank oder -mus, und dann wird jeden weiteren Tag um je 3 Eßlöffel gesteigert, so daß

Sie am Freitag ½ Stunde vor dem Mittag- und Abendessen jeweils bei 9 Eßlöffeln dieses Tranks angelangt sind. Auf diese Weise werden Sie von unangenehmem Darmgrimmen und größerer Gasproduktion verschont bleiben. Noch ein Wort zur Waage. Sie sollten diesem Marterwerkzeug nicht zu viel Bedeutung beimessen und sich in Zukunft möglichst nur einmal pro Woche wiegen. Erstens sind die handelsüblichen Waagen relativ ungenau, und zweitens schwankt unser Körpergewicht je nach Situation um bis zu 1 bis 1½ Kilo. Die Anzeige auf der Waage täuscht und enttäuscht uns immer wieder, deshalb möglichst immer zur gleichen Tageszeit, am besten morgens vor dem Frühstück, wiegen. Vor allem Frauen vor der Periode lagern stark Wasser ein, welches sich trotz Reduktionsdiät gewichtssteigernd bemerkbar macht.

Und schließlich sollten Sie die Zeit nützen, um schon einmal Ihre Einkäufe der Produkte zu tätigen, die Sie in den nächsten Tagen immer wieder benötigen. Wir haben versucht, die Auswahl der Nahrungsmittel so zu gestalten, daß Sie keinen Mangel an irgendwelchen essentiellen Vitaminen oder Mineralstoffen leiden werden, aber schon bei einer Reduktionsdiät von weniger als 1500 kcal kann niemand die Garantie für eine umfassende Versorgung übernehmen. Daher empfehlen wir Ihnen, aus Sicherheitsgründen während der Diät unsere Mineral- und Vitaminpräparate (vgl. *Seite 134 f.*) zu sich zu nehmen.

Wenn wir uns bei den Rezepten für 700–1000 kcal nach den Empfehlungen der Deutschen Gesellschaft für Ernährung richten und Ihnen eine sogenannte ausgewogene Mischkost anbieten würden, würden Sie mit Sicherheit Kohldampf schieben. Unser Augenmerk haben wir daher vor allem darauf gerichtet, daß Sie nicht leiden müssen. Dies geht nur, wenn die Basis durch kalorienarmes Gemüse gebildet wird, was den Magen überlistet.

Aber nun geht's los!

Aller Anfang ist schwer

Sie haben sich ja schon eine Woche körperlich und geistig auf das Abenteuer Hobbythek-Diät vorbereitet, und damit wird es schon nicht so schlimm werden. Bei den Mengenangaben gehen wir davon aus, daß Frauen etwas weniger, Männer etwas mehr von den angebotenen Gemüsen zu sich nehmen dürfen und die Ballaststoffbrödlis mit ca. 120–150 kcal pro Stück bei der Kalorienbalance angerechnet werden. Kochen Sie jeden Tag rund ½–1 l Tee pro Person, damit Sie bereits morgens wissen, daß Sie genug Flüssigkeit zu sich nehmen. Insgesamt müssen Sie pro Tag 2–3 Liter trinken. Ganz nach Ihrem Geschmack können Sie zum Beispiel beim Frühstück Mate-Tee, Rooibos-Tee oder unseren Morgentee zu sich nehmen. Rooibos-Tee schmeckt auch sehr gut kalt, ja, Sie können Ihn auch ganz vorzüglich zur Verdünnung von Fruchtsäften einsetzen. Wenn Ihnen andere Kräutertees besser schmecken, z. B. Melissen- oder Pfefferminztee – dann bitte schön! Allerdings kann nicht jeder viel Pfefferminztee vertragen, weil er unter Umständen die Magenschleimhaut reizt. Selbst schwarzer Tee oder Kaffee

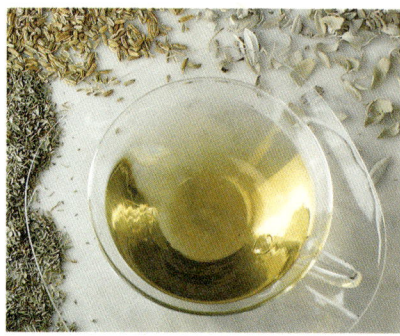

Abb. 9: Kochen Sie sich am besten morgens schon eine ausreichende Menge Tee für den Tag.

sind in begrenztem Umfang nicht verboten. Die Kräutertees haben den Vorteil, daß sie Blähungen mindern, denn wir möchten ja, wie schon gesagt, an einen höheren Ballaststoffgehalt in der Nahrung gewöhnen, der bei dem einen oder anderen von Ihnen wahrscheinlich Blähungen verursacht. Während des Tages bieten sich auch unsere Lightgetränke an (vgl. *Seite 138 ff.*). Mit diesen kommen Sie spielend leicht auf die nötige Flüssigkeitsmenge.

Außerdem sollten Sie sich eine gehörige Menge unseres Apfel-Pektal- oder Apfel-Bipektal-Tranks anmischen, damit Sie diesen immer parat haben. Die Zubereitung haben wir auf *Seite 131* ausführlich beschrieben. Wir überlassen es Ihnen, ob Sie soviel Flüssigkeit zugeben, daß es eher ein Getränk ist, oder ob Sie es lieber als Mus oder Brei zu sich nehmen. Auf jeden Fall sollten Sie ½ Stunde vor dem Mittag- und vor dem Abendessen ca. 9 Eßlöffel davon essen oder trinken.

Beim Frühstück können Männer generell die doppelte Menge zu sich nehmen!

Freitag

Frühstück:
- 1 Scheibe getoastetes Vollkornbrot,
- 1 Scheibe fettreduzierten Käse (30 % Fett),
- 2 Tassen Tee oder Lightgetränke.

150 kcal

Zwischenmahlzeit:
1 Tasse Tee.

Mittag:
$^1/_2$ Stunde vor dem Essen 9 Eßl. Apfel-Pektal- oder Apfel-Bipektal-Mus oder -Trank (Zubereitung vgl. *Seite 131*).
- 300 g Pellkartoffeln,
- 200 g Rosenkohl, gedünstet,
- 10 g Butter,
- Salz.

380 kcal

Zwischenmahlzeit:
1 Tasse Tee oder Lightgetränke.

Abend:
Pektingetränk wie mittags.
- 2 Scheiben Vollkornbrot,
- 4 Eßl. Magerquark,
  mit etwas Milch verrührt,
- reichlich Schnittlauch,
- Salz und Pfeffer.
  Zusätzlich Rooibos-Tee.

290 kcal

Sonnabend

Frühstück:
- 1 Vollkornbrötchen,
- 1 weichgekochtes Ei,
- Pfeffer und Salz,

- 2 Tassen Tee.

160 kcal

Zwischenmahlzeit:
- 1 Ballaststoffbrödli mit Rosinen,
- 1 Tasse Tee.

150 kcal

Mittag:
Vorweg 9 Eßlöffel Apfel-Pektal- oder Apfel-Bipektal-Mischung wie beschrieben.

Vorspeise:
- 300 g Spargel mit Vinaigrette.
  Zubereitung der Vinaigrette:
- 1 Teel. Essig,
- 1 Eßl. Färber-Distelöl,
- 2 Eßl. Spargelwasser,
- Salz, Pfeffer, Petersilie.

Hauptspeise:
- 200 g Pellkartoffeln
- 100 g Magerquark,
  mit gemischten Kräutern angerührt.

380 kcal

Zwischenmahlzeit:
2 Tassen Tee oder Lightgetränke.

Abend:
9 Eßlöffel Pektinmischung wie beschrieben.

Möhren-Apfel-Frischkost:
- 1 Möhre und 1 kleinen Apfel
  waschen, schälen und raspeln.
- 1 Teel. Rosinen daruntergeben und
  mit 2$^1/_2$ Eßlöffeln Joghurt, der mit
  Zitronensaft abgeschmeckt ist,
  vermischen. Dazu
- 1 Scheibe Vollkornbrot,
- 2 Tomaten,
- Pfeffer und Salz.
- 2 Tassen Tee.

250 kcal

Sonntag

Frühstück:
- 1 Vollkornbrötchen.

100 kcal

Zwischenmahlzeit:
2 Tassen Tee.

Mittag:
Vorweg Pektinmischung wie oben beschrieben.

Putengeschnetzeltes fernöstlich:
100 g Putenschnitzel werden geschnetzelt, in Sojasauce und Knoblauch eingelegt, etwas Cayenne-Pfeffer hinzufügen. 300 g rote Paprika knackig dünsten, dann 100 g Sojasprossen (Mungobohnen) hinzufügen. Das Fleisch in 1 Eßlöffel Distelöl anbraten, samt der restlichen Marinade unter das Gemüse mischen und noch etwas garen lassen.

410 kcal

Zwischenmahlzeit:
2 Tassen Tee oder Lightgetränke.

Abend:
Vorweg Pektinmischung wie beschrieben.

Spargelsuppe:
200 g Spargel kleinschneiden, Spargelwasser mit etwas Milch mischen und mit unserem Bindix HT anbinden, mit Salz und Pfeffer abschmecken, mit etwas Petersilie bestreuen.
Dazu: 1 Scheibe Vollkornbrot.

150 kcal

Wie Sie sehen, hat der Sonntag am wenigsten Kalorien im Angebot, Sie können sich aber auch an diesem Tag am besten darauf einstellen. Machen

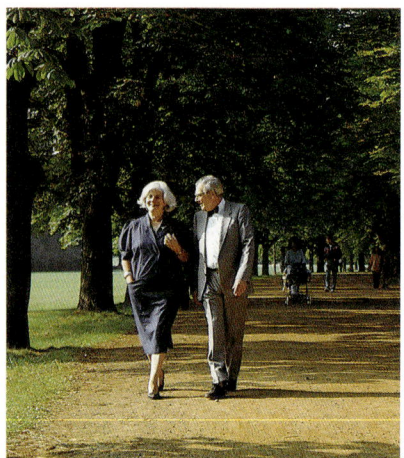

Abb. 10: Am Sonntag sollten Sie sich entspannen, zum Beispiel bei einem ausführlichen Spaziergang.

Sie einen langen Spaziergang, nehmen Sie ein warmes Bad und ruhen Sie sich zwischen dem Essen und Ihrem Bewegungsprogramm einfach nur aus. Wenn Sie am Montagmorgen auf die Waage steigen, werden Sie sicherlich einen kleinen Sprung nach unten gemacht haben. Leider ist der größte Teil des verlorenen Körpergewichtes ausgeschiedene Flüssigkeit. Sie haben aber dennoch etwas für Ihre Gesundheit getan, und wenn Sie es bei der 3-Tage-Kur bewenden lassen wollen, so versuchen Sie in Zukunft, die Grundidee der ballaststoffreichen und fettarmen Ernährung im Kopf zu behalten.

Wenn Sie mit unserer Kur fortfahren wollen, so können Sie sich freuen, ab heute gibt es bedeutend mehr zu essen. Dies wird meist in Form unserer Ballaststoffbrödlis geschehen, die, als

Zwischenmahlzeit eingenommen, den Speisezettel bereichern werden. Aber auch die Freunde einer guten Portion Fleisch werden nicht zu kurz kommen. Noch ein Wort zum Frühstück: Sicher werden die Liebhaber eines zuckersüßen Frühstücks Marmelade u. ä. vermissen, aber die Erfahrungen und auch wissenschaftliche Untersuchungen haben gezeigt, daß ein eiweißreiches Frühstück, z. B. in Form von Käse, viel länger ein Sättigungsgefühl vermittelt, als ein Vollkornbrot mit Marmelade oder Honig. Durch den relativ schnellen Blutzuckerspiegelanstieg nach dem Marmeladenbrot wird viel Insulin ausgeschüttet, der Blutzuckerspiegel sinkt rasch ab mit der Folge, daß prompt wieder ein Hungergefühl entsteht. Wer dennoch nicht auf etwas Süßes zum Frühstück verzichten kann, der nehme selbsthergestellte zuckerfreie Konfitüre (vgl. *Seite 146 f.*) oder belege sein Brot mit Fruchtscheiben wie Banane-, Mango- oder Papayascheiben.

Montag

Frühstück:
– 1 Scheibe Vollkornbrot,
– 1 Scheibe mageren Käse (30 %)
 (oder siehe oben),
– 2 Tassen Tee.
160 kcal

Zwischenmahlzeit:
1 Ballaststoffbrödli und 2 Tassen Tee.
150 kcal

Mittag:
Vorweg Pektinmischung wie beschrieben.

Vorspeise:
Gemischter Salat (Eisberg-, Kopf-, Tomatensalat in beliebiger Menge) mit Joghurtdressing: $\frac{1}{8}$ l fettarmer Joghurt, $\frac{1}{2}$ Eßl. Zitronensaft, 1 kleinegehackte Schalotte, 1–2 Tabl. Lightsüß.
Hauptspeise:
Sauerkraut mit Kasseler
300 g Sauerkraut, 1 mageres Kasseler Kotelett (150 g). $\frac{1}{4}$ l Wasser mit einem Lorbeerblatt, 2 Wacholderbeeren, 1 Prise Salz und 1 Prise Zucker aufkochen, das Fleisch 10 Min. darin köcheln lassen, das Sauerkraut hinzufügen und 3 Min. ziehen lassen.
1 Tasse Tee.
480 kcal

Zwischenmahlzeit:
1 Ballaststoffbrödli, z. B. unseren Ballali (vgl. *Seite 152*) und
1–2 Tassen Mate-Tee.
150 kcal

Abend:
Vorweg Pektinmischung wie beschrieben.
– 1 Scheibe Vollkornbrot,
– 1 Scheibe Käse (30 % Fett),
– 2 Tomaten.
Brot mit Tomaten belegen, salzen und pfeffern, mit dem Käse belegen, im Ofen überbacken.
Dazu: 2 Tassen Tee.
180 kcal

Dienstag

Frühstück:
– 1 Scheibe Vollkornbrot,
– 1 kleine Banane,
– 2 Tassen Tee.
160 kcal

Zwischenmahlzeit:
1 Ballaststoffbrödli, z. B. die süße Variation.
160 kcal

Mittag:
Vorweg Pektinmischung wie beschrieben.
Chinakohl-Eintopf mit Würstel:
400 g Chinakohl putzen, kleinschneiden und inclusive der Strünke blanchieren. Das erste Kochwasser weggießen und den Kohl zusammen mit 2 Kartoffeln in Hefebrühe garen. Etwas Kümmel hinzugeben, mit Salz und Pfeffer abschmecken und zum Schluß ein paar Wiener Würstchen (100 g) zufügen.
Als Nachtisch 1 Apfel.
550 kcal

Zwischenmahlzeit:
1 Ballaststoffbrödli, salzige Variation.
Dazu 1 Tasse Mate-Tee.
150 kcal

Abend:
Vorweg Pektinmischung wie beschrieben.
Tomatensalat mit Zwiebeln und Thousand Island Dressing:
400 g Tomaten und 1 kleine Zwiebel kleinschneiden und mischen, salzen und pfeffern und die Sauce darübergeben. Die Sauce bereiten Sie am besten gleich für zwei Tage zu: 1 Eßlöffel Salatmayonnaise (vgl. *Seite 144*), 2 Eßlöffel Joghurt, 2 Eßlöffel Ketchup mischen, mit Cayenne-Pfeffer die nötige Würze geben. Ist Ihnen die Sauce zu flüssig, mischen Sie 1 Teelöffel Apfel-Pektal oder Apfel-Bipektal darunter und lassen das Ganze etwas andicken. Die zweite Hälfte der Sauce heben Sie im Kühlschrank für den nächsten Abend auf.

Dazu 1 Scheibe Vollkornbrot und 2 Tassen Tee.
300 kcal

Mittwoch

Frühstück:
– 1 Scheibe Vollkornbrot, mit kleingeschnittenen Radieschen belegt und mit Schnittlauch bestreut,
– 1 gekochtes Ei,
– 2 Tassen Tee.
180 kcal

Zwischenmahlzeit:
1 Ballaststoffbrödli und 1 Tasse Mate-Tee.
150 kcal

Mittag:
Vorweg Pektinmischung wie beschrieben.
– 300 g Pilze (geputzt),
– 50 g Reis,
– 1 Eßl. Öl,
– Petersilie.
Ganz nach Ihrem Geschmack können Sie z. B. Austernpilze, Champignons oder Shii-Take verwenden. Pilze putzen und mit dem Öl in einer beschichteten Pfanne kräftig braten, mit Salz und Cayenne-Pfeffer abschmecken und unter den Reis mischen. Mit Petersilie bestreuen.
Dazu 2 Tassen Tee.
370 kcal

Zwischenmahlzeit:
1 Ballaststoffbrödli, 1 Tasse Mate-Tee und eventuell Lightgetränke.
150 kcal

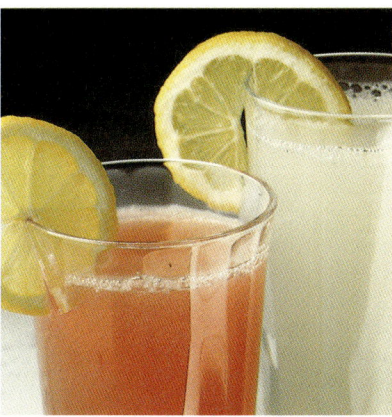

Abb. 11: Die Lightgetränke der Hobbythek werden es Ihnen leichtmachen, genügend Flüssigkeit aufzunehmen.

Abend:
Vorweg Pektinmischung wie beschrieben.
Sülze mit Thousand Island Dressing:
100 g Sülze, in die zweite Hälfte der Thousand Island Sauce eine gewürfelte Gewürzgurke geben, mit 1 Scheibe Vollkornbort servieren.
Dazu 2 Tassen Tee.
290 kcal

Donnerstag

Frühstück:
– 1 Vollkornbrötchen,
– 1 Scheibe Corned beef,
– 2 Tassen Tee.
160 kcal

Zwischenmahlzeit:
1 Ballaststoffbrödli (süß), 1 Tasse Tee und Lightgetränke.
160 kcal

Mittag:

Vorweg Pektinmischung wie beschrieben.

Möhren-Zucchini-Gemüse:
– 150 g Möhren,
– 150 g Zucchini,
– 150 g Kartoffeln,
– 1 Teel. Butter,
– Salz, Petersilie.

Das Gemüse waschen, putzen und in wenig Hefebrühe gar dünsten. Die Butter unterziehen, mit Salz und Pfeffer abschmecken und mit Petersilie bestreuen.

Dazu 2 Tassen Rooibos-Tee.
1 Apfelsine als Nachtisch.
380 kcal

Zwischenmahlzeit:

1 Ballaststoffbrödli, 2 Tassen Tee, eventuell Lightgetränke.
150 kcal

Abend:

Vorweg Pektinmischung wie beschrieben.

Gebundene Pilzsuppe:
– 200 g Pilze (Rest vom Vortag),
– 1 Zwiebel,
– 1 Teel. Butter,
– 2 Tassen klare Hefebrühe,
– $\frac{1}{2}$ Tasse Milch.

Pilze waschen, putzen und sehr klein schneiden. Die Zwiebel kleinhacken und in der Butter dünsten, die Pilze und die Hefebrühe zugeben. 15 Minuten köcheln lassen, die Milch zufügen und mit Bindix HT binden. Mit gehackter Petersilie bestreuen.

Dazu 1 Scheibe Vollkornbrot mit Tomate und Schnittlauch.

Außerdem 2 Tassen Tee.
230 kcal

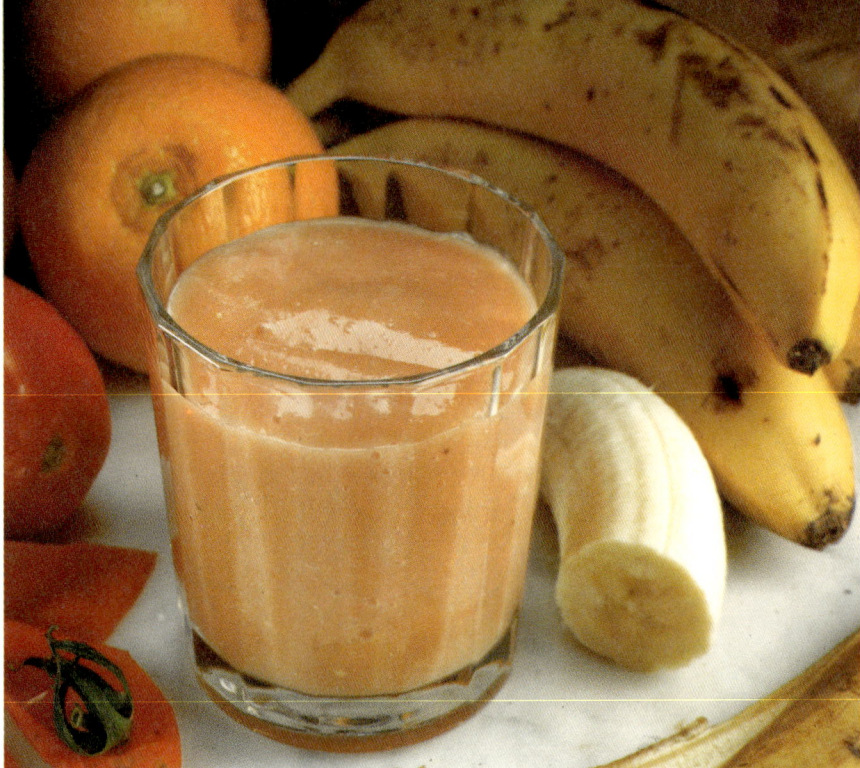

Abb. 12: Der Bipektal-Obst-Gemüse-Shake: Ein köstlicher Drink für zwischendurch.

Sie haben die ersten 7 mageren Tage geschafft. Herzlichen Glückwunsch!

Von großer Wichtigkeit ist es jetzt, daß Sie den von uns gegebenen Fahrplan weiter einhalten und Ihre Kalorienzufuhr nicht weiter steigern. Jetzt überlassen wir Sie zunächst Ihrer Phantasie, sich aus unserem breiten Rezeptangebot Speisepläne für eine längere Diät zusammenzustellen. Sie sollten sich jedoch immer an die Kalorienvorschlä-ge von Prof. Katahn halten (vgl. *Seite 159*). Demnächst wird ein Zusatzbuch mit weiteren zahlreichen kalorienarmen Rezepten erscheinen.

Rezeptauswahl für den Single

Für das Frühstück haben wir Ihnen ja schon eine Menge Anregungen für leichte Marmeladen, herzhafte Brotaufstriche und andere Möglichkeiten des Brotbelags genannt. Denken Sie auch an unsere kalorienarme Sülze. Damit Sie aber auch den Rest des Tages leicht und lecker überstehen, bieten wir hier eine Auswahl an vielseitigen Rezepten, beginnend für den kleinen Hunger zwischendurch.

Zwischenmahlzeiten

Bipektal-Obst-Gemüse-Shake

Zutaten	g	kcal
1/2 Banane	50	40
2 gr. gehäutete Tomaten	300	51
100 g Orangensaft	100	48
1–2 Teel. Bipektal	7	–
		139

Alle Zutaten in den Mixer geben, pürieren, fertig.

Power-Pur

Zutaten	g	kcal
1/2 Banane	50	40
0,1 l Mineralwasser	100	–
Kefir (1,5 %) oder		
Sojamilch	100	44
1 Teel. Hefeflocken	5	19
2 Teel. Weizenkeime	10	25
1/2 Teel. Calciumcitrat	1	–
1 Prise Ingwer	–	–
		135

Die Zutaten zusammen mit etwas Ingwer in den Mixer geben, verquirlen, fertig.

Traum-Dessert in Weiß

Zutaten	g	kcal
2 Eßl. Magerquark	50	37
3 Eßl. Orangensaft		
mit Calciumcitrat	40	20
1/2 Banane oder		
1/2 Apfel oder		
1/2 Birne oder		
1/2 Orange		38
1 Eßl. gehackte		
Haselnüsse	10	64
		159

Den Quark mit dem Saft glattrühren, das Obst würfeln und unterheben, die Nüsse darüberstreuen.

Mittagessen

Quinoa-Gemüse-Topf

Zutaten	g	kcal
50 g Quinoa	50	160
1 Paprika	200	40
1 kl. Zucchini	100	20
1/2 Zwiebel	20	16
2 gr. Tomaten	300	51
1 Eßl. Öl	10	90
		377

Den Quinoa waschen und mit der doppelten Menge (100 g) Gemüsebrühe aufkochen. 15 Minuten quellen lassen. Das Gemüse waschen, die Zwiebeln schälen. Alles in Würfel oder Scheiben schneiden. Öl in einer Pfanne erhitzen. Zuerst Paprika und Zwiebeln, eventuell mit etwas Knoblauch anbraten. Dann die Zucchini hinzugeben. Deckel aufle-

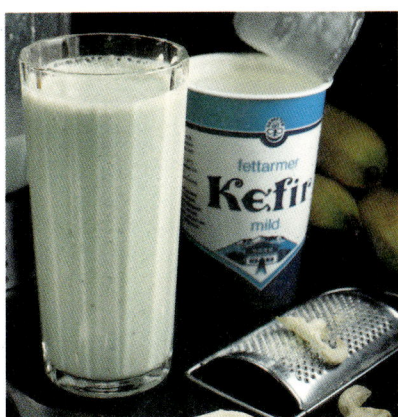

Abb. 13: Power-Pur, ein interessantes Mixgetränk mit Ingwer.

gen und ca. 5–10 Minuten bei milder Hitze bißfest garen. In den letzten 2 Minuten die Tomatenscheiben zugeben und kurz mitgaren.
Anschließend den Quinoa zugeben und alles vermischen. Mit Salz, Pfeffer, Paprika und Kräutern (etwa Thymian, Oregano etc.) würzen. Eventuell etwas Zitronensaft hinzugeben.

Gratinierte Gemüse

Zutaten	g	kcal
1/4 Blumenkohl	200	46
3 Möhren	120	33
1 Zucchini	100	20
40 g Naturreis	40	140
50 g Käse (30 %)	50	126
		365

Den Reis in doppelter Menge Gemüsebrühe (80 g) garen.

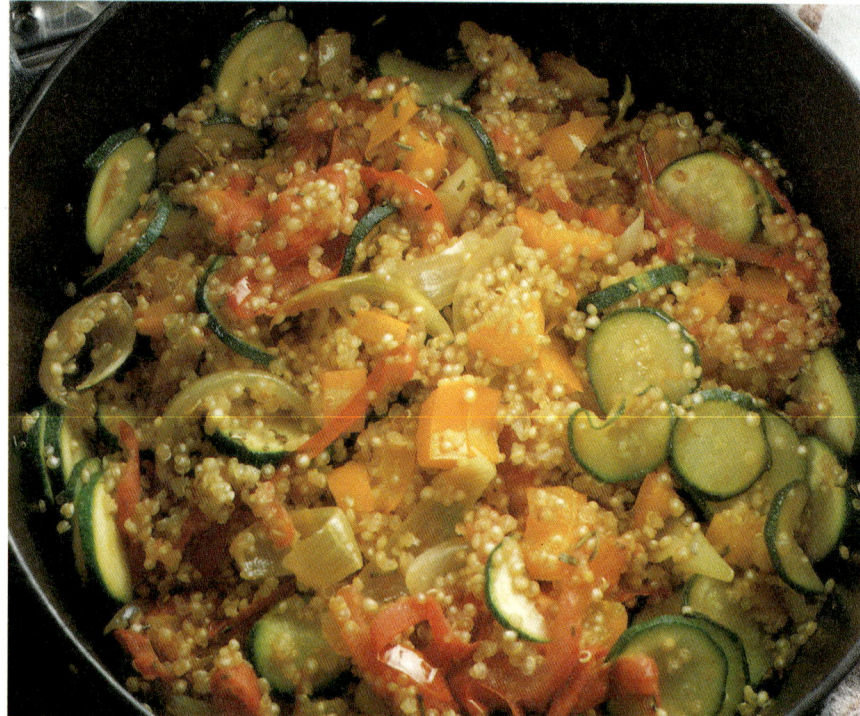

Abb. 14: Etwas ganz Außergewöhnliches: Der Quinoa-Gemüsetopf.

Gemüse putzen und waschen. Den Blumenkohl in Röschen, die anderen Gemüse in Scheiben schneiden. Eine Tasse Salzwasser zum Kochen bringen, das Gemüse einlegen, ca. 15 Minuten bißfest garen. Nach 10 Minuten die Zucchini dazugeben.

In eine Auflaufform zunächst den gegarten Reis geben, dann das Gemüse daraufschichten. Etwas Kochwasser vom Gemüse angießen, mit Salz, Pfeffer, Paprika und Kräutern würzen. Den Käse reiben und darüberstreuen. Im Backofen ca. 10 Minuten bei 200 °C überbacken.

Gebackene Auberginen mit Curryreis

Zutaten	g	kcal
1 mittelgr. Aubergine	200	42
3 gr. Tomaten	400	68
½ Zwiebel	20	16
50 g Naturreis	50	174
1 Teel. Öl	5	–
1 Teel. Curry	–	–
		343

Aubergine und Tomaten waschen, putzen und in Scheiben schneiden. Die Zwiebel schälen und fein würfeln bzw. hacken.

Eine kleine Auflaufform mit wenig Öl einpinseln. Tomaten- und Auberginenscheiben dachziegelartig aufschichten, eventuell etwas gehackten Knoblauch dazugeben. Mit dem restlichen Öl dünn überpinseln. Kräftig mit Pfeffer, Paprika, getrockneten Kräutern (Thymian, Oregano, Rosmarin) und wenig Salz würzen.

Bei 200 °C ca. 55 Minuten im Backofen backen.

Inzwischen den Reis mit der doppelten Menge Gemüsebrühe und der Zwiebel aufkochen und 30–40 Minuten quellen lassen. Mit dem Currypulver mischen und zum Gemüse reichen.

Putenpfanne „Fernost"

Zutaten	g	kcal
Putenbrust	100	105
1 Scheibe Ananas	50	30
Sojasprossen	200	52
2 Frühlingszwiebeln	80	19
1 Teel. Speisestärke	10	34
1 Eßl. Öl	10	90
1–2 Eßl. Sojasauce	–	–
1 Eßl. Sherry	–	–
Gewürze	–	–
		330

Putenbrust waschen und in feine Streifen schneiden. Das Gemüse ebenfalls kurz waschen. Eine Knoblauchzehe schälen und fein hacken.

Öl in der Pfanne erhitzen, das Fleisch kräftig darin anbraten, salzen und pfeffern und anschließend herausnehmen. Das Gemüse hineingeben, eine Tasse Gemüsebrühe angießen, Gemüse bißfest garen. Die Ananas in kleine Stücke

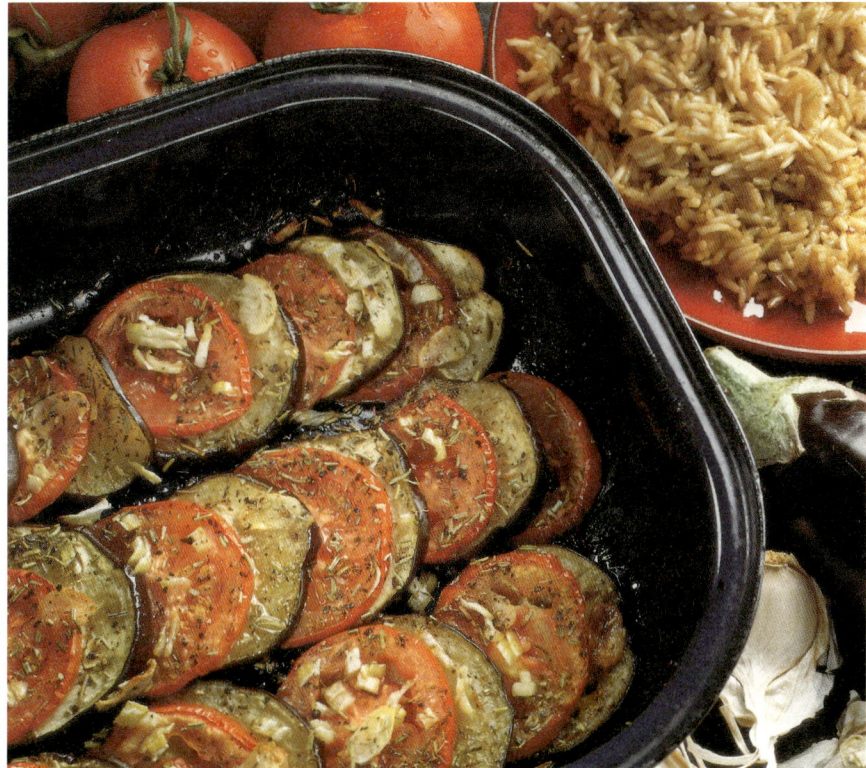

Abb. 15: Gebackene Auberginen mit Curryreis.

Topf etwas Gemüsebrühe auflösen, Paprika und Erbsen dazugeben, den Fisch in Stücke schneiden und darauflegen. Dann die Krabben auflegen, den Deckel schließen und alles ca. 15 Minuten garen. Sie können eventuell eine Peperoni mitkochen und später entfernen. Zum Schluß die Tomaten hinzufügen und mit erhitzen.

Den Reis mit etwas Safran mischen, mit Zwiebelpulver, Paprika, Pfeffer und Zitronensaft würzen. Schließlich Gemüse und Fisch unterheben und alles noch einmal abschmecken.

Schaumomelette mit Gemüsefüllung

Zutaten	g	kcal
1 Ei	57	84
50 g Vollkornmehl	50	150
3 Eßl. Magermilch	40	19
1 Eßl. Distelöl	10	90
250 g Champignons	250	37,5
je $\frac{1}{2}$ rote und		
grüne Paprika	200	40
		420

Eigelb und Eiweiß trennen. Das Eiweiß mit einer Prise Salz steif schlagen. Das Eigelb mit 3 Eßlöffeln kochendheißem Wasser cremig-schaumig schlagen. Mehl und Milch mit etwas Wasser anrühren und unter das Eigelb rühren. Dann das Eiweiß unterheben.

Das Öl in einer Pfanne erhitzen und die Schaummasse bei geringer Hitze von beiden Seiten goldbraun braten.

Die Champignons putzen, in Scheiben schneiden. Paprika würfeln und das Gemüse in etwas Gemüsebrühe garen. Dabei die Flüssigkeit weitgehend abdampfen lassen.

schneiden, zusammen mit dem Fleisch zum Gemüse geben und mit Sojasauce, Sherry, Currypulver, Chili- oder Paprikapulver, Pfeffer, Ingwer und 1 Prise Zucker abschmecken. Die Sauce mit der angerührten Speisestärke binden.

Paella

Zutaten	g	kcal
50 g Reis	50	174
50 g Rotbarschfilet	50	52
50 g Krabben	50	43
2 Tomaten	250	42
100 g Erbsen	100	27
$\frac{1}{2}$ grüne Paprikaschote	100	20
1 Teel. Diät-Margarine, halbfett	5	18
etwas Gemüsebrühe	–	–
1 Prise Safran	–	–
Gewürze	–	–
		376

Den Reis als Quellreis in etwa der 2–2$\frac{1}{2}$fachen Menge Salzwasser garen. Paprika und Tomaten achteln. In einem

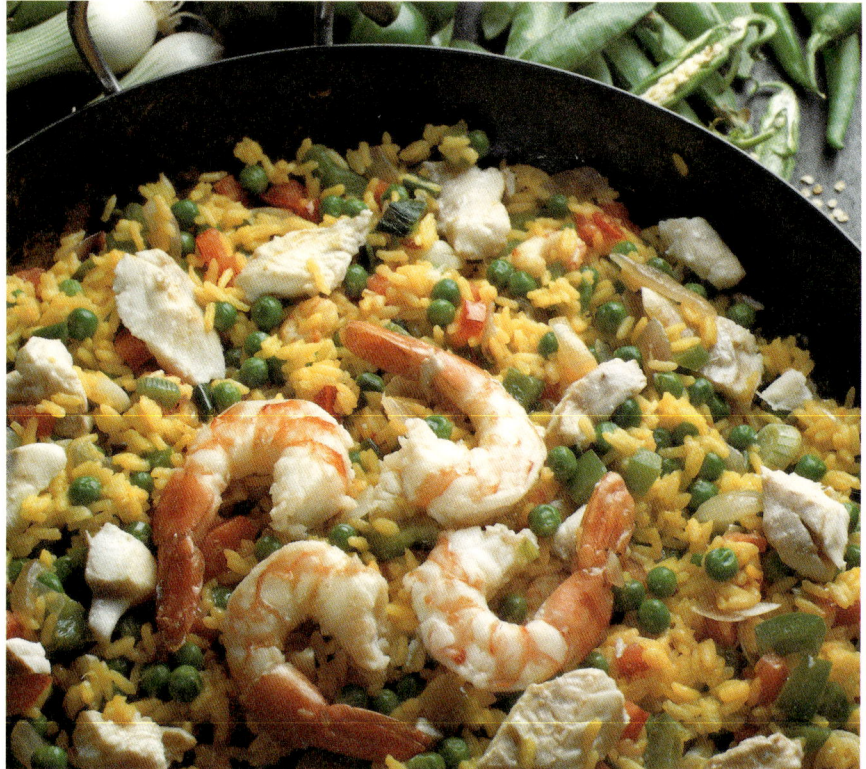

Abb. 16: Auch eine Paella kann man hervorragend kalorienarm zubereiten.

Das Schaumomelette auf den Teller geben, auf die eine Hälfte das Gemüse häufen, die andere Hälfte überschlagen.

Abendessen

Bunter Salat

Zutaten	g	kcal
50 g Radicchio-Salat	50	6
50 g Sojasprossen	50	13
2 Tomaten	250	43
¹/₂ Paprika	100	20
1 Möhre	40	11
¹/₂ Zwiebel	20	7
1 Eßl. Öl	10	90
1 Eßl. Essig	–	–
1 Scheibe Vollkornbrot	45	93
		283

Das Gemüse waschen und kleinschneiden: Tomaten achteln, Paprika und Möhre würfeln, Zwiebel in Ringe schneiden. Alles mischen. Dann eine Vinaigrette aus Öl, Essig, Salz, Pfeffer und etwas Wasser anrühren und über den Salat geben. Das Vollkornbrot toasten, in Würfel schneiden und als Croutons über den Salat streuen.

Quinoa-Salat

Zutaten	g	kcal
50 g Quinoa	50	160
¹/₂ Bund Petersilie	–	–
1 Zwiebel	40	32
2 Eßl. Zitronensaft	30	11
1 Eßl. Distelöl	10	90
einige Blätter Eisbergsalat	–	–
1 kl. Tomate	100	17
Gewürze	–	–
		310

Den Quinoa waschen und mit der doppelten Menge Wasser aufkochen. 15 Minuten quellen lassen. Die Petersilie waschen, trockentupfen und hacken. Die Zwiebel ebenfalls hacken.
Aus Zitronensaft und Öl sowie Salz, Pfeffer, Knoblauch und Basilikum eine Sauce anrühren, über den ausgequollenen und abgekühlten Quinoa geben und gut durchziehen lassen. Die Salatblätter waschen, abtropfen lassen und einen Teller damit üppig belegen. Den Quinoa-Salat daraufhäufen. Mit gewürfelter Tomate garnieren.

Schlemmereien ohne Reue

Wenn Sie einmal Gäste einladen oder einfach nur Ihre Familie verwöhnen wollen, ohne Ihrer Diät untreu zu werden, dann können Sie auf diese Rezepte zurückgreifen und sich ein vielseitiges Menü zusammenstellen. Die Mengenangaben sind jeweils auf **4 Personen** berechnet.

Kleine Möhren-Frühstückskuchen
(12 Stück)

4	Eier
3 Eßl.	flüssigen Honig
1 Prise	Salz
100 ml	Sonnenblumenöl
300 g	Möhren
250 g	Weizenvollkornmehl
1 Eßl.	Apfelfaser HT
2 Teel.	Backpulver
1 Teel.	Kardamon
	abgeriebene Schale und Saft einer unbehandelten Orange

Die Eier mit dem Honig und dem Öl sehr schaumig schlagen. Die Möhren putzen, waschen und raspeln. Das Mehl mit Backpulver, Apfelfaser HT und den Gewürzen vermischen. Die Möhren, das Mehl und den Saft zu der Eischaummasse geben und vorsichtig unterrühren.
Die Masse in kleine, gefettete Förmchen füllen und im auf 180 °C vorgeheizten Backofen ca. 30 Minuten backen.

Ein Stück enthält 195 kcal.

Möhrenpastete (10 Portionen)

150 g	tiefgekühlten Blätterteig
800 g	Möhren
200 g	tiefgekühlte Erbsen
1 Eßl.	Erbsenfaser HT
1 Eßl.	Butter
100 g	Créme fraîche
100 g	Magerquark
4	Eier
	Salz
	weißen Pfeffer
1 Teel.	zerstoßenen Koriander
1 Prise	Zucker
	Saft und abgeriebene Schale einer unbehandelten Zitrone
1 Bund	Petersilie
2 Eßl.	Milch
1	Eigelb

Den Blätterteig auftauen. Die Möhren waschen, schälen und in 5 cm lange, 1 cm breite Stifte schneiden, dann 2 Minuten blanchieren. Die Frühlingszwiebeln putzen, waschen, in 2 cm breite Ringe schneiden. Die Butter erhitzen, Zwiebeln und Erbsen kurz darin andünsten, mit einem Drittel der Möhren pürieren.
Créme fraîche, Quark, Eier und Erbsenfaser HT dazugeben, gut verrühren. Die restlichen Möhren untermischen, mit den Gewürzen abschmecken, gehackte Petersilie hinzufügen.
Den Backofen auf 225 °C vorheizen. Eine Kastenform einfetten, mit dem sehr dünn ausgerollten Teig so auslegen, daß er gut übersteht. Den Möhrenbrei einfüllen, mit Teig gut verschließen. Das Eigelb mit der Milch verquirlen und die Teigoberfläche damit bepinseln. 25–30 Minuten backen.

Eine Scheibe enthält 200 kcal.

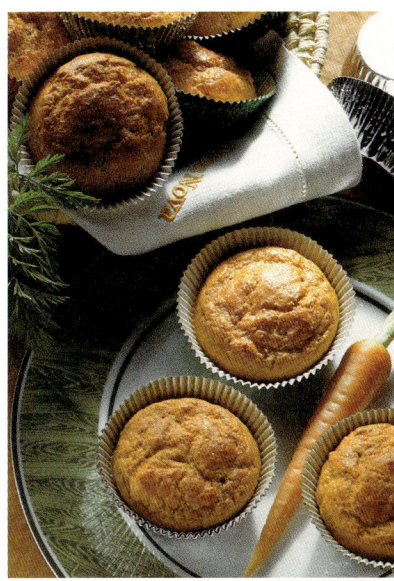

Abb. 17: Schmecken warm und kalt: Möhren-Frühstückskuchen.

Feine Erbsensuppe

1	Schalotte
1 Eßl.	Butter
300 g	tiefgekühlte Erbsen
1 Eßl.	Erbsenfaser HT
$1\frac{1}{2}$ l	Gemüsebrühe
	Salz, Pfeffer
5 Eßl.	Kaffeesahne (10 % Fett)
	evtl. 1 Schuß Weißwein
1 Eßl.	feingehackte Petersilie
1 Tabl.	Lightsüß
	(nach Geschmack)

Die feingehackte Schalotte in der Butter andünsten, die Erbsen mit Erbsenfaser HT dazugeben und mit heißer Gemüsebrühe aufgießen, 10 Minuten köcheln lassen, mit einem Pürierstab oder im Mixer pürieren, die Kaffeesah-

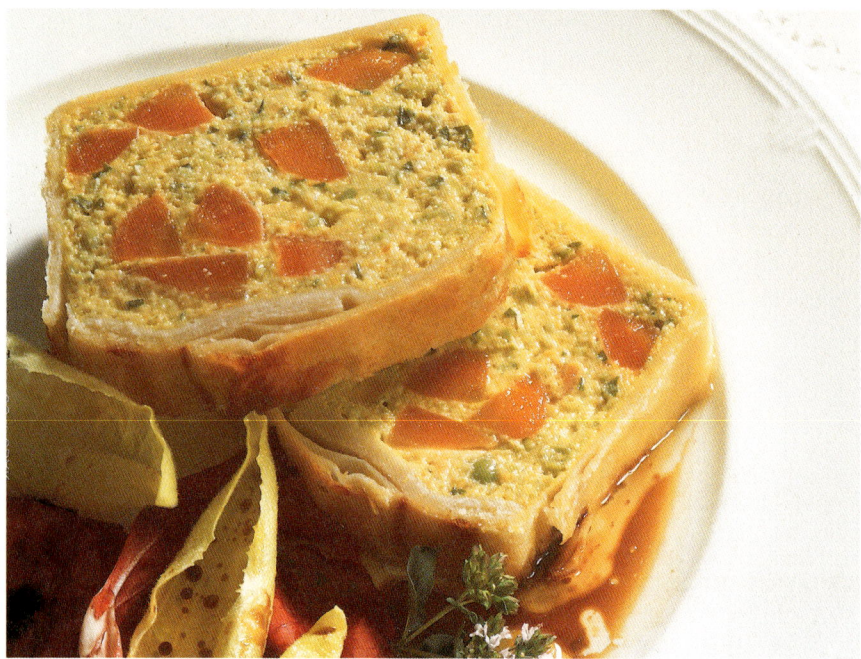

Abb. 18:   Möhren einmal anders: Möhrenpastete

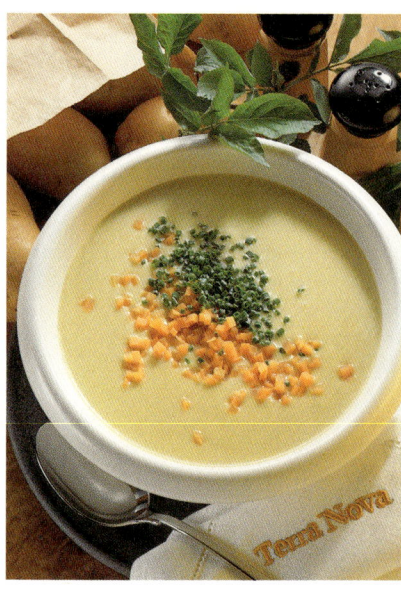

Abb. 19:   Für heiße Tage: Kartoffel-Lauch-Kaltschale.

ne unterziehen und mit den Gewürzen abschmecken. Zum Schluß die Petersilie darüberstreuen.

Eine Portion enthält 115 kcal.

Kartoffel-Pfifferling-Cremesuppe „Chiba"

250 g	Pfifferlinge oder Champignons, Shii-Take-Pilze etc.
1 große	Zwiebel
250 g	Kartoffeln
1 Eßl.	Butter oder Margarine
$^1/_2$ l	Gemüsebrühe
125 g	Tofu
1 Eßl.	Erbsenfaser HT
3–4 Eßl.	Sojasauce
	frisch gemahlenen schwarzen Pfeffer
2 Eßl.	trockenen Sherry
$^1/_2$	Bund Basilikum

Die Pilze putzen, größere Pilze kleinschneiden. Zwiebel und Kartoffeln schälen und würfeln. Fett in einem Topf zerlassen, die Pilze darin kurz anbraten, dann herausnehmen und warm stellen. Zwiebel und Kartoffelwürfel im Topf hell anschwitzen, Erbsenfaser HT dazugeben, mit der Brühe ablöschen und zugedeckt etwa 15 Minuten bei geringer Hitze köcheln lassen. Tofu würfeln und einrühren, die Suppe anschließend im Mixer oder mit dem Pü-

rierstab schaumig aufschlagen. Erneut aufkochen und mit der Sojasauce, Pfeffer und Sherry abschmecken, Pilze kurz wieder darin erhitzen. Mit Basilikum garniert servieren.

Eine Portion enthält 110 kcal.

Kartoffel-Lauch-Kaltschale
(für 4–6 Personen)

600 g	Kartoffeln
2 Stangen	Lauch (300 g)
1	Petersilienwurzel
1 Eßl.	Erbsenfaser HT
1 Zweig	frischen Zitronenthymian oder
1 Teel.	getrockneten Zitronenthymian

```
          1    Möhre
       1¹/₂ l  Gemüsebrühe
               Muskat
       200 ml  Kaffeesahne (10 % Fett)
          1 Eßl. Schnittlauchröllchen
```

Die Kartoffeln schälen und würfeln. Den Lauch waschen, das dunkle Grün entfernen, den Rest in dünne Ringe schneiden. Die Petersilienwurzel und die Möhre waschen, schälen und in Würfel schneiden.

Das Olivenöl in einem Topf erhitzen, das Gemüse darin andünsten, mit der Gemüsebrühe aufgießen, Erbsenfaser HT dazugeben und alles etwa 40 Minuten köcheln lassen. Dann mit einem Pürierstab oder im Mixer pürieren und kalt stellen.

Vor dem Servieren die Kaffeesahne unterziehen und mit sehr kleinen Möhrenwürfeln und dem Schnittlauch bestreuen. Eiskalt servieren.

Eine Portion enthält 200 kcal.

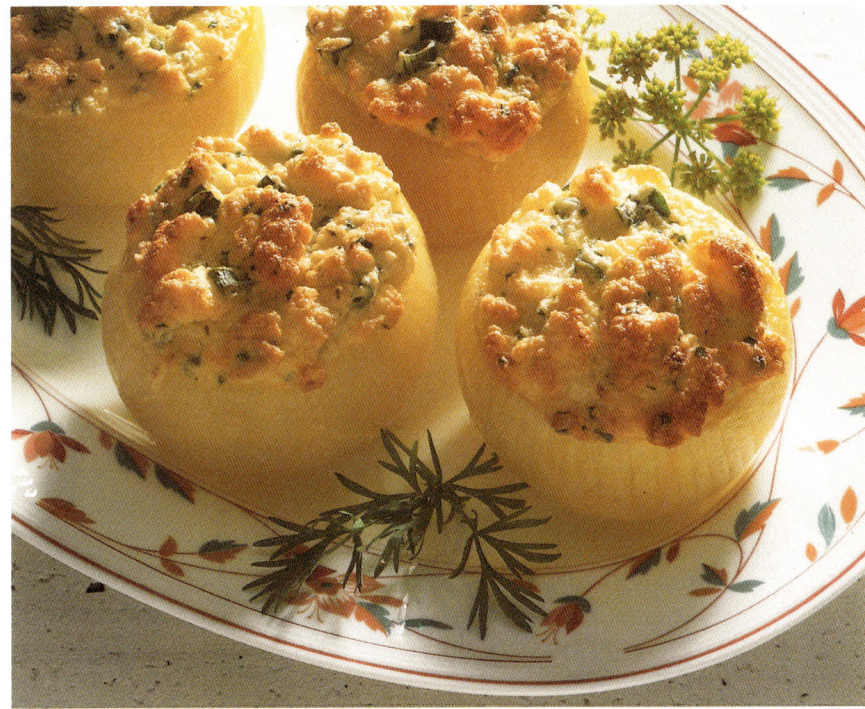

Abb. 20: Zwiebel-Soufflés.

Zwiebel-Soufflés

```
          4    große Zwiebeln
          4    Frühlingszwiebeln
          1 Eßl. Butter
          3    Eier
          2 Eßl. Vollkornsemmelbrösel
        100 g  Kräuterfrischkäse
          1 Eßl. Erbsenfaser HT
        ¹/₄ l  Gemüsebrühe
               Salz, schwarzen Pfeffer
               aus der Mühle
```

Die Zwiebeln schälen und in kochendem Salzwasser 15 Minuten garen. Mit einer Schaumkelle herausnehmen, mit kaltem Wasser abschrecken, abtropfen lassen. Das obere Drittel der Zwiebel abschneiden, die Zwiebeln vorsichtig aushöhlen, Deckel und Fruchtfleisch fein hacken.

Die Frühlingszwiebeln putzen, waschen, in feine Ringe schneiden, etwas von dem Lauchgrün mitverwenden. Die Butter erhitzen, Frühlingszwiebeln und Zwiebelfleisch darin andünsten. Von der Herdplatte nehmen und abkühlen lassen.

Den Backofen auf 225 °C vorheizen. Die Eier trennen, Eigelb, Frischkäse und Erbsenfaser HT unter die Zwiebeln mischen, mit den Gewürzen abschmecken. Eiweiß steifschlagen und darunterheben. Die Zwiebeln mit der Masse füllen, in eine gefettete Auflaufform setzen, die Brühe angießen. Die Form in den Backofen schieben, etwa 20 Minuten backen.

Eine Portion enthält 260 kcal.

Gefüllte Kartoffeln mit Schnittlauchcréme und Wachteleiern

```
          4    große Kartoffeln
          8    Wachteleier oder
               kleine Hühnereier
        250 g  saure Sahne
```

```
          2 Eßl.  feingeschnittenen
                 Schnittlauch
                 Salz
                 Pfeffer
         50 g    Kaviar
         1 Teel. Erbsenfaser HT
```

Die Kartoffeln waschen und bürsten, über Dampf garen.

Die saure Sahne mit dem Schnittlauch und dem Erbsenfaser HT verrühren, mit Salz und Pfeffer abschmecken. Kurz vor Ende der Garzeit der Kartoffeln die Eier in einer beschichteten Pfanne mit etwas Fett zu Spiegeleiern braten.

Die Kartoffeln längs halbieren, die runde Seite so schneiden, daß sie stehen können. Mit einem Löffel etwas eindrücken, je ein Spiegelei daraufgeben und mit der Sauce überziehen. Mit Kaviar bestreuen.

Eine Portion enthält 330 kcal.

Gegrillte Hummerkrabben mit Kräutermayonnaise

```
         200 g   Salatmayonnaise (S. 144)
           1     Knoblauchzehe
         1 Teel. Apfel-Pektal oder
                 Apfel-Bipektal
         1 Bund  Petersilie
         3 Eßl.  Zitronensaft
                 Cayennepfeffer
         600 g   Hummerkrabben
                 frischen Pfeffer
                 aus der Mühle
```

Den Grill oder den Backofen auf 250 °C vorheizen.

Die Salatmayonnaise mit der gepreßten Knoblauchzehe, dem Apfel-Pektal oder Apfel-Bipektal, dem Zitronensaft, der gehackten Petersilie und dem Cayennepfeffer verrühren.

Die Hummerkrabben etwa 3 Minuten auf beiden Seiten grillen, mit frischem Pfeffer würzen und mit der Kräutermayonnaise servieren.

Eine Portion enthält 230 kcal.

Gebratenes Goldbarschfilet mit Kiwi-Orangen-Sauce

```
         Für die Kiwi-Orangen-Sauce:
           4     Kiwis
           4     kleine Orangen
          20 g   Butter
                 etwas Minze
         Für den Fisch:
           4     Scheiben Goldbarschfilet
                 à 150 g
                 Salz, Pfeffer
                 etwas fettarme Milch
         2 Eßl.  Mehl
         2 Eßl.  Apfelfaser HT
          20 g   Butter
```

Zuerst die Kiwis und die Orangen schälen, dabei von den Orangen auch die weiße Haut sorgfältig entfernen. Dann beides würfeln und beiseite stellen. Die Fischfilets kurz mit kaltem Wasser überbrausen. Mit Küchenkrepp abtupfen, würzen. Nacheinander in Milch und Mehl, gemischt mit Apfelfaser HT, wenden.

Das Fett in einer beschichteten Pfanne erhitzen. Den Fisch auf beiden Seiten je 5 Minuten braten und warm stellen. Für die Kiwi-Orangen-Sauce die Butter zum restlichen Bratfett geben und zerschmelzen lassen. Die Kiwi- und die Orangenwürfelchen hinzufügen und

unter Rühren kurz erhitzen. Etwas feingehackte Minze unterrühren und die Sauce eventuell nachwürzen. Den Fisch mit der Sauce anrichten.

Eine Portion enthält 376 kcal.

Seefischgratin auf Gemüsebett

```
         200 g    Rotbarschfilet
         200 g    Kabeljaufilet
                  Saft einer halben Zitrone
         1 dünne  Stange Lauch (100 g)
         1 Eßl.   Delikateß-Senf
         1/4 l    Milch (1,5 % Fett)
         1/8 l    Fischfond a. d. Glas
         2–3 g    Bindix HT
                  Salz
                  weißen Pfeffer
                  aus der Mühle
                  Zucker
         1/2 Bund glatte Petersilie
         1 Eßl.   Crème fraîche
```

Den Backofen auf 225 °C vorheizen. Den Fisch waschen, trockentupfen, jeweils in 4 Stücke teilen und mit dem Zitronensaft beträufeln.

Den Senf mit der Milch, dem Fischfond, den Gewürzen und Bindix HT mit einem Schneebesen schaumig schlagen und 10 Minuten stehenlassen. Die Möhren putzen, waschen und dünn schälen, in feine Streifen hobeln. Den Lauch ebenfalls putzen und waschen und in sehr dünne Ringe schneiden. Das Gemüse in kochendem Wasser 3 Minuten blanchieren, herausnehmen, unter kaltem Wasser abschrecken. Dann in eine längliche Auflaufform geben, die Fischstücke nebeneinander darauflegen. Die Petersilie abbrausen, fein hacken und unter die Sauce mischen. Crème fraîche auf den Fischstücken verteilen. Gratin 10 Minuten überbacken.

Eine Portion enthält 140 kcal.

Zanderfilet in Sesamkruste mit Plätzchen von wildem Reis

100–125 g	wilden Reis
700–800 g	Zanderfilet oder anderes Fischfilet
150 g	Sesamkörner
4	Eier
2	rote Paprika
250 g	Zucchini
1	Schalottenzwiebel
$\frac{1}{2}$	Knoblauchzehe
$\frac{1}{4}$ l	Oliven-, Distel- oder Sesamöl
1 Eßl.	Crème fraîche, Schmand oder saure Sahne Salz Pfeffer etwas Bindix HT oder Stärkepulver Saft einer Zitrone

Das Zanderfilet oder andere Fischfilet vor dem Braten mit Zitronensaft, Salz und Pfeffer marinieren, d. h. gleichmäßig beträufeln und bestreuen. Anschließend 3 Eier aufschlagen, das Fischfilet durch die Eimasse ziehen. Dann mit dem Sesam panieren. Dabei die Körner gut andrücken. Anschließend in Oliven-, Sesam- oder Diestelöl braten. Die Temperatur des Öls und die Bratzeit hängen von der Stärke des Filets ab. Je dünner das Filet, um so kürzer die Bratzeit, aber um so höher sollte die Brattemperatur

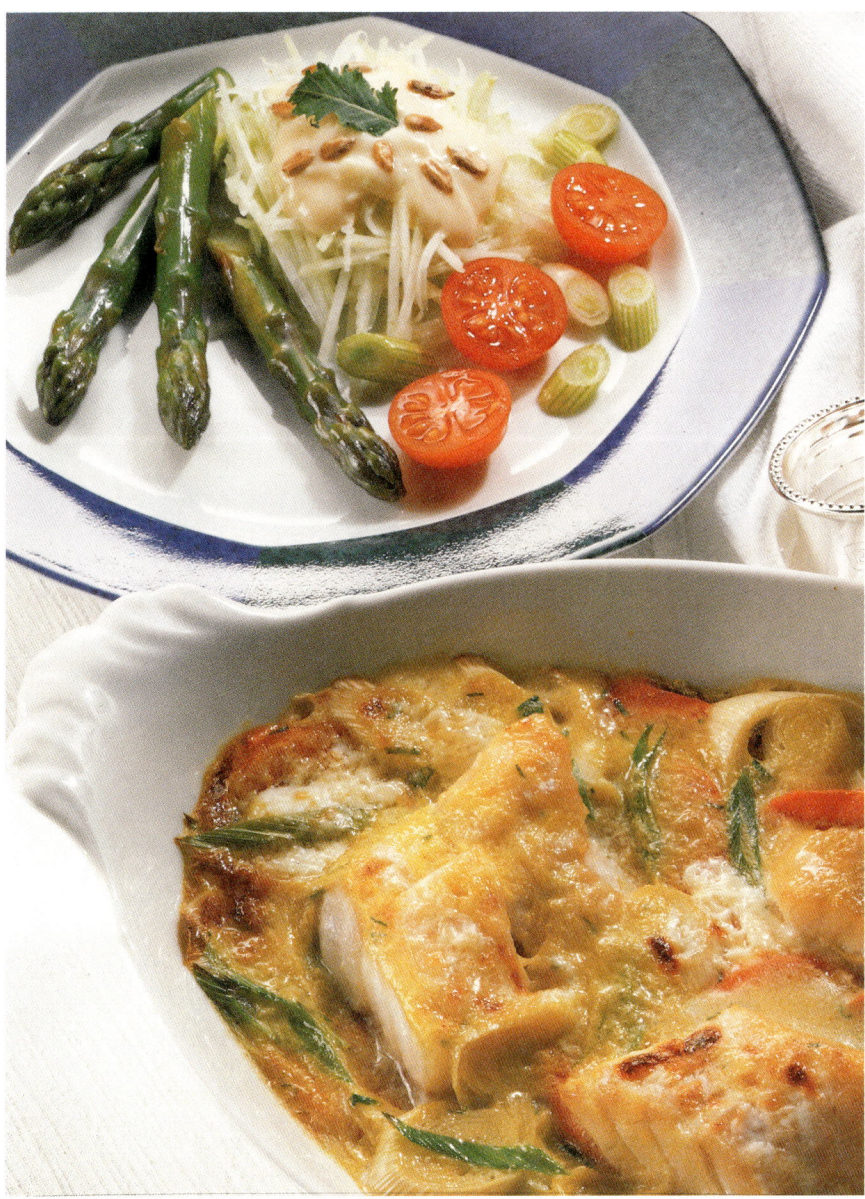

Abb. 21: Seefischgratin mit leichtem Salat.

175

sein, damit jeweils eine appetitlich angebräunte krosse Oberfläche entsteht. (Mittlere Brattemperatur ca. 3 bis 5 Minuten von jeder Seite).

Parallel dazu können Sie die Sauce zubereiten. Sie besteht aus $1^1/_2$ roten Paprikaschoten, die im Universalzerkleinerer fein püriert werden müssen, und dann mit Crème fraîche verfeinert und mit Salz und Pfeffer abgeschmeckt werden. Diese Sauce kurz in der Kasserole erhitzen.

Die Wildreis- bzw. Naturreisplätzchen werden folgendermaßen hergestellt:

Der Reis wird zunächst gegart. Das geht am besten in einer Kochkiste (vgl. *Seite 112 f.*) Geben Sie die 150 g Wild- bzw. Naturreis mit 300–325 ml Wasser und einer Prise Salz in den Topf. Lassen Sie den Reis kurz aufwallen, und setzen Sie den Topf dann in die Kochkiste. Lassen Sie sie etwa eine Stunde hermetisch verschlossen stehen, danach ist selbst der etwas schwierige Wild- bzw. Naturreis perfekt gegart.

In einem anderen Topf schwitzen Sie die feingehackten Schalotten und die halbe zerdrückte Knoblauchzehe in Sesam- oder Olivenöl an und geben die restliche halbe Paprikaschote dazu. Dann folgt der weichgekochte Reis. Zusätzlich binden Sie die Masse mit einer Messerspitze Bindix HT oder Stärke und einem Eigelb. Das Eiweiß steif schlagen und ebenfalls unter die Masse heben. Formen Sie aus dieser Masse kleine Plätzchen und backen Sie diese beidseitig in Öl aus.

Als Gemüse reichen Sie die Zucchinis, die Sie in etwa 3 mm dicke Scheiben schneiden und ebenfalls in der Pfanne in Öl anbraten, nachdem Sie sie vorher etwas gesalzen und gepfeffert haben. Anrichten: Zunächst sollten Sie die Tel-

ler im Backofen leicht anwärmen. Geben Sie dann einen Saucenspiegel auf jeden Teller, legen Sie das Zanderfilet darauf und legen Sie die Reisplätzchen und die Zucchinischeiben an.

Bunte Gemüseplatte mit Frischkäse-Dips

1	Staudensellerie (500 g)
1	Kohlrabi (200 g)
300 g	Möhren
1	Fenchel (250 g)
200 g	Egerlinge (rosa Champignons) oder normale Champignons
1	Chicorée (125 g)
Für den herzhaften Dip:	
50 g	Frühstücksspeck
10	grüne Oliven (entkernt)
4 Eßl.	saure Sahne (10% Fett)
1	Becher (150 g) Frischkäse mit Knoblauch
1 Teel.	Erbsenfaser HT
3	Spritzer Worcestersauce Salz, Pfeffer
Für den pikanten Dip:	
100 g	Nordseekrabben
1 Eßl.	Zitronensaft Zitronenpfeffer
1	kleine Dose (225 g) Mandarinen
1	Becher (150 g) Frischkäse mit französischen Kräutern, „leicht"
1 Teel.	Apfelfaser HT

Die Gemüse waschen und putzen. Den Staudensellerie in 5 cm lange Stücke schneiden. Kohlrabi und Möhren in 1 cm breite und 6 cm lange Stifte, den Fenchel längs in 1 cm breite Streifen schneiden. Die Champignons vierteln

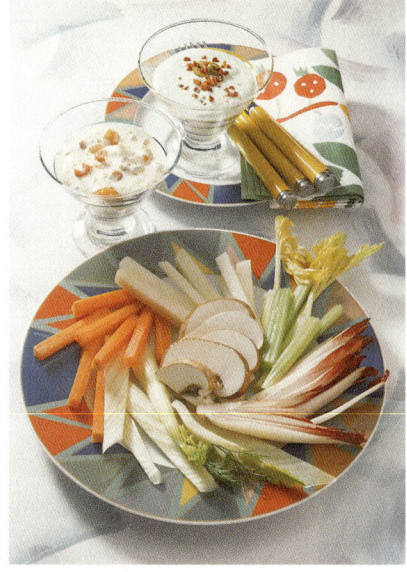

Abb. 22: Gemüseplatte mit Frischkäse-Dips.

oder achteln, den Chicorée quer halbieren und die Blätter ablösen.

Für den herzhaften Dip:

Den Frühstücksspeck klein würfeln und in einer heißen Pfanne knusprig braten, abkühlen lassen. Die Oliven mit der Sahne pürieren. Den Frischkäse mit Worcestersauce, Pfeffer und Salz würzen. Speck und Olivenmus unter die Frischkäsemasse heben.

Für den pikanten Dip:

Die Krabben unter fließendem Wasser abbrausen, abtropfen lassen, mit Zitronensaft und Pfeffer marinieren. Den Saft der Mandarinen auffangen, unter den Frischkäse rühren. Mandarinen kleinschneiden und mit Krabben unter die Masse heben.

Eine Portion enthält 480 kcal.

Salat mit Frühlingsgemüsen

```
Für den Salat:
    1 Bund  grünen Spargel
       1    Kohlrabi (200 g)
   250 g    Kirschtomaten
       4    Frühlingszwiebeln
Für das Dressing:
Salatsauce à la Jean Pütz (vgl.
Seite 144) und
    2 Eßl.  Spargelbrühe
    1 Eßl.  Apfel-Pektal oder
            Apfel-Bipektal
   30 g     Sonnenblumenkerne
```

Den Spargel waschen, die Spitzen ca. 10 cm lang abschneiden (den Rest z. B. für eine Suppe verwenden) und in kochendem Wasser 5 Minuten bißfest garen. Dann abgießen und mit kaltem Wasser abschrecken. Die Spargelbrühe aufbewahren. Kohlrabi waschen, schälen und grob raspeln, die Frühlingszwiebeln ebenfalls waschen, den dunkelgrünen Teil abschneiden, den Rest in dünne, schräge Scheiben schneiden. Die Tomaten waschen und quer halbieren.

Die Sonnenblumenkerne ohne Fett in einer Pfanne goldgelb rösten.

Für das Dressing die Salatsauce mit 2 Eßlöffeln der Spargelbrühe und mit dem Apfel-Pektal oder Apfel-Bipektal verrühren.

Alle Gemüse auf 4 Tellern anrichten und mit dem Dressing beträufeln. Die Sonnenblumenkerne darüberstreuen.

Eine Portion enthält 120 kcal.

Knuspriger Apfelsalat

```
       3    Äpfel (120 g)
       2    Bananen
       3 kl. Stangen Bleichsellerie
       2    Frühlingszwiebeln
   150 g    Frühstücksschinken
    1 Eßl.  Zitronensaft
    1 Teel. abgeriebene Zitronen-
            schale
  1/2 Bund  Schnittlauch
  1/2 Bund  Petersilie
    2 Eßl.  Apfelessig
    1 Eßl.  Haselnußöl oder Distelöl
    3 Eßl.  Pflanzenöl
            Salz
            Pfeffer aus der Mühle
    1 Teel. Apfelfaser HT
   50 g     gehackte Haselnüsse
```

Den Frühstücksschinken würfeln, in einer Pfanne knusprig braten, auf Küchenpapier abtropfen lassen. Die Äpfel waschen, halbieren, das Kerngehäuse entfernen und in Scheiben schneiden. Die Bananen und den Bleichsellerie in Stücke, die Frühlingszwiebel in Ringe schneiden. Alles in eine Schüssel geben und mit Zitronensaft und Zitronenschale vermischen. Den Schnittlauch und die Petersilie fein hacken, mit den Schinkenwürfeln unter die Salatzutaten heben.

Zum Schluß den Essig mit dem Öl und der Apfelfaser verrühren, mit Salz und Pfeffer abschmecken, eventuell 2–5 Lightsüßtabletten, in wenig Wasser aufgelöst, dazugeben, und alles über den Salat geben. Vor dem Servieren mit Haselnüssen bestreuen.

Eine Portion enthält 430 kcal.

Kiwi-Apfel-Grütze mit Vanillecreme

```
Für die Grütze:
   300 g    Kiwi
       2    mittelgroße Äpfel (200 g)
    1 Eßl.  flüssigen Honig oder
  1–2 Tabl. Lightsüß
  1/2 Teel. Zimt
  1/4 l     Cidre
    3 g     Bindix HT
Für die Vanillecreme:
  1/4 l     Milch,
            Honig oder Lightsüß
            nach Geschmack
       1    Vanilleschote
    3 g     Bindix HT
```

Die Kiwis schälen und in Stücke schneiden. Die Äpfel waschen, vom Kerngehäuse befreien, in kleine Würfel schneiden und zusammen mit den Kiwis in einen Topf geben. Den Cidre mit Zimt, Honig und Bindix HT gut verrühren und über die Früchte gießen. Alles zum Kochen bringen, 1 Minute kochen lassen, dann von der Platte nehmen und 5 Minuten nachziehen lassen. In 4 Förmchen oder in eine Schüssel füllen und kalt stellen.

Für die Vanillecreme die Milch, Honig oder Lightsüß nach Geschmack, das ausgekratzte Mark der Vanilleschote und das Bindix HT verrühren. 10 Minuten stehenlassen, dann mit dem Handrührgerät aufschlagen. Bis zum Servieren kühl stellen.

Eine Portion enthält 130 kcal.

Feine Apfelspeise

3–4	süße Äpfel
0,3 l	Weißwein
0,3 l	Mineralwasser
0,4 l	Sekt
	Saft einer Zitrone
1 Eßl.	Apfel-Pektal oder
	Apfel-Bipektal
5 Blatt	Gelatine
1	Apfel als Einlage
2–5 Tabl.	Lightsüß

Äpfel schälen, entkernen und in Würfel schneiden. Weißwein, Mineralwasser und Sekt aufkochen, Zitronensaft und Apfel-Pektal oder Apfel-Bipektal dazugeben und die Äpfel darin weichdünsten. Vom Herd nehmen und Lightsüß unterrühren. Alles noch einige Stunden ziehen lassen, durch ein Sieb passieren, nochmals erwärmen und die eingeweichte Gelatine darin auflösen. Erneut erkalten lassen. Den Apfel schälen, entkernen und in feine Würfel schneiden. Mit dem Apfelgelee in gekühlten Gläsern anrichten.

Eine Portion enthält 180 kcal.

Pfirsich in Orangensauce mit rotem Pfeffer

4	Pfirsiche
4	Orangen
1	Limone
	einige rote Pfefferkörner
2 cl	Orangenlikör
	etwas Apfeldicksaft
1 Eßl.	Apfel-Pektal oder
	Apfel-Bipektal
1 Meßl.	Bindix HT

Orangen und Limone auspressen und mit Apfeldicksaft und Apfel-Pektal aufkochen. Pfirsiche in Spalten schneiden und im Saft aufkochen. Dann herausnehmen, den Saft mit Bindix HT andicken und mit Likör abschmecken. Die Pfefferkörner hineingeben und die Pfirsiche mit der Sauce übergießen.

Eine Portion enthält 100 kcal.

Rosinen-Bananen-Muffins „Los Angeles" (16 Stück)

100 g	Sauerrahm
3	Bananen
150 g	Rohrzucker
1 Prise	Salz
	abgeriebene Schale einer
	unbehandelten Zitrone
80 g	weiche Butter
3	Eier
100 g	kalifornische Rosinen
100 g	Cornflakes
30 g	Apfel-Pektal oder
	Apfel-Bipektal
120 g	Weizenvollkornmehl
1 geh. Teel.	Backpulver

Backofen auf 180 °C vorheizen. Den Sauerrahm, die geschälten und in Stücke geschnittenen Bananen, die Hälfte des Zuckers, Salz und die Zitronenschale pürieren. Die Butter und den Rest des Zuckers mit den Eiern schaumig schlagen, die Bananenmasse unterrühren. Das Mehl mit dem Apfel-Pektal, dem Backpulver, den zerdrückten Cornflakes und den Rosinen mischen und unter die Ei-Bananen-Masse rühren. Den Teig in Muffinförmchen füllen und auf der mittleren Schiene im Backofen ca. 25 Min. backen.

Ein Stück enthält 229 kcal.

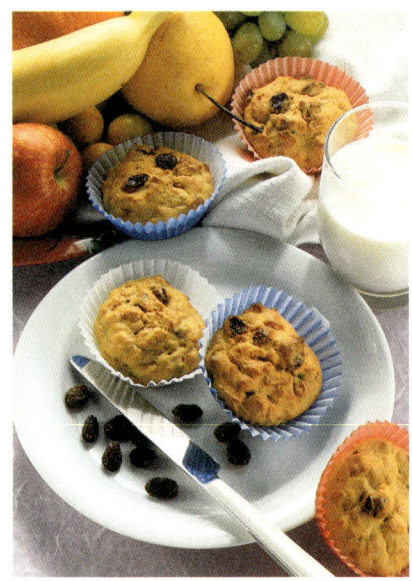

Abb. 23: Zum Dessert oder als Zwischenmahlzeit: Rosinen-Bananen-Muffins.

Keine Angst vor Kuchen

Für viele Menschen gehört Kuchengenuß zur Lebensqualität. Jedoch das übliche zucker- und fettstrotzende Gebäck hinterläßt auf die Dauer Speckröllchen und Fettleibigkeit, die nur unter größten Anstrengungen wieder weggehungert werden können. Da ist es besser, so etwas erst gar nicht entstehen zu lassen, oder die Fettpölsterchen mit Hilfe ballaststoffreicher Nahrung ohne Qualen langfristig wieder abzubauen.

Ganz nach unserem Motto „Genießen ohne Reue" haben wir jetzt auch einige Rezepte für Torten und Kuchen entwickelt, die Sie natürlich wie immer kreativ variieren können. Wir haben dabei versucht, mit einem absoluten Minimum an Zucker und Fett auszukommen. Diabetiker können sogar ganz auf Zucker verzichten, indem sie den in unseren Rezepten noch enthaltenen geringen Zuckeranteil durch Fruchtzucker, Sorbit oder Isomalt ersetzen.

Apfelkuchen mit viel Ballast

350 g	Weizenmehl Type 405
70 g	Erbsenfaser HT
2 Teel.	Reinlecithin P
2 Teel.	Weizenkleber HT
5 g	Trockenhefe (entsprechend 25 g Frischhefe)
1	Ei
120 ml	Milch
1	gute Prise Salz
1	Prise Zucker (damit die Hefe besser geht)
10 ml	Konfilight flüssig
500– 600 g	Äpfel

Mehl, Erbsenfaser, Lecithin, Weizenkleber und Salz in eine Schüssel geben und alles mit dem Knethaken der Küchenmaschine sehr gut durchmengen. Dann geben Sie einen kleinen Teil der Milch in eine Tasse und fügen die Trockenhefe bzw. Frischhefe mit der Prise Zucker hinzu und lösen die Hefe darin auf. Schlagen Sie das Ei in das Mehl und gießen Sie den Hefeansatz, das Konfilight und den Rest der Milch in die Mehlmischung. Alles gut durchkneten. Wenn der Teig zu feucht wird, geben Sie noch etwas Mehl hinzu. Man erkennt die richtige Konsistenz daran, daß der Teig sich gut vom Schüsselrand ablöst. Formen Sie ihn danach von Hand zu einer Kugel, und lassen Sie diese in der Schüssel etwa 15–30 Minuten an einem warmen Ort, z. B. auf der Heizung, abgedeckt mit einem Küchentuch, gehen.

Dann rollen Sie ihn mit der Teigrolle flach aus. Die Teigmasse reicht aus, um ein normales Backofenblech zu belegen.

Fetten Sie das Blech mit etwas Butter ein, und passen Sie den Teig geschickt dem Backblech an, am Anfang mit der Teigrolle und später mit dem Handballen bzw. Daumen oder den Fingerspitzen. Schneiden Sie die geschälten und vom Kerngehäuse befreiten Äpfel in dünne Scheiben, und belegen Sie die Teigfläche mit den Apfelstückchen. Drücken Sie sie leicht ein, so daß sie fast aufrecht stehen, etwa im Abstand von jeweils 1 cm. Anschließend gehen Sie mit der Hand über die Apfelflächen, so daß sie sich leicht auflegen. Dann bedecken Sie alles wieder mit dem Küchentuch und lassen den Kuchen nochmals ca. 30 Minuten gehen. Heizen Sie den Backofen auf 175–200 °C (Stufe 4), und backen Sie den Kuchen etwa 40 Minuten. Nach 30 Minuten, d. h. 10 Minuten vor dem Herausnehmen, bestreichen Sie die Oberfläche mit einem geschlagenen Ei, in das Sie etwa 10 ml Konfilight flüssig untergerührt haben. Sie können anstelle von Konfilight natürlich auch Honig nehmen.

Nach dem Herausnehmen bestreuen Sie die Oberfläche gegebenenfalls mit Streusüße. Diese Streusüße wird im Handel unter dem Namen Kanderel angeboten. Oder Sie verwenden die spezielle Hobbythek-Streusüße, die aus dem Zuckeraustauschstoff Isomalt, verstärkt mit 6 % Acesulfam besteht, und wegen diesem Süßstoffzusatz ganz sparsam verwendet werden kann. Wir haben diese Streusüße **Streulight HT** genannt. Es reicht von der Menge her $1/_6$ der üblichen Menge, die Sie beim Zucker nehmen würden, also bitte ganz vorsichtig aus einem Puderzuckerstreuer auf die Kuchenoberfläche rieseln lassen. Wer Süßstoffe scheut, kann anstelle von Zucker Fruchtzucker oder Sorbit bzw. Xylit verwenden. Wenn Sie mehr über diese Süßstoffe und Zuckerersatzstoffe wissen wollen, finden Sie im Hobbythek-Buch „Süßigkeiten mit und ohne Zucker" eine ganz ausführliche Darstellung.

Der Kuchen schmeckt frisch am besten. Sie können ihn im Kühlschrank aber auch 2–3 Tage aufbewahren.

Auf die gleiche Weise können Sie Pflaumen, Pfirsiche, Aprikosen, Rhabarber, Kirschen, Mirabellen, Birnen, Orangen, Mandarinen, Kiwi, Mangos usw. verarbeiten. Das ist so richtig etwas für den Nachmittagskaffee, den Sie jetzt ohne schlechtes Gewissen genießen können.

Stuten, Platz und Früchtebrot

Mit diesem Rezept erhalten Sie einen Grundteig, den Sie sehr gut nach eigenem Gutdünken variieren können. Nehmen Sie dies als eine generelle Anregung. Die Basis bildet normales, preiswertes Weizenmehl Type 405. Sie brauchen also nicht unbedingt das völlig überteuerte Vollkornmehl zu kaufen, denn die Zusätze ergeben den gleichen Effekt. Zum zweiten baut der Teig auf Vollkornfrüchtemüsli auf, das es mittlerweile ja auch schon preiswert zu kaufen gibt. Um den Ballaststoffanteil zu vermehren, verwenden wir entweder Haferkleie HT oder Erbsenfaser HT, die immerhin 90 % Ballaststoffe beinhalten, ja es geht sogar mit einem ganz speziellen Produkt, einem Ballaststoffmehl, das aus Orangenschalen gewonnen wird und etwa 60 % Ballaststoffe beinhaltet. Für unser Früchtebrot scheint das ganz besonders gut geeignet zu sein. Fragen Sie doch in den Läden, die die Hobbythekzutaten führen, nach. Gut sortierte werden auch dieses Produkt führen. Dieses Früchtebrot ist wirklich sehr ballaststoffreich und besitzt wesentlich weniger Kalorien als normale Früchtebrote.

Hier das Rezept:

350 g	Weizenmehl Type 405
250 g	Vollkornfrüchtemüsli ohne Zuckerzusätze
10 g	Reinlecithin P
10 g	Weizenkleber HT

50 g	Erbsenfaser, Orangenfaser oder Haferkleie
10 g	Trockenhefe (1 Paket) oder
40 g	Backhefe
1	Ei
450 ml	Magermilch
10 ml	Konfilight flüssig (nur für süßes Früchtebrot)
1	gute Prise Salz

Geben Sie Mehl, Müsli, Lecithin, Weizenkleber und Ballaststoffe in eine Schüssel und vermengen Sie alles gut miteinander. Dann setzen Sie die Trockenhefe in einer Tasse an: Dazu geben Sie den Inhalt des Beutels oder die frische Backhefe in etwa 20–30 ml Milch, und rühren noch etwa 5 g Zucker ein. Lösen Sie alles gut auf, geben Sie nun sowohl den Hefeansatz als auch die restliche Milch mit dem Ei in die Mehlmischung und kneten Sie mit der Küchenmaschine alles etwa 5 Minuten gut durch. Ist der Teig zu trocken, geben Sie noch etwas Milch nach, ist er zu naß, müssen Sie etwas Mehl bzw. Ballaststoffe hinzugeben. Anschließend geben Sie den Teig so, wie er ist, in eine Kastenbackform, verteilen ihn gleichmäßig und lassen ihn etwa $1/_2$ Stunde an einem warmen Ort gehen. Dann wird er etwa 60 Minuten bei 175–210 °C (Stufe 4) ausgebacken. Es empfiehlt sich, eine Tasse heißes Wasser auf den Boden des Backofens zu stellen. Die feuchte Atmosphäre bewirkt einen besseren Backverlauf.

Lassen Sie die Form nach dem Backen etwa 5 Minuten abkühlen. Dann nehmen Sie das Früchtebrot heraus, drehen es auf den Kopf und lassen es bis zum Erkalten ausdunsten. Sie haben jetzt ein ganz tolles Früchtebrot mit wenig Kalorien, dafür um so mehr Ballaststoffen. Es ist sowohl etwas für das Frühstück als auch für die Kaffeepause am Nachmittag.

Guten Appetit!

Register

Bezugsquellen

* Fa. SPINNRAD-ZENTRALE, 4650 Gelsenkirchen, Am Luftschacht 3 a, Tel. 02 09/1 70 00 11, Tx. 824726 natur d, Fax. 02 09/1 70 00-40. SPINNRAD-AUSLIEFERUNGSLÄDEN: 1000 Berlin 15, Uhlandstraße 43/44, Tel. 0 30/8 81 48 48; 1000 Berlin 41, Rheinstr. 10, Tel. 0 30/8 59 20 72; 2000 Hamburg 13, Grindelallee 42, Tel. 0 40/4 10 60 96; 2394 Satrup, Glücksburger Straße 11, Tel. 0 46 33/10 21; 2800 Bremen, Ostertorsteinweg 90, Tel. 04 21/70 52 68; 2900 Oldenburg, Gaststr. 26, Tel. 04 41/2 54 93; 3000 Hannover, Steintorstr. 9, Tel. 05 11/32 90 93; 3008 Garbsen, Havelser Str. 10 (REALKAUF), Tel. 0 51 31/9 57 59; 3070 Nienburg, Weserstr. 17, Tel. 0 50 21/1 28 25; 3300 Braunschweig, Vor der Burg 8, Tel. 05 31/4 20 32; 3400 Göttingen, Gronerstr. 1, Tel. 05 51/4 47 00; 3500 Kassel, Hedwigstr. 9, Tel. 05 61/ 1 49 11; 3530 Warburg, Hauptstr. 46, Tel. 05 46 41/6 04 67; 4000 Düsseldorf, Königsallee 92 a, Tel. 02 11/13 33 06; 4050 Mönchengladbach, Hindenburgstr. 249, Tel. 0 21 61/2 27 28; 4100 Duisburg, Averdunk-Center/Königstr., Tel. 02 03/33 91 35; 4130 Moers, Neumarkt-Eck am Rathaus, Tel. 0 28 41/2 37 71; 4150 Krefeld, Hansa-Center 32, Tel. 0 21 51/39 62 45; 4200 Oberhausen, Bero-Zentrum 84 a, Tel. 02 08/2 70 65; 4220 Dinslaken, Duisburger Str. 10, Tel. 0 21 34/5 45 57; 4250 Bottrop, Hochstr. 11, Tel. 0 20 41/68 44 84; 4300 Essen, Viehoferstr. 24, Tel. 02 01/ 23 92 85; 4330 Mühlheim, Rhein-Ruhr-Zentrum, Tel. 02 08/49 81 92; 4350 Recklinghausen, Kunibertstr. 28, Tel. 0 23 61/2 41 94; 4400 Münster, Alter Steinweg 39, Tel. 02 51/4 23 52; 4440 Rheine, Emsstr. 71, Tel. 0 59 71/8 10 04; 4500 Osnabrück, Domhof 7 c, Tel. 05 41/2 78 75; 4600 Dortmund, Lütge Brückstr. 12, Tel. 02 31/57 89 36; 4630 Bochum, Kortumstr. 33, Tel. 02 34/6 61 23; 4650 Gelsenkirchen, Klosterstr. 13, Tel. 02 09/20 89 63; 4650 Gelsenkirchen-Buer, Hochstr. 54, Tel. 02 09/39 88 89; 4700 Hamm, Oststr. 3, Tel. 0 23 81/2 02 45; 4780 Lippstadt, Lippe-Galerie, Langestr., Tel. 0 29 41/5 83 32; 4790 Paderborn, Grube 8, Tel. 0 52 51/2 26 98; 4800 Bielefeld, Bahnhofstr. 37, Tel. 05 21/6 61 52; 4950 Minden, Martinitreppe 5, Tel. 05 71/8 75 80; 5000 Köln, Mittelstr. 12–14/Bazaar de Cologne, Tel. 02 21/23 26 06; 5100 Aachen, Rethelstr. 3, Tel. 02 41/2 52 54; 5270 Gummersbach, Wilhelmstr. 7, Tel. 0 22 61/6 47 84; 5300 Bonn, Poststr. 4, Tel. 02 28/63 66 67; 5350 Euskirchen, Hochstr. 56, Tel. 0 22 51/5 55 21; 5400 Koblenz, Casinostr. 15–19, Tel. 02 61/1 49 25; 5500 Trier, Neuestr. 66, Tel. 06 51/4 82 41; 5600 Wuppertal-Elberfeld; City-Center, Tel. 02 02/44 12 81; 5650 Solingen, Goerdelerstr./Bachtorzentrum, Tel. 02 12/20 40 41; 5800 Hagen, Elberfelder Str. 64, Tel. 0 23 31/1 74 38; 5860 Iserlohn, Marktpassage, Tel. 0 23 71/2 32 96; 5880 Lüdenscheid, Ringmauerstr. 5, Tel. 0 23 51/35 10; 5900 Siegen, Marburger Str. 34, Tel. 02 71/5 45 40; 6000 Frankfurt, Kaiserstr. 11, Tel. 0 69/29 14 81; 6100 Darmstadt, Wilhelminenpassage, Tel. 0 61 51/ 2 20 78; 6200 Wiesbaden, Mauritius-Galerie, Tel. 06 11/37 81 66; 6300 Gießen, Kaplangasse 1, Tel. 06 41/79 23 93; 6500 Mainz-Altstadt Kirschgarten 4, Tel. 0 61 31/22 81 41; 6544 Kirchberg, Hauptstr. 55, Tel. 0 67 63/28 11; 6600 Saarbrücken, Dudweilerstr. 12, Tel. 06 81/ 3 90 89 94; 6740 Landau, Ostbahnstr. 13, Tel. 0 63 41/8 58 18; 6800 Mannheim, Kurpfalz-Passage, Tel. 06 21/15 46 62; 6950 Mosbach, Entengasse 4, Tel. 0 62 61/1 40 20; 7000 Stuttgart, Lautenschlagerstr. 3, Tel. 07 11/29 14 69; 7500 Karlsruhe, Herrenstr. 23, Tel. 07 21/2 48 45; 7530 Pforzheim, City-Einkaufspark, Tel. 0 72 31/3 32 54; 7800 Freiburg, Grünwälderstr./Dietler-Passage, Tel. 07 61/38 12 13; 8000 München 2, Sendlingerstr./Asamhof, Tel. 0 89/26 41 59; 8300 Landshut, Altstadt 193, Tel. 08 71/2 44 24; 8400 Regensburg, Malergasse 3, Tel. 09 41/ 56 35 81; 8480 Weiden, Siechenstr. 13, Tel. 09 61/2 77 10; 8500 Nürnberg, Karolinenstr., Tel. 09 11/23 25 33; 8520 Erlangen, Obere Karlstr. 23, Tel. 0 91 31/20 58 92; 8700 Würzburg, Oberthürstr. 3, Tel. 09 31/1 56 08; 8751 Elsenfeld, Marienstr. 21, Tel. 0 60 22/78 34; 8900 Augsburg, Ulrichsplatz 8–10, Tel. 08 21/15 54 82; CH-8001 Zürich, Obere Dorfstr. 8, Tel. 00 41/1/2 61 20 10; CH-8887 Mels, Sarganser Str. 48, Tel. 00 41/ 85/2 70 70; B-1980 Tervuren, Spinnrad Benelux, Hofkenstraat 2, Tel 00 32/02/7 67 97 85; B-2000 Antwerpen, Eiermarkt 19, Tel. 00 32/3/ 2 31 56 75; B-9000 Gent, Grootkanon Plein 7, Tel. 00 32/91 25 45 22; NL-3438 EV Nieüwegien, Symfonielaan 16, 00 31/34 02-5 14 78.
* Fa. COLIMEX-ZENTRALE, 5000 Köln 1, Mozartstr. 7, Tel. 02 21/21 04 13-12.
COLIMEX-AUSLIEFERUNGSLÄDEN: 2050 Hamburg-Bergedorf, Alte Holstenstr. 22, Tel. 0 40/7 21 10 34; 2370 Rendsburg, Jungfern-stieg 6 Tel. 0 43 31/2 46 46; 3000 Hannover 1, Andreastr. 2 b, Tel. 05 11/32 43 22; 5000 Köln 1, Schildergasse 84 a, Tel. 02 21/ 23 86 25; 4150 Krefeld, Hochstr. 62, Ecke Neumarkt, Tel. 0 21 51/63 16 55; 5100 Aachen, Alexianergraben 9 (City-Center), Tel. 02 41/ 3 03 27; 7800 Freiburg, Schwarzwald-City, Schiffstr. 5; Tel. 07 61/2 69 54; 8208 Rosenheim/Kolbermoor, Försterstr. 8, Tel. 0 80 31/9 35 57; 8750 Aschaffenburg, Ludwigstr. 17, Tel. 0 60 21/2 64 64; * NL-8081 LZ Elburg, Clakenweg 140, Tel. 00 31/52 50/33 49; NL-8011 PG Zwolle, Nieuwe Markt 32, Tel 00 31/38/23 01 84.
* KOSMETIK-BAZARE: 2300 Kiel, Eggerstedtstr., Tel. 04 31/9 29 23; * 2860 Osterholz-Scharmb., Kirchenstr. 19, Tel. 0 47 91/83 26; * 2970 Emden, Neutorstr. 58, Tel 0 49 21/2 46 46; * 3550 Marburg, Augustinergasse, Tel. 0 64 21/16 13 63; * 4050 Mönchen-Gladbach, Hindenburgstr. 240; * 4402 Greven, Alte Münsterstr. 28, Tel. 0 25 71/66 21; * 4420 Coesfeld, Gartenstr. 5, Tel.0 25 41/60 69; * 4440 Rheine, Matthias-Str. 5, Tel. 0 59 71/1 54 21; * 4708 Kamen, Märkische Str. 28, Tel. 0 23 07/ 47 72; * 4780 Lippstadt, Kahlenstr. 2, Tel. 0 29 41/7 84 66;. * 4930 Detmold, Paulinenstr. 9, Tel. 0 52 31/3 96 14; * 4950 Minden, Martinitreppen 5, Tel. 05 71/8 48 10; * 5350 Euskirchen, Hochstr. 62; * 5400 Koblenz, Löhrstr. 98, Tel. 02 61/3 83 10; * 5600 Wuppertal 2, Kleestr. 42; * 6300 Gießen, Frankfurter Str. 1-5, Tel. 06 41/7 69 79; * 6200 Wiesbaden, Wagemannstr. 3, Tel. 0 61 21/37 93 70; * 6750 Kaiserslautern, Grüner Graben 3; * 8764 Kleinheubach, Dientzenhoferstr. 14; * L-6945 Niederanven, 32 A Rue Laach, Tel. 0 03 52/34 84 37.

ALC COSMETIC, 2876 Berne 2, Kranichstr. 2, Tel. 0 44 06/61 44
ALTAMIRA, 8130 Starnberg, Söckingerstr. 7
* BELLA DONNA, 7410 Reutlingen, Begenhäuserhofstr. 4, Tel. 0 71 21/32 14 16
*BERGMANN COSMETICS, 3320 Salzgitter-Bleckenstedt, Hinterdorf 15, Tel. 0 53 41/6 03 39; 3340 Wolfenbüttel, Juliusweg 1a, Tel. 0 53 31/2 93 85
Biotruhe, 7300 Esslingen, Katharinenstr. 29, Tel. 0711/35 46 04
BRENNESSEL, 8000 München 40, Türkenstr. 60, Tel. 0 89/28 03 03
City Kosmetik, 4800 Bielefeld 1, Feilenstr. 2, Tel. 05 21/17 82 06
* Fa.COLETTE, 2400 Lübeck, Kapitelstr. 5, Tel. 04 51/7 08 69
* Fa. COSMEDA, 4040 Neuss 1, Neumarkt 4, Tel. 0 21 01/27 72 12; * 4220 Dinslaken 1, Altmarkt 17, Tel. 0 21 34/1 51 78; * 4005 Meerbusch 3, Gonellastr. 13, Tel. 0 21 50/66 25
* Cosmetic System, CH-8005 Richterswil, Untermattstr. 47, Tel. 00 41/1/7 85 02 30
COSMETIC-BAUKASTEN, 4800 Bielefeld 1, Arndtstr. 51, Tel. 05 21/13 10 08
* CREATIV-COSMETIK Erwin Krexhammer, A-1070 Wien, Lindengasse 2, Tel. 00 43/2 22/93 32 05
Dorf-Lädeli, CH-8863 Buttikon, Kantonsstr. 49, Tel. 00 41/55/67 18 54
* DUFT & SCHÖNHEIT, 8000 München 2, Sendlinger Str. 55, Tel. 0 89/2 60 82 59
* FELDKAMP-CHRISTEL, 5650 Solingen 1, Am Neumarkt 27, Tel. 02 12/1 03 32
* Fa. Kräuter FISCHER, 4840 Rheda-Wiedenbrück, Markt 3, Tel. 0 52 42/5 59 58
* Hanni's Bioshop, 8901 Gablingen, Achsheimer Str. 10, Tel. 0 82 30/98 97
* HOBBY-KOSMETIK, Christian Schillert, 4370 Marl, Lipper Weg 33, Tel. 0 23 65/3 73 35
* HOBBY-KOSMETIK, Eleonore Filus, 8900 Augsburg, Lechhauserstr. 3, Tel. 08 21/15 53 46; Auslieferungsladen: 8721 Dittelbrunn, Erlenstr. 25, Tel. 0 97 21/4 41 90; 8264 Waldkraiburg/Inn, Pürtenerstr. 34, Tel. 0 86 38/70 73
* INATURA Kosmetik zum Selbermachen, 5620 Velbert 1, Friedrichstr. 303, Tel. 0 20 51/2 33 55
* Interwega Handels AG, CH-8863 Buttikon, Kantonsstr. 49, Tel. 00 41/55/67 18 54
*JANSON GmbH, 7500 Karlsruhe1, Kaiserpassage 16, Ecke Akademiestr., Tel. 07 21/2 64 10
*JASMIN KOSMETIK ZUM SELBERMACHEN, 4000 Düsseldorf 1, Friedrichstr. 7, Tel. 02 11/37 86 55
*JOJOBA-NATURKOSMETIK, 5900 Siegen 21, Bismarckstr. 5/Siegerlandzentrum, Tel. 02 71/79 02 01
Kosmetik Kleopatra, 8120 Weilheim, Ledererstr. 5/Bachbräu
KOSMETIK ZUM SELBERMACHEN, 8412 Burg Lengenfeld, Robert-Schumann-Str. 10, Tel. 0 94 71/68 35
KOSMETIK ZUM SELBERMACHEN, 8070 Ingolstadt, Sauerstr. 9, Tel. 08 41/3 37 11
McQUEEN'S NATURSHOP, 2000 Wedel, EKZ Rosengarten 6 B, Tel. 0 41 03/1 49 50
NATURWARENLADEN, 8723 Gerolzhofen, Weiße Turmstr. 1, Tel. 0 93 82/41 15
* Fa. OMIKRON, 7129 Neckarwestheim, Marktplatz 5, Tel. 0 71 33/1 70 81; 7100 Heilbronn, Postpassage, Tel. 0 71 31/16 64 43
* POTPOURRI Umweltladen, 7252 Merklingen, Katharinenstr. 4, Tel. 0 70 33/3 39 29
* Fa. PURA NATURA, 8500 Nürnberg 1, Johannesgasse 53-55, Tel. 09 11/20 95 22
* rein & fein, 8080 Fürstenfeldbruck, Münchner Str. 25, Tel 0 81 41/45 48
Silvis Naturladen, 1000 Berlin 20, Pichelsdorferstr. 93, Tel. 0 30/3 32 40 73
* Fa. STELLA, 7336 Uhingen, Bleichereistr. 41, Tel. 0 71 61/3 73 21
* Fa STEPHAN, 5760 Arnsberg 1, Mendener Str. 14, Tel. 0 29 32/2 50 00;
Sylivis Naturladen, 7959 Wain, Obere Dorfstr. 37, Tel. 0 73 53/14 65
* Fa.VON DER GATHEN, 4000 Düsseldorf 1, Schumannstr. 59, Tel. 02 11/66 61 23
* Fa. Zeich & Woar, 8670 Hof, Vorstadt 6
Die mit * gekennzeichneten Firmen betreiben auch Versandhandel.
Einige Substanzen erhalten Sie auch in Reformhäusern, Drogerien, Apotheken, Bioläden und Lebensmittelläden. Vergleichen Sie die Preise!

Hinweis:
Autoren und Verlag bemühen sich, in diesem Verzeichnis nur Firmen zu nennen, die hinsichtlich der Substanzen und Preise zuverlässig und günstig sind. Trotzdem kann eine Gewährleistung von Autoren und Verlag nicht übernommen werden. Irgendwelche Formen von gesellschaftsrechtlicher Verbindung, Beteiligung und/oder Abhängigkeit zwischen Autoren und Verlag einerseits und den hier aufgeführten Firmen andererseits existieren nicht.

Genuß und Lebensqualität mit der Hobbythek

Wissen und Ideen für Sie und Ihre Umwelt

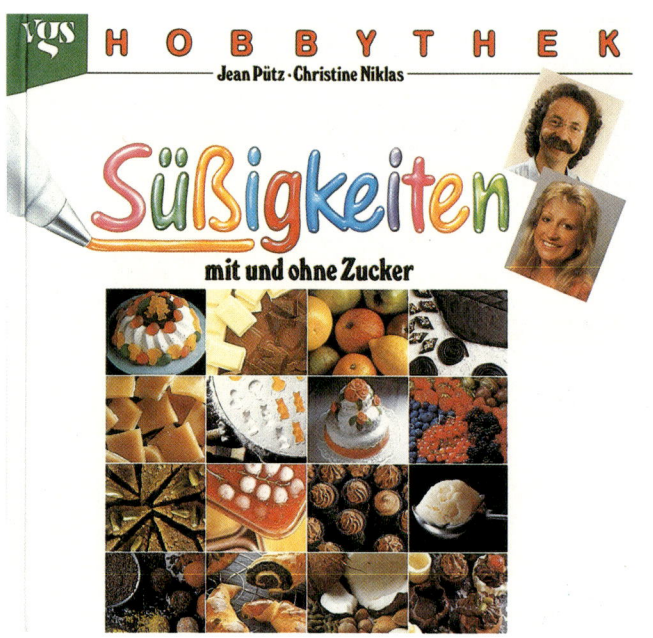

Die meisten Menschen sind geradezu „scharf" auf Süßes. Aber viele von Ihnen haben ein schlechtes Gewissen. Die Zähne leiden, die Linie …

Das Hobbythekbuch SÜSSIGKEITEN enthält viele Rezepte und Tips, wie Sie die schädlichen Wirkungen süßer Sachen vermeiden können und trotzdem nicht auf Leckereien zu verzichten brauchen.

Sie finden darin:

Alles über selbstgemachte Bonbons, Lakritzen, Gummibärchen, Schokolade und Pralinen aus der eigenen Küche, gefrorene Köstlichkeiten – Speiseeis und vieles mehr.

Noch einmal geht es ums Essen und um gesunde Ernährung: in ALLERLEI GETREIDE erfahren Sie, wie Sie Nudeln – auch Vollkornnudeln – selbst zubereiten und zu wohlschmeckenden Gerichten verarbeiten können, wie Sie Nudeln sogar ohne Eier herstellen können, wie Sie gesundes Brot und frische Brötchen mit relativ unbekannten Getreidesorten backen können oder wie vielseitig Eier von der Schale bis zum Eigelb einsetzbar sind.

Und natürlich gibt es, wie in jedem Hobbythekbuch, eine Menge an Hintergrundinformationen und viele gute Tips und Anregungen.

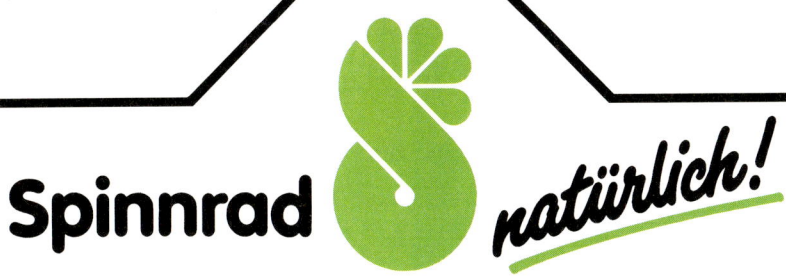
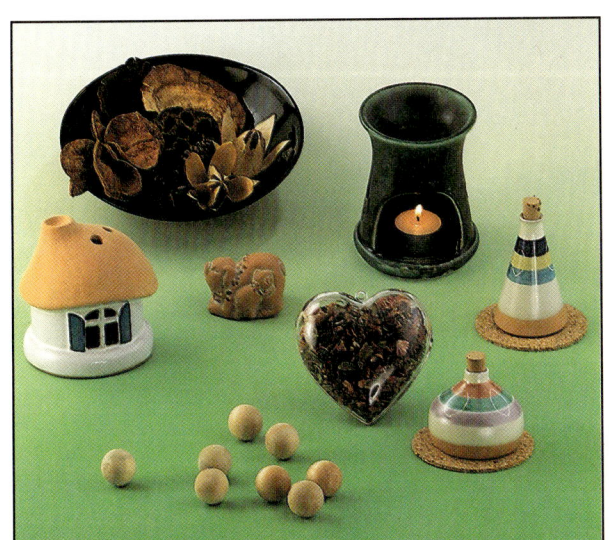
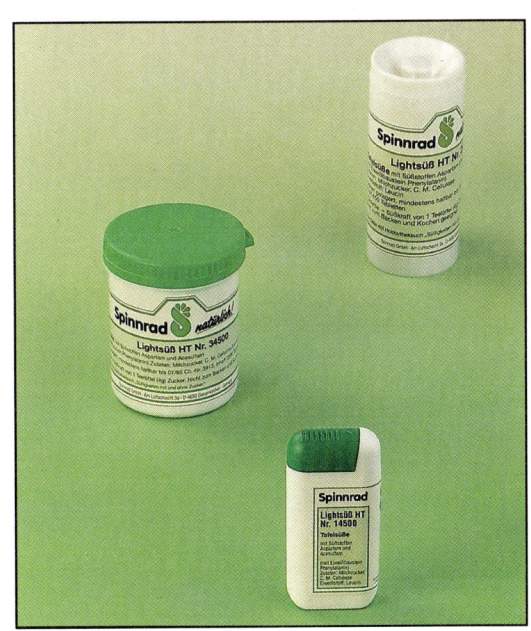
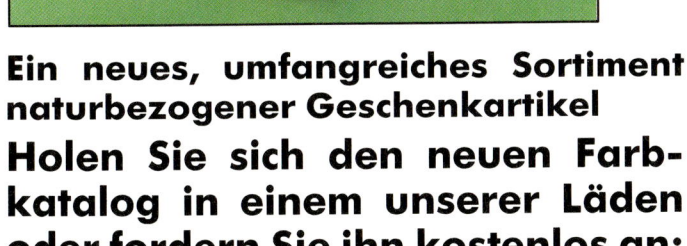

Genuß und Lebensqualität mit der Hobbythek
Wissen und Ideen für Sie und Ihre Umwelt

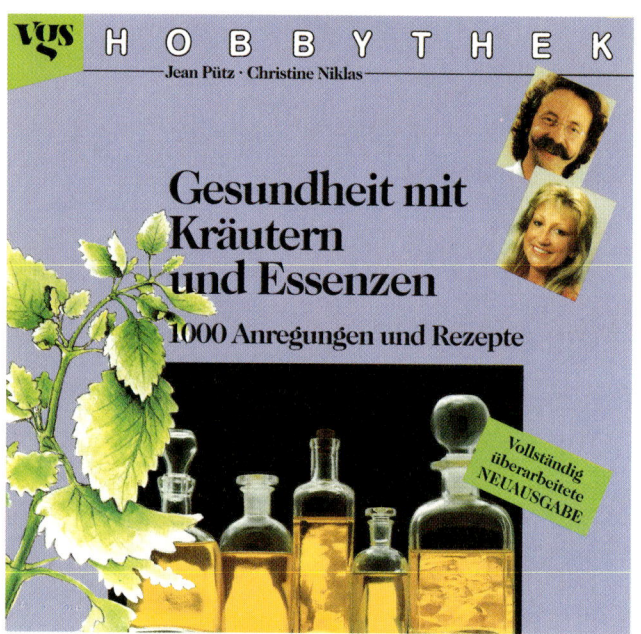

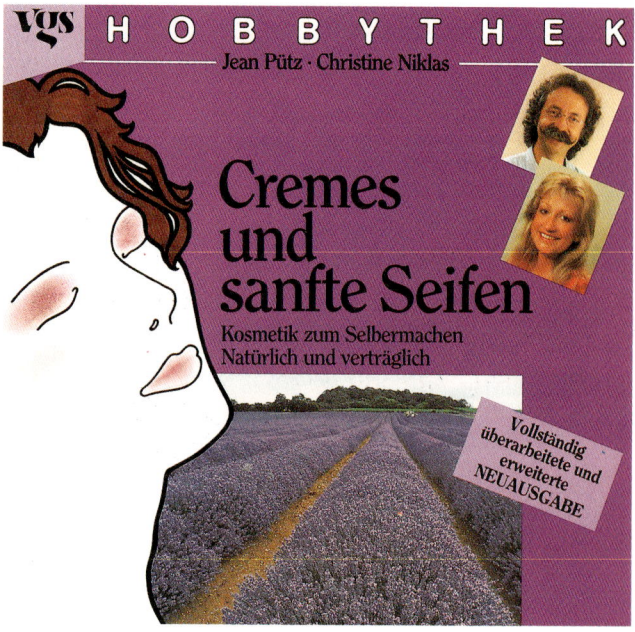

Die Gesundheit ist das wertvollste Gut des Menschen. Dieser Band zeigt Ihnen, daß die Kräuter- und Naturheilkunde eine segensreiche Alternative zu teuren und gar nicht immer harmlosen High-Chem-Medikamenten darstellen kann, wenn Essenzen, Extrakte, Tees und Öle mit Sachverstand ausgewählt und eingesetzt werden.

Diesen Sachverstand vermittelt das Buch auf verständliche Weise und unter Berücksichtigung neuester Forschungsergebnisse.

Das Erscheinen des Hobbythekbuchs CREMES UND SANFTE SEIFEN hat das Verhalten und Bewußtsein von Millionen Menschen verändert: Sie stellen sich seitdem ihre Cremes und andere Kosmetika selbst her, weil sie nur auf diese Weise entscheiden können, welche Substanzen sie an ihre Haut lassen, und weil sie so relativ preiswert kosmetische Spitzenprodukte erhalten.

Inzwischen mehrfach überarbeitet und erweitert, ist dieses Buch nach wie vor das Basiswerk für alle Bereiche der „sanften Kosmetik" einschließlich der Haarpflege und der Sonnenkosmetik.

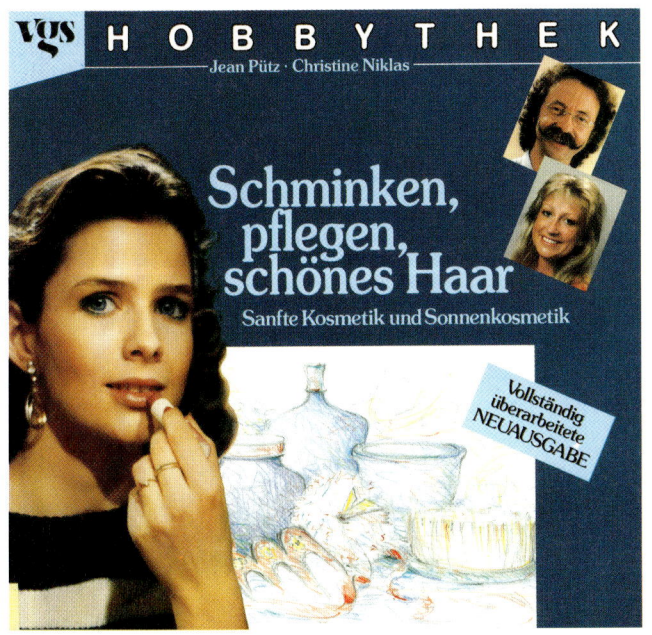

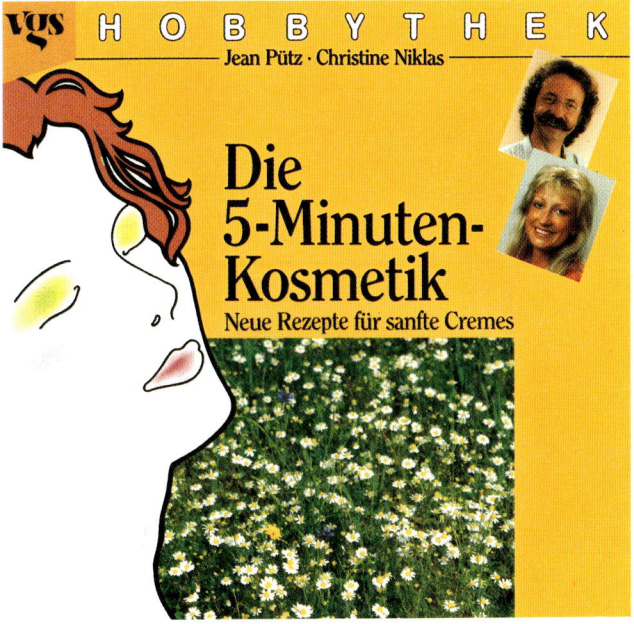

Schutz und Schönheit zugleich:
Tips zur Herstellung gesunder Kosmetika ohne Schadstoffe;
Ideen für individuelle Make-ups und Schminken, vom dezenten Make-up für den Alltag bis hin zu Theater- und Karnevalsmasken;
Haartönungen und -festiger
und vieles mehr finden Sie in diesem Hobbythekbuch. Wie immer mit viel Hintergrundinformationen und zahlreichen Anregungen, kreativ zu werden.

Neue Erkenntnisse und Methoden ermöglichen es heute, sanfte Cremes und andere Kosmetika noch einfacher und schneller herzustellen. In diesem Hobbythekbuch finden Sie zahlreiche Rezepte für die ganze Familie und für viele Anwendungsmöglichkeiten. Natürlich gibt es auch eine Menge neuer Inhaltsstoffe. So enthalten zum Beispiel fast alle Rezepte wichtige Vitamine, die Ihre selbsthergestellten Kosmetika noch wirksamer und wertvoller machen.
Ein unentbehrliches Buch für alle, die von der sanften Kosmetik überzeugt sind und diese weiterentwickeln wollen, aber auch für alle interessierten „Einsteiger".